漂 浮 疗 法

Flotation Therapy

顾 问　時　勘　邓伯庄　朱　燕

主 编　胡佩诚

副主编　朱　凯　杜文东　段红梅　郝树伟

编 者（按章节先后排序）

胡佩诚　陶凤霞　杜文东　王学海　郝树伟　刘爱民

刘丙宾　王　琳　徐兴东　熊升东　苏　英　郭龙朝

李慧杰　张淑萍　王世奇　刘梦朴　朱　凯　徐纪红

段红梅　刘　浩　吴晓均　王继民　陈翔宇　程　娟

魏莉莉　张玉莹　李秀霞　杨克虎　Mychelle Whitewood

人民卫生出版社

·北 京·

图书在版编目（CIP）数据

漂浮疗法 / 胡佩诚主编 . —北京：人民卫生出版
社，2023.1

ISBN 978-7-117-34057-1

Ⅰ.①漂… Ⅱ.①胡… Ⅲ.①水疗法 Ⅳ.
①R454.5

中国版本图书馆 CIP 数据核字（2022）第 219051 号

| 人卫智网 | www.ipmph.com | 医学教育、学术、考试、健康，购书智慧智能综合服务平台 |
| 人卫官网 | www.pmph.com | 人卫官方资讯发布平台 |

漂 浮 疗 法
Piaofu Liaofa

主　　编：胡佩诚

出版发行：人民卫生出版社（中继线 010-59780011）

地　　址：北京市朝阳区潘家园南里 19 号

邮　　编：100021

E - mail：pmph @ pmph.com

购书热线：010-59787592　010-59787584　010-65264830

印　　刷：北京虎彩文化传播有限公司

经　　销：新华书店

开　　本：710×1000　1/16　印张：20

字　　数：392 千字

版　　次：2023 年 1 月第 1 版

印　　次：2023 年 2 月第 1 次印刷

标准书号：ISBN 978-7-117-34057-1

定　　价：108.00 元

打击盗版举报电话：010-59787491　E-mail：WQ @ pmph.com

质量问题联系电话：010-59787234　E-mail：zhiliang @ pmph.com

数字融合服务电话：4001118166　E-mail：zengzhi @ pmph.com

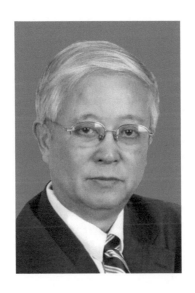

胡佩诚 北京大学医学人文学院医学心理学系教授、博士生导师、心理医生。现任中国中医药信息学会漂浮疗法分会会长,曾任亚洲大洋洲性学会理事长、中国高等教育学会医学心理学分会会长等。

曾主持 30 多项国内外的科研项目,主编或参编出版学术论著 180 部,以中英文发表学术文章等共 200 多篇。2002 年获得"全国科普工作先进工作者",2008 年获得国际性学界的至高奖"赫希菲尔德"奖,2010 年获得北京大学医学部"桃李奖"。

前　言

　　《漂浮疗法》一书终于问世了,有着太多的喜悦,也怀揣着不安。本书在学习借鉴基础上不断创新,提出了我们自己的观点,接受时代的检验。

　　中国有着五千年的悠久历史与文化,包含许多中国的可贵元素与传承,这是我们创新的思想源泉。中华人民共和国成立的 70 年,特别是改革开放的 40 年以来,经济发展迅猛,民生大为改善。改革开放,引进吸收,观念更新,硬件与软件均发生了翻天覆地的变化。这是我们工作的最大背景与保证。

　　随着工业化、城镇化、人口老龄化进程加快,中国居民生产生活方式和疾病谱不断发生变化,健康中国战略应运而生。推进健康中国建设,要坚持预防为主,优化健康服务体系,深化医药卫生体制改革,预防控制重大疾病,发展健康产业,推动健康科技创新,完善国民健康政策,为人民群众提供全方位、全周期健康服务。

　　随着社会竞争力的加大,百姓不仅面临躯体的健康问题,还存在更多的心理健康问题,健康中国的主要原则之一就是把握健康领域发展规律,将心理健康的服务做到"全覆盖"。在新型冠状病毒肺炎肆虐的今天,我们更有必要开发新的健康项目,为中国与世界人民"保健护航"!

　　漂浮治疗是近几十年来在发达国家受到广泛关注的一种治疗方法,是一种结合理化、心理、推拿,使人体处于漂浮状态,大脑与躯体功能改善的综合治疗方法。自从 1997 年由北京医科大学医学工程技术研究室的邓伯庄教授与朱燕工程师造出中国第一台漂浮仪,已过去了二十多年。在这二十多年的奋斗与实践中,中国的漂浮仪已更新换代为多种型号的智能漂浮舱,在世界漂浮大会的展示中,其技术水准已处于世界领先水平。2018 年,中国建立了自己的学会组织——中国中医药信息学会漂浮疗法分会。2019 年,通过了国家医疗康复辅具质量检测。在多个科技大赛与评奖中,分会及其所在的研发单位获得多项优异的奖项与称号,获得二十多项国家专利。现在已步入快速发展阶段,进驻了体育、航天、养老、医疗、康养等各类系统;应用于减压服务、心理康复、职业病治疗、脑功能训练、运动员潜能开发、青少年学习能力提升、多种疼痛的缓解等方面。现已建立国家健康漂浮示范基地;并正与航天事业接轨,创建了太空飞行漂浮技术联合实验室,将参与太空飞行、极地考察、深海作业等极端环境领域研究与合作。

本书是一批大学教授、副教授、工程技术人员、医疗战线工作者等多方面专业人士的成果。旨在为我国漂浮疗法进行系统性、规范性的介绍。这是一本专业用书,可用于漂浮师、心理咨询师、心理治疗师、社会工作者、健康管理师、心理督导师、医学生、医师、工程师等各类专业人员。同时,由于其语言与文字均通俗易懂,对于百姓也是一部很有益的健康科普读物。在这里要特别感谢:任金龙、吴爱兰、李昊阳、金鑫、邱素梅、刘馨、吕书望、Peter Sharp、Mary Sharp 等,他们为本书及漂浮事业做出了重要贡献。

需要特别说明的是,漂浮疗法作为我国新兴的综合治疗技术,尚且存在许多发展空间,也欢迎同行与读者提出疑问与建议。

主编于北京
2023 年 1 月

目　录

第一章　漂浮疗法总论

时代在发展,人类的健康更加被社会关注。各种促进人类健康的手段与方法层出不穷、推陈出新。在众多的方法中,漂浮疗法成为一种创新疗法与特殊体验。

第一节　漂浮疗法概论

一、漂浮疗法的基本概念

1. **定义**　漂浮疗法(flotation therapy)指一种综合功效的方法,包括漂浮体验与漂浮治疗两部分,即指漂浮本身具有一系列特殊感觉与体验,作为一种方法又具有一定治疗的功效。该方法产生于 20 世纪 70 年代,其所带来的良好效果在全世界引起了震动。对于中国人是一种新型的、值得推荐的体验放松、强身健体的好方法。

漂浮疗法是一种采用让来访者处于漂浮状态的综合疗法,之所以称其为综合疗法,因为其包含了三方面(实际也是三个学科)的基本含义,即物理化学(理化)、心理与传统整理法三者的结合。简单说来,三方面所产生的效果如下:①理化方面的疗效,因为引入了硫酸镁、富氢水等化学物质,其产生的浮力、无重力等感觉的效果,使人们感到了在一般状态下难以出现的特殊的神奇体验。②心理方面的效果,由于采用了诊断性访谈、催眠、音乐等心理专业的治疗方法,获得了在常规,即面对面心理治疗状态下干预难以获得的疗效。③传统整理法的结合是采用了传统医学中的按摩方法加上中药加进漂浮液等设想,让漂浮更具中国的特色。

如此说来,以上三个学科甚至将来会有更多学科的交叉,会产生更加理想的效果。漂浮疗法的出现,融入了现代科技的许多新型手段,如智能物联网、大数据,在我国社会是健康促进的又一新成果。对于人们关注的多个领域,如运动、老年、教育、医疗、妇幼、美容、艺术等方面,漂浮疗法的参与干预,都是一个福音。交叉科学的发展潜力是巨大的!

2. **漂浮疗法的简史**　第一个漂浮仪是 1977 年由 John Lilly 博士发明的。在其后的若干年时间里,世界的许多发达与发展中国家,进行了许多有益的尝试与开发。

1992 年,笔者在一次国外学习的亲身体验,发现了其所具备的神奇效果,决心把该法引进中国。1997 年,该梦想实现,第一台漂浮仪在中国诞生,这就是在北京市第二医院建起来的首个漂浮池,由当时北京医科大学医学工程技术研究室的邓柏庄教授与朱燕工程师首创研制,此后又开启了一系列临床研究试验,取得了初步的成果。该项工作当时在中国的多个媒体上被相继报道,如中央电视台、北京青年报与健康报;在一些重要的学术刊物上也发表了部分漂浮方法的研究成果。

二、漂浮疗法的发展现状

21 世纪以来,一批留学归国的年轻人,组建了中国的漂浮研发团队。2018 年,新一代智能漂浮舱诞生,这是智能物联网漂浮设备,可以基本做到全自动控制,包括语音控制、自动收集人体生命体征等多种信息,如呼吸、心跳甚至部分脑功能(图 1-1)。漂浮舱通过了中国康复设备仪器的认证,所使用的漂浮液通过了欧盟 RoHS 检测。中国中医药信息学会漂浮疗法分会于 2018 年 1 月成立,胡佩诚教授担任第一届会长。漂浮疗法的三级漂浮师标准于 2018 年 6 月制定,一系列研究工作也随即展开。国际第 7 届漂浮治疗大会 2018 年 8 月在美国波特兰举行,胡佩诚教授代表中国宣讲的学术报告引起与会者们的极大兴趣,世界多国对中国取得的成绩给予了很高的评价。2018 年 11 月,中国第二届漂浮大会在北京举行,十多位外国学者出席,对中国的研究与进展给予了积极正面的评价。

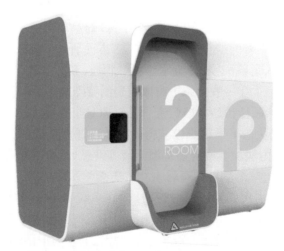

图 1-1　漂浮疗法应用设施——云智能漂浮舱

第二节　漂浮疗法的基本理论

从20世纪90年代以来,漂浮治疗快速发展,也成为某些专业,如心理治疗专业领域人们考虑使用的新型治疗方法。研究发现,漂浮疗法具有多种临床用途,且具备其他方法所不具备的特点。因此也受到越来越多的研究者与百姓的青睐与密切关注。

一、漂浮疗法的人性观

某种方法的人性观,是指某种方法的学者,从人性的角度,看待问题的出发点,即是其工作研究的基本理念。在该理念的指导下,进一步推行其治疗方法的研究、实验与临床工作。漂浮疗法的专业工作者如何看待人与社会? 其基本理论观念的出发点在哪里? 漂浮疗法学者的观点具有一定的特殊性,是漂浮疗法取得疗效的理论依据。

1. **人是遗传与环境的产物**　漂浮疗法的学者认为,人的发展取决于先天与后天两个因素。先天即遗传,也就是说,人们的行为以及思维方式,很有可能源于父母以及家族的基因,带有强烈的遗传倾向;同时其后天生存的环境,包括学校教育、社会影响等方方面面的熏陶,也会影响人的各种长处与短处。漂浮疗法中要考虑的问题是,从先天与后天两个因素分析来访者的现状,包括在诊断性访谈中,均要考虑遗传与环境的关系,从而发现其问题的多重原因,更好运用漂浮来取得疗效。

2. **人具有追求自我完善的潜能**　漂浮疗法的学者认为,每一个人均有追求完美的倾向,即会向着人生积极正面的方向塑造自己。在漂浮的沉思冥想时,是其塑造自己,向着正念方向想象的最佳时间。人的这种追求完美的能力是十分强大的,当发挥出其巨大的能量时,人就会改变,向着人生美好的方向发展。

3. **人的真知根本源于实践**　漂浮疗法的学者认为,真正懂得某一项技术、本领、运动,均离不开实践的锻炼。人的各项技能的提高,必然与人的深入实际有关。漂浮疗法提出的实践观点,就是提倡一种亲身实践漂浮的理念。强调亲自体验,即强调在漂浮体验的实际中,发现并真正懂得其带来的认知与行动的变化。体验漂浮,就是提倡一种新型健康的生活方式。

4. **求索是人的一种本能**　漂浮疗法的学者认为,人有一种钻研、探索的精神,即不断学习、不断摸索探究真相的动力。在漂浮的实践中,人们会有领悟,甚至是顿悟。这个过程就是学习。人生本是一场学习,漂浮更是学习的最佳环节。

5. **人更多偏好传统理念**　漂浮疗法的学者认为,漂浮起源来自西方,但是中国人用了,就要为中国人服务,也就是要加进中国的元素,使之本土化。我们提出中式漂浮,就是要做本土化了的漂浮,中国传统医学的加入,中国理念的进入,即让漂浮在东方传统文化与心理特色中再现。

二、漂浮疗法理论的沿革

1. 起源于感觉剥夺　漂浮疗法不是凭空产生,而是起源于一种人们并不看好的现象——感觉剥夺,现为限制环境刺激疗法的模式之一。限制环境刺激疗法(restricted environmental stimulation therapy,REST)是从 20 世纪 50 年代的感觉剥夺现象演变而来。

感觉剥夺实际是心理学早期研究认为的一个负性的概念。因为其发生的负面效应,特别是其具有高度应激性,给人们带来的印象是不好的。感觉隔离的过程是:将外界刺激输入降低到最低程度,使机体在一段时间内处于外界环境高度隔离的特殊状态。这就是说,早期研究认为,感觉剥夺具有高度应激性是人们想尽量避免的现象。

个体在这种情境中经过一段时间后可能产生各种病理心理现象,因而,感觉剥夺作为引起高度应激的状况,是在心理研究中应尽量避免发生的一种现象。

2. "感觉剥夺"中的新发现　随着科学研究的不断推进,人类对传统行为的认知有了新的发现,早期的看法并不完全正确。人为因素被排除后,许多研究得出了相反的结果。研究者发现,在感觉剥夺的最初 60~90 分钟内,受试者的反应是放松的,良好的,这些感觉,同时表现在血压、心率、呼吸频率、肌电图和肾上腺活动等监控参数的变化上。

随着方法学的改进,研究者发现某些形式的感觉剥夺对于 90% 的志愿者而言是相当愉快的。这是多么可贵的发现!

3. 对于"感觉剥夺"的新提法　由于感觉剥夺这一术语隐含着困扰、威胁和不适的含义,因而研究者们开始换用其他术语来描述这一现象。有些学者提出的"限制环境刺激疗法",得到了学术界普遍的认可。研究者们认为,这一术语更加准确反映了这一现象的实际内容。而且它的英文缩写 REST(英文原意为休息)给人的感觉是令人愉快而放松的。目前,这一术语已经在世界范围内广泛使用。

三、漂浮疗法的分类

漂浮疗法目前有两种形式已经应用于研究与临床:小室疗法与漂浮疗法,漂浮疗法又分为湿性漂浮与干性漂浮。

1. 小室疗法(chamber REST)　小室疗法是将患者隔离在一间完全黑暗或仅有昏暗灯光并有一定隔音设备的房间内,房间内可进食、水,在另一个房间内上厕所。

在这一方法中,要求受试者限制运动,但并不给以机械约束。实验者通过内部通信系统随时监听受试者的反应,回答受试者提出的问题。

治疗时间一般为 24~48 小时,如果受试者要求,可以提前离开,中断治疗。

2. **湿性漂浮**（flotation—wet） 漂浮疗法的第一个漂浮仪于 1977 年由 John Lilly 博士发明，是限制环境刺激疗法中限制外界刺激最为严格的一种方法。

漂浮仪是一个密闭隔音的小舱，受试者需经由舱口进出。舱内盛有漂浮液，使其比重大为增高，约为 1.28（高于人体的 1.0，很容易被托起，呈现漂浮状态）。液体深约 25cm。液体温度与受试者体温保持一致，受试者漂浮其中时多种感觉减弱或消失。

关闭光源后，漂浮仪内没有任何光线，音量低于 10dB，加上受试者漂浮时戴耳塞，耳朵位于水面下，听觉刺激会进一步减少。

受试者仰浮于液面上，液体上的浮力支撑着体重，受试者的重量感消失，所有的随意肌均可以完全放松。

与小室治疗相同的是，实验者也通过内部通信系统随时监听受试者的反应，回答受试者的问题。治疗时间一般为 30~120 分钟。

3. **干性漂浮** 近年来，漂浮疗法发展出一种新的形式。它与传统漂浮疗法的不同之处在于，受试者不是直接在水面漂浮，而是躺在一个盛有漂浮液的巨大水囊上漂浮。受试者与漂浮液之间隔有一层低触觉薄膜。

实验的其他要求与传统的湿性漂浮疗法相同。这种方法称为干性漂浮（flotation-dry）。

干性漂浮与湿性漂浮相比更为方便，也易于应用。例如，受试者在漂浮前后不需沐浴，对保养、清洁和消毒的要求也要低得多。诚然，效果上略有不足。

四、漂浮疗法的理化效果

漂浮疗法会产生多种效应，我们将主要从湿性漂浮的角度，来研究漂浮疗法所引起的现象和变化。下面先从物理化学的变化角度，观察漂浮疗法所带来的效果。

1. **巨大浮力** 尽管现代漂浮治疗仪运用了尖端的科学技术，但它的总体工作原理却不复杂。它是一个封闭容器，内装有水及硫酸镁。硫酸镁是一种盐，比重较高，大于人体。这种高浓度液体的浮力，比以色列的死海的浮力要大得多。受试者躺在该溶液上，可以自由浮在水上。这种感觉是奇特的。凡是经历过"死海"漂浮的人们，都可能身历其境地感觉到，漂浮具有的奇异效果。

因此，有人形容，进入了漂浮舱，就是进入了悬浮的世界——神奇而美妙。

2. **高度遮光** 可达到几乎看不见。这种外界视觉刺激完全消失的状态，与我们的生活中的一团漆黑的感觉是不一样的。因为即使最暗的房间或夜晚，完全闭上眼睛仍能感到周围的一些光线。而漂浮中的黑暗，可以达到无论受试者的眼睛是睁着还是闭着，会产生什么也看不见的感觉。当人们能够进入一种特别的无光世界时，会感觉像屏蔽了外界所有的一切，让你能够进入一种全新的世界里。

诚然，有些受试者需要灯光，也是可以做到的。而且可以根据其需要的程度，给予调整光的亮度。

如果需要,我们还可以人为地打出一个美丽的星空,利用视频手段,打造各种可能设计的环境,如制造一个地球上的星空的世界——宁静而舒适。

3. 身体的"边界"似乎消失　漂浮仪中的水温保持与皮肤表面的温度恒温,即不冷也不热,受试者很快就失去了水温与皮肤的感觉差别,整个身体就像没有边界一样完全溶化了,所有身体的感觉似乎一片空白。

此时人的感觉,如同自由飞翔在蓝天,毫无用力,可以到达任意的目标,人似乎漂在太空的世界——自由而快乐。

4. 人体的重量感几乎消失　在漂浮舱还有一个很重要的效应,就是无时不在的地球引力所造成的重量感也消失了。用漂浮仪发明者约翰·利利博士的话说,就是"你完全没有了重量感,完全没有了你的日常生活的那种负担。在日常生活中,判断行走的方向,不要摔跟头,可以占到你整个心理活动的90%,尽管有时是无意识的。所以进入漂浮舱以后,神经系统的主要负担没有了,它完全归还给了你,可以派上更大的用场了⋯⋯你好像漂浮在月亮和地球之间,没有任何引力可以束缚你。当然你稍微动一下,还是知道自己在哪儿;但是如果你静止不动,世界便消失了,你的肉体也消失了。"

因此,有人形容进入了漂浮舱,就如同人类再次进入了母体子宫的世界——安全而祥和。

5. 漂浮液的多种化学作用　漂浮液的成分主要是硫酸镁。该液体可能通过人的皮肤,少量进入人体。硫酸镁的化学作用有:抗惊厥、降血压、改善胆囊功能、消炎去肿,还可以导泻、改善哮喘等。虽然对于以上功能的发挥与产生,需要注射包括静脉给药,但是皮肤的渗透,也具有一定的作用。

因此,有人形容,人进入了漂浮舱,就如同进入了五彩的世界——神清而气爽。

五、漂浮疗法的心理效应

漂浮疗法(REST,代表漂浮疗法,以下同)的临床应用研究已经取得了许多进展,但其基础理论研究还相对滞后。研究者们提出了多种理论对其治疗原理加以解释,但至今尚没有一种理论,能够完全清楚解释 REST 过程中所有的现象和治疗效果。

以下是漂浮疗法研究中,目前关于解释漂浮的某些理论及其相关研究的结果。其中,关于漂浮疗法可能产生的心理方面的效果如下:

1. 更多的关注内源刺激——有利于内心矛盾冲突的解决　生理学认为,人的觉醒与意识活动是依靠来自外部与内部不断变化的刺激而维持的。以前的研究者认为,当机体处于感觉剥夺状态,所有的外界刺激都被隔绝或减少到最低程度。这时刺激只能来自自身体内,失去原有的内外刺激的平衡,从而可能引发了心理病理学的现象。目前的研究者认为,对于每个个体而言,信息和刺激的水平,都存在着一个最适程度。在日常生活情境下,外界信息和刺激输入过多,个体忙于应对外界信息,内源性信息就可能被忽略。

当个体处于漂浮环境,即变得单一和安静时,外源性刺激减少,内源性刺激就会得到加强,即得到更多的注意,也易于超越某种注意的阈值。因此,REST 使个体能够更多了解自己的内心情感、动机和感觉,有利于内心矛盾冲突的解决。有报道认为,焦虑症患者通过漂浮疗法,其症状大为减轻。其原理与森田疗法的静卧期产生的效果极为相似。

2. 外部环境的刺激减少——获得平静并重建自我控制 许多文献指出,现代社会环境中,通常水平的刺激,对某些人而言是过多的。这种环境刺激的超负荷,导致过多刺激的信息充斥个体认识系统,使个体无法有效应对,从而导致了不适当行为的产生。

如果个体能够从这种超负荷情况中解脱出来,而被置于刺激较少的环境中,那么个体就能够获得平静并重建自我,能够发展或学会更为适宜的行为,不适宜行为就会减少或消失。

对注意缺陷多动症,合并阿斯伯格综合征(属于孤独症的一个类型)的患者进行一年内长达 19 次漂浮疗法,该患者的兴奋控制、活动调节、感官整合均得到了积极的发展,认知功能、情绪成熟、生活质量得到提高。

外部环境刺激的减少,对于很多人来讲,是有益的。

3. 暗示性提高——减少了内在阻抗和防御机制 感觉剥夺研究很早就已经发现,感觉隔离会引起受试者的暗示性增高。

以往的研究者将暗示性增高视为一种负性的表现,而目前的研究者认为,正应该利用这一点,使 REST 治疗成为其他心理治疗的有效辅助手段,与其他方法联合应用,提高其疗效。

研究者们认为,REST 减少了受试者的内在阻抗和防御机制,必然加快了人体对某些信息的加工过程。而这些信息可能与受试者现存的观念和行为不相容。在通常情况下,即使这些信息对受试者是有益的,受试者可能也会将其屏除。而漂浮过程能帮助受试者解除对有益信息屏蔽的不正常状态。

有研究表明,在暗示的感受性方面,通常儿童与女性较高,男性往往较低。但是在漂浮治疗中,受试者接受有益信息的能力与可能性提高了。临床结果表明,男性对漂浮治疗方法的接受和效果非常好,男女两性之间并无明显差异。这个现象说明,男性的暗示性可能已提高,在漂浮中获得了疗效。

4. 对刺激的饥饿状态——对回避的信息更易于接受 在 REST 情境下,由于对外界刺激的限制,造成了受试者对刺激的饥饿状态。因而受试者对那些通常会回避的、但是有益信息更加开放,也更易于接受,也就是说,受试者的信息接受性增高。因此,也有人称 REST 为个体信息接收态度的"解冻剂"。例如,有报道称REST成功治疗了"恐蛇症",其原因是受试者充分接受了不应怕蛇的信息,与原在头脑中害怕蛇的信息形成对抗,从而取得了成功。

5. 意识高度空白——享受宁静带来的快乐　由于受试者在漂浮时,耳朵也要置于水下,与外界的声音尽可能隔绝,但可以听到漂浮师的声音。在这种视觉和听觉减弱的情况下,漂浮舱就可以使人产生"虚无"或"空白"的意识状态,即"飘飘然"的感觉,在平时是很难产生的,这种感觉是使人欣快的。而且,"空白"效应仅仅是漂浮仪功能的开始,随后通过限制环境的刺激,使人的感知觉产生一系列特殊的效果。

6. 进入稳定思维——带来问题解决的畅快　许多研究表明,稳定的沉思对人体是非常有益的。练习冥想的方法种类繁多,但大多数变化莫测,很难进行科学监测。而漂浮仪则创造了一种稳定的环境和状态,而且受试者的头上可以佩戴观测试仪器的终端,从而进行严格的反复的科学研究。对冥想进行科学研究时,通常必须选择实验组和对照组进行比较,而对照组的人一般只能静静地坐着。不过,这并不能说明冥想者是否真的进入了沉思状态。通过使用漂浮仪,就可以极其明确地做出判断,哪一组进入了沉思状态,哪一组则没有。漂浮舱的这些长处,引起众多科学家的广泛重视,取得了丰硕的研究成果。

7. 右脑被开发——增强顿悟与创造力　除了以上这些理论外,还有许多其他理论来解释REST现象,如已知人的大脑两个半球功能是不一样的,左脑主管计算、抽象思维、语言等;而右脑主管空间、顿悟、情感、音乐等。有研究表明,在漂浮状态下,右脑功能被刺激和激发,因而其平时不太显现的功能可能出现。表现如下:

深度的放松入静,可促进大脑的思维活动。心理顿悟和创造性灵感的闪现往往产生宁静和放松。几个月的冥思苦想,有可能解决问题的顿悟闪现,当时的人们实际是处在极度放松的状态。我们常说"为什么就没有想到,这太容易了!"与此相反,那些百思不得其解的人,往往身体肌肉不能放松。他们在椅子上翻来覆去,一脸苦相,越急躁越紧张,思维就越混乱。所以放松是清醒思维的前提,也是创造性灵感和超级学习的关键。

但是要达到深度放松的状态是很难的。一些放松方法,如渐进放松法、腹式呼吸法都需要进行训练,因而无法保证一定能够成功地达到放松状态。许多权威人士甚至认为,大部分人一生中都没有完完全全地放松过。因此我们很多人可能不知道彻底放松究竟是什么感觉,也就无法调动身体各部分去达到那种状态。在漂浮舱中的溶液里,由于人处于漂浮的状态,似乎脱离了地球引力的束缚,身体内外的肌肉会像纸花一样自然地展开,变得松软而柔韧。进行漂浮治疗的人比未进行漂浮治疗的人,能更快地进入较彻底的放松状态。而且这种肌肉紧张程度的降低,在漂浮后会保持3周左右的时间。

在一次大规模的研究中,证实了学习与视觉化的紧密关系。该实验测量了两组受试者的学习和思维能力。两组受试者都听特定的课文，一组是在黑房子里处于放松状态，另一组则在漂浮仪中。之后，测量学习成绩按下列两种难度递增的水平划分的评价：简单的记忆和背诵能力；在遇到新的环境和问题时运用所学的东西的能力；以及"综合思维"能力，即以崭新的和创造性的方式重新组合所学东西的能力。研究结果表明：经过漂浮治疗的一组，无论在哪个难度水平上，都比另一组学到的东西要多。而且随着学习难度与复杂程度的增加，效果更为明显。

8. 增强视觉化——内部意向活动大为增加　创造和操作内部意象活动的能力叫作视觉化。视觉学习是我们能够支配的一种很有效的学习方法，它能使我们以新的方式"看问题"，从而提高我们的有意注意，进而提高了人们解决问题的能力。此外，还可以通过把非视觉信息和视觉信息相连接的方式，提高我们的学习与记忆的能力。

由于在漂浮中减少了外界的束缚，大脑注意力转向其内部，那些平时淹没在处理外界刺激的微妙的心理处理机制，即思维力获得了充足的能量，思维的过程变得清晰。这种心理处理过程也就是内部意象活动，在漂浮中得以加强。

许多研究表明，大脑中生动逼真的意象可能会被潜意识感知，而且那些意象就像真的一样。可以预想，当你在熟练地做一报告，或用手回击了一个球，或解决了一个问题，都可能会和你现实的一个动作一样，即头脑中的意象产生了现实的效果。问题是，许多人发现，要把一种现实动作技术的表演，达到头脑中的视觉化一般是很难的。主要原因是人们很难达到一种全神贯注的状态，从而使我们确信，自己具备做那一动作所要求的高度清晰的思维。

漂浮时的视觉化能力，就可能克服上述的问题，达到上述的状态，甚至比处于催眠状态时都强得多，这时的意象更接近真实。某认知疗法的专家，曾经用漂浮视觉化手段治疗他的患者，帮助他们提高学习能力，改进他们的运动技巧和工作方式，如改变他们的抽烟和贪食等习惯。他运用信息论的方法解释了这种效应。他说："大脑一次只能处理七个单元的信息。复杂的运动，如体育技巧动作所包括的，远非七个信息单位。视觉化活动则把这些信息单位集成一个信息块，就像把一大堆杂乱无章的字母合理排列，组成一个单词一样，要记住那些杂乱动作组成是不可能的，但在组成一个单词后就很容易记了。当你漂浮时，你就把许多动作组成一个整体意象。所以当你真的在做那一动作时，整个动作就以一个整体意象的形式回忆起来了。"

六、漂浮疗法的医学作用

以上的描述表明，漂浮可以运用在许多非医学领域。现实是，从世界各国的研究看，漂浮疗法也可以运用在医学方面。

1. 消除紧张状态　紧张是一种精神异常的状态。消除紧张状态是漂浮疗法的重要功能。大量研究已经证明，漂浮仪具有放松的功效，从而消除紧张状态。

某医学院的测验表明,定期的漂浮治疗可以降低心率、氧耗量,调整肾上腺皮质激素、促肾上腺激素、乳酸盐等含量。由于漂浮疗法具有明显的血管舒张作用,因此可以运用该方法治疗高血压、紧张症。减压,就是其消除紧张状态功能的原因。因此,也可以说,凡是由紧张造成的疾病或不良状态,通过漂浮的过程,其疾病或状态,将得到改观。

2. **增强记忆能力**　记忆功能是一个人精神正常与否的关键指标。由于造成了身体的极度平静,人体的血液流通阻力下降,从而血液在大脑与身体各部的流动加快,其结果是增加了氧对其他营养元素的供应。据此我们可以推测:由于供血的增强,可以改善大脑与身体多部分的功能,帮助建造新的组织,滋养神经质、使树突增长、增加大脑皮层的厚度和重量;充足的供血是蛋白质合成的要素之一。因为人的记忆离不开蛋白质的合成,所以漂浮疗法可以增强人类的记忆力。老年人的记忆力下降,多用漂浮,可以减缓其记忆力下降的速度,从而减少老年人罹患阿尔茨海默病的概率。因此,在一些老年中心,漂浮的运用非常值得尝试与推广。

3. **促进睡眠改善**　漂浮仪效应与其他陷入沉思冥想的技巧有些相似,如默数呼吸的次数、反复吟唱某个乐曲、紧盯着某一个物体集中注意力等。这类方法既费时又费力。

而第一次体验漂浮仪的人,在几分钟之内就完全进入"虚无"的状态。可以想象,漂浮帮助人们进入深睡状态的作用是巨大的。

睡眠问题是现代社会的一大顽疾,压力增大,竞争激烈,睡不好觉的发生率非常高。能有一个较易进行、不用服药的办法,必然会受到欢迎。该项功效应加大研究力度,更好推广。

4. **减轻疼痛感知**　通过多项实证研究发现,一次漂浮就惊人地减轻了疼痛感,还常能引起一种欣快感。用患有严重慢性病的患者进一步做实验,结果令人振奋:许多慢性病患者,包括男性与女性,承认在漂浮的时候,疼痛感下降。其机制目前的推测是漂浮活动刺激身体释放了内啡肽(这是针刺镇痛的重要物质),由此导致内啡肽含量的增加,从而减轻疼痛,并引起欣快感。内啡肽与许多脑的心理生理功能,如记忆和学习功能都密切相关。因此通过内啡肽含量改变的测试研究,会帮助找到漂浮有效的重要原理。从而使漂浮研究进一步发展。

5. **维持效应明显**　漂浮的治疗不仅可以马上见效,而且还可以使以上各指标的含量维持几天或几周。心理学家对漂浮仪的科学检测证实:漂浮疗法不仅有效地减少了与紧张有关的生物化学物质的含量,而且还有"维持效应",即生物化学物质的含量在一次治疗以后,仍能维持数天之久。也就是说:漂浮疗法提高了人体对紧张的承受力。对于同样程度的紧张,治疗前与治疗后的承受限度不大一样。因此,漂浮疗法是提高人体对紧张承受力的有效方法之一。漂浮疗法的维持效能,使这个疗法会更受到欢迎。漂浮疗法维持效应的研究,需进一步推进。

第三节　漂浮疗法的适应证、操作与发展趋势

一、漂浮疗法的适应证

由于以上介绍的各种效能,我们可以意识到,漂浮可运用的适应证是很广泛的。

1. **放松与减压**　由于达到深度放松,对于减轻各种压力有明显的效果;因此,漂浮疗法已广泛应用于人们,特别是企业家们缓解压力、各种人群的挫折应对、危机干预等多个方面的问题。凡是有放松需要的人群,均可采用此方法。

2. **神经症改善**　由于受试者在漂浮的状态下可以达到深度的放松,因此对于消除神经症的紧张、焦虑、抑郁等疾病,以及随之而来的头昏、心慌等症状具有较好的效果。患有神经症的人群很大,发病率也呈上升的趋势。能找到一个比较有效的辅助方法,非常有意义。

3. **心身疾病辅助治疗**　漂浮仪内的药物具有浮力,具有调节血压、改善血液循环、解除痉挛以及促进渗出物吸收的作用,因此对高血压、冠心病、脑血管病、糖尿病、类风湿性关节炎、精子状态改善、孕妇紧张症、脑性瘫痪等心身疾病具有良好疗效。心身疾病是威胁人类的重大疾病,与生活方式及心理行为有密切关系,能从心理的角度去调节与治疗,该类疾病的预防、治疗、康复均会有福音。

4. **学习力提高促进**　漂浮可以增强大脑右半脑的功能,并具有增加暗示性以及视觉化的能力,因此可以使受试者的学习效率大为改善,思维更清晰,感觉更敏锐,记忆力提高。由此可以推断:大学生的学习适应,中学生,特别是高考学生成绩的提高,小学生的学习记忆问题,采用漂浮疗法均会有非常好的帮助与促进。

5. **运动员身心训练**　由于有视觉化的增强功能,对于运动员的技术与心理训练有很好的帮助。在放松状态下,运动技能的掌握会大为提高。目前,我国的国家队中,已有多个运动队引进使用。相信,漂浮疗法的运用,会对我国运动成绩与心理素质的提高,提供一个更为有效的辅助手段。

6. **创新思维力提高**　经过漂浮治疗可产生欣喜感,思维更清晰,感觉更敏锐。许多参加过漂浮治疗的人发现,正是在漂浮后的几个小时的时间里,他们找到了解决问题的方法或有了创新的思路。而且还注意到,漂浮是学习思考的最佳环境。

7. **增进食欲状态**　漂浮中的音乐可以对人的生理、心理状态产生一系列的影响,其通过声波有规律的变化,作用于大脑皮层,并对丘脑下部和边缘系统产生效应,调节激素分泌、血液循环、新陈代谢,从而改变人的情绪与身体功能的状态。

因此,根据患者不同病情和不同音乐感觉性的特点,加上必要的影视与 VR(虚拟现实技术)治疗,使受试者情绪调整,从而增进了食欲。食欲障碍是多种疾

病的合并症。食欲的改进,对于多种疾病的改善至关重要。

8. 改善失眠现象　在漂浮状态下不同的音乐节奏、旋律、音调、音色都起到调节情绪、改进睡眠的作用。特别是应用催眠治疗,更能改善睡眠质量。睡眠更是多种疾病的合并症或是主要症状,因此,失眠是漂浮疗法很重要的适应证。

以上是目前在漂浮疗法中,常用的几个方面的介绍。还有更多的方面有待进一步的研究。

二、漂浮疗法的基本操作

漂浮疗法的操作是一个须不断根据具体环境及条件来具体考虑的过程。现给出一些重要步骤,请大家参考执行,同时也是一个重要的提醒。其原因是,在漂浮中存在每个人的精神状态不同、文化程度不同、具体环境不同等诸多难以想象的因素,因此,关于漂浮操作,漂浮师应根据当地当时的具体情况而定。

1. 漂浮治疗的主要工作程序

(1)找好适应证;以上提到的 8 个方面是最为重要的适应证。

(2)做好体检:排除皮肤病、性病、月经期、严重恐水者。

(3)必要的测验与化验,为研究或治疗而用。

(4)检查漂浮仪,检查水温及各控制开关。

(5)给受试者耳塞、浴帽、一次性内衣裤、毛巾、梳子等。

(6)嘱受试者淋浴。

(7)嘱患者入池:大多数漂浮舱已有枕垫,必要时加漂浮辅助器。

(8)关灯,讲指导语;有些患者第一次有些恐惧可以晚些关灯。

(9)选择治疗方案。

(10)讲结束语。

(11)再次淋浴,穿衣。

(12)需要时做与漂浮配套的手法整理。

(13)一般说来,女性患者需要女治疗师行漂浮操作,男性患者可因人而定。

2. 漂浮患者须知

(1)漂浮治疗是一种综合治疗,对患者有益而无副作用。

(2)漂浮前,请患者先做好淋浴,把耳塞塞入双耳。

(3)入池时,请缓慢小心,不要滑倒。

(4)请勿让池水进入眼睛,万一进入,请用量杯内清水清洗;或用毛巾擦拭。

(5)漂浮结束后,请再次淋浴。根据医嘱,部分患者需在换好内衣后到整理室接受整理。

三、漂浮疗法中的心理治疗

漂浮疗法中,如何运用心理治疗的技术? 有哪些技术可用于漂浮疗法? 漂浮疗法是一项心理治疗,但又不完全是一项单纯的心理治疗。因此,在漂浮疗法中,有效地运用心理治疗技术至关重要。下文主要与介绍诊断性访谈的应用。

(一)诊断性访谈的技术

1. **什么是心理学?** 心理学是研究心理现象的科学,对人类来说,就是人脑运动研究的科学。心理学是现代科学中的重要分支。各国科学家均给予了高度关注与投入。大多数国家的综合大学里,都设立心理学学院。心理学有 40 多个分支,其中临床心理学是最大的一个分支。漂浮治疗就是临床心理学中的一个临床干预方法,越来越受到心理学家的重视。

2. **心理治疗的概念** 心理治疗(psychotherapy)也称精神治疗,是以一定的理论体系为指导,以良好的医患关系为桥梁,应用心理学的方法,影响或改变患者的认识、情绪及行为,调整个体与环境之间的平衡,从而达到治疗目的的一种方法。漂浮治疗就是心理治疗的一个重要方法,也应该遵循该基本规律。其中一个重要的问题是,没有良好的医患关系,也将不能进行漂浮治疗。

3. **心理治疗的特性** 心理治疗要完成对人的思维、行为以及人格的塑造与矫正,其治疗过程不同于传统的医学治疗。主要的治疗过程具有以下的特点:

(1)自主性:心理治疗的关键是帮助患者自己改变自己。在心理治疗过程中的医患关系,不是传统意义上的关系,而是一种合作努力、一种伙伴或同盟的关系。患者从一开始就发挥主动的作用。通过治疗,患者变得越来越具有自主性和自我导向能力,对自己的情感和行为更负责任。因此,在漂浮疗法中,如何启发来访者的主动性,显得尤为重要。即不是让来访者被动的一漂,就会有疗效,而是在于来访者互动过程中,去找寻最大化的效能。也就是说,在漂浮治疗中,患者的主动配合必不可少,也是成功的一个关键。

(2)学习性:心理治疗的过程就是一个学习的过程。漂浮疗法的一个基本假设就是个体的情感、认识以及行为都是个体过去生活经历的产物,它们是"学习"而来的。因此漂浮疗法需要具备 3 个条件:其一是患者自愿主动并且配合治疗,应有强烈的动机;其二是有一个可能提供转变的外环境,环境允许他的改变;其三是能克服学习的内部阻碍,这需要转变其防御机制,放弃其"面具",与漂浮师取得密切配合。漂浮本身就需要学习,在整个治疗进程中,患者的不断学习与进取,均会产生效果。

(3)实效性:漂浮疗法是一项有实效的工作,它是有效的,可以从许多实际的观察中发现,应用漂浮疗法后人体有确切的生理、生化、免疫以及大脑功能性的改变。漂浮疗法是有益的,而且是人道的。

4. **诊断性访谈的程序** 诊断性访谈是漂浮治疗中必不可少的一个环节,即不能是,来访者来了以后,马上就漂,没有任何的交代与谈话。如那样,很难有很好的效果。一定要有与来访者的交谈,更需要的是,能进行诊断性访谈。一般说来,该过程有四个基本阶段。诚然在时间总长度上,应该抓紧,而不能拖沓。

(1)了解问题阶段：初始阶段首先是收集资料。包括：来访者的姓名、性别、年龄、民族、文化、职业爱好等；来访者所面临的主要问题，如学习焦虑、失恋、就业、人际关系，经济、压力、躯体、精神方面的主要症状，想迫切解决的心理困扰、最痛苦的内心体验，近期重大的生活事件，漂浮想要达到的目的等；一般需 2~4 分钟。

(2)分析问题阶段：通过对所掌握的材料进行分析、比较，找出主要问题的原因所在。然后，制订漂浮的目标。这是漂浮诊断性访谈的深入阶段。要根据所问的知识点进行询问；帮助来访者进一步了解自己。一般需 3 到 5 分钟。

(3)解决问题阶段：这是诊断访谈中最重要的阶段。来访者在这一阶段开始自我转变。漂浮师在一般情况下不要直接、具体地告诉来访者你应该如何做，而是提出初步设想、可能解决的办法，让来访者自己去体会其可行性，并选择其中最适合解决自己问题的办法；或启发来访者自己在咨询过程中得到的领悟，制订解决目前心理主要问题的方案。最重要的是，在访谈后的漂浮中，可以根据了解到的来访者的问题进行催眠治疗的语言诱导。这个阶段一般需 4~8 分钟。

(4)结束巩固阶段漂浮师在漂浮后，来访者离开前，应对整个漂浮过程作简洁的小结，可使来访者更清楚认识问题、获得领悟，巩固漂浮效果。需 1~3 分钟。

所以，在诊断性访谈应进行的心理工作大约在 20 分钟。加上漂浮过程以及前后的准备工作，大约在 90 分钟内可以完成。

(二) 治疗关系的建立原则

心理治疗与患者之间的关系并不等于一般的友谊与朋友关系。其主要特点为：

1. **单向性** 心理治疗关系一旦建立，它是单向性的，治疗的目标是一切为了患者的利益。它不同于友谊的双向互利双赢的关系。治疗师也不能从患者或来访者身上捞取"好处"。

2. **系统性** 漂浮治疗有着明确的目的和对象。漂浮师要采取一系列有计划、明确、针对性强的措施帮助患者解决问题，增进其自我理解、改善其行为以及更有效的帮助其适应与应对环境。朋友关系则是随意的，往往是可以任意更改的。"今晚我请你吃饭。""别来了，突然有事，下次再说。"这是朋友间常见的。但是在心理治疗中，则不能随意更改时间表。

3. **正式性** 漂浮师的目的和职责就是给患者提供帮助。这种关系既非儿戏，更不是为了寻开心。它是正式建立的关系，有时是要签约的。一切活动均不能超出这种关系约定的目标与范围。而友谊关系则并不需要签约。

4. **时限性** 治疗关系要以目标达到为终结，以后如果再有问题，还可以重新建立治疗关系。而朋友关系则希望长久保持下去。

(三) 漂浮疗法的原则

不论进行何种心理治疗，治疗者均应遵守以下的基本原则，漂浮师亦不例外：

1. **真诚原则** 这是心理治疗的一个重要条件，也是一个首要条件。漂浮师对来访者要真诚。在此基础上,来访者才能不断接受漂浮师提供的各种信息,逐步建立治疗动机,并能无保留地吐露个人心理问题的细节,为漂浮师的准确诊断及设计、修正治疗方案提供可靠的依据,漂浮师向来访者提出的各种治疗要求也能得到遵守和认真执行。

2. **保密原则**　漂浮疗法往往涉及来访者的各种隐私。为保证材料的真实,保证来访者得到正确及时的指导,同时也为了维护漂浮疗法本身的声誉及权威性,必须在漂浮疗法工作中坚持保密。漂浮师不得将来访者的具体材料公布于众。即使在学术交流中不得不详细介绍来访者的资料时,也应隐去其真实姓名。

3. **"中立"原则**　漂浮疗法的目的是要帮助来访者自我成长,漂浮师不是"救世主",因此在漂浮疗法过程中,不能替代来访者作选择,而应保持某种程度的"中立"。例如,当遇到来访者来询问:"我该与谁结婚?"等不能表态的问题时,需要让来访者自主作出决定。"中立"原则并非是"价值中立",遇到违反原则问题、触犯法律问题,漂浮师则应表明自己明确的态度,而不是"模棱两可"。

4. **回避原则**　漂浮疗法中往往要涉及个人的隐私,交谈是十分深入的。因此不宜在熟人之间做此项工作。亲人与熟人均应在治疗中回避。漂浮也应遵守这一原则。

(四)漂浮疗法对漂浮师的要求

对于胜任漂浮工作的漂浮师应有严格的要求,除了需要掌握心理治疗的理论和技术,还必须具备良好的整体素质。因此,一个优秀的漂浮师应具备下列条件:

1. **要有一颗帮助别人的心**　要真诚地理解来访者,做到同感、尊重而不是鄙视、也不是在来访者前板起面孔。仅仅想自己做个好人,而不愿意伸出援助之手的人,最好不做此项工作。

2. **要有一个敏锐的观察力**　漂浮师要善于"察言观色""听话听音""善解人意",善于从来访者的言语表情、肢体表情、面部表情中,观察来访者的内心。这些能力的培养十分重要。

3. **要有丰富的生活经验和知识**　一个资深的漂浮师,应多了解社会各层各界人士的生活与工作。要能深入到社会的方方面面,懂得基层人群的真实感受与想法。要有较宽的知识面,应该不仅懂得医学、心理学,还应懂得社会学、人类学等,才有可能与来访者找到较多的"共同语言"。多看书,包括小说,是接近群众、接近社会的一个良方。

4. **要具备乐观的生活态度**　来访者大多数由于生活中的困惑甚至挫折来寻求帮助;情绪可能会比较低落,或过于紧张。如果漂浮师也是一个悲观的人,紧张的人,则难以使患者积极乐观起来,放松下来,反而会起到"推波助澜"的作用。

5. **要遵守职业道德**　要有高尚的医德,尊重患者的隐私,尊重异性患者,要严格遵守一切心理治疗中的道德规范。道德是保证漂浮师职业"常青"的基础。

四、漂浮疗法发展趋势

(一) 更多加入中国元素

在中国发展漂浮疗法,应有中国元素的投入。所谓中国元素,是指本方法中应具备中国特色、中国思考、中国发现等。这也是中国为世界做贡献。

1. 中药的进入　中药有许多有益的成分。中药的药浴已有几千年的历史,可以投入到漂浮液的研究中。

2. 富氢水的进入　根据我国学者的研究发现,富氢水有很好的医学、物理学等作用。因此,可以考虑将富氢水加入漂浮液中一起研究。目前,正在做实验研究。

3. 冥想作用的进一步研究　冥想是一个即传统又新颖的治疗方法。最近,中国学者有许多新的发现。因此,可以考虑将冥想与漂浮疗法研究一起共同推进。

(二) 待解问题

1. 灯光　对漂浮疗法的研究已经取得了一些重要的成果,不过,研究中尚有许多需要进一步完善的地方。例如曾有人以血清皮质醇、平均动脉压和一些心理学参数为指标,研究灯光对漂浮疗法效果的影响,结果发现有灯光组与无灯光组,在以上参数的变化上无差别。因为研究中灯光只有一种水平,所以很难得出灯光对漂浮疗法的效果影响的结论。但这项研究给漂浮治疗的研究者提出一个新的研究方向:漂浮疗法对各种刺激的限制中,哪些是必须的,哪些不是必须的?

2. 程序　资深的研究者指出的另外一个问题是,漂浮治疗的常规程序还没确定,也就是每次治疗的时间、漂浮的间隔时间以及漂浮的总次数都是研究者依据各自的直觉确定的,还没有系统的研究显示每次漂浮的最佳持续时间应当是多久?

3. 时长　漂浮时间过长会不会影响治疗的效果? 另外,有些研究者指出,多次治疗后受试者有适应的趋势,后来的治疗效果不如前面的治疗效果显著。因此,研究者们面临的另一个课题是,探索出一个效果最佳又最省力的治疗模式。诚然,现在世界上,还有些实践者,一辈子均在做漂浮,其感觉甚好,生命也在不断延长。对于这批人,如何做追踪研究,非常有意义。

4. 机制　此外,漂浮疗法的研究们还面临着一个问题:漂浮疗法对心理基本过程的作用机制尚不清楚,基于 REST 可能起作用的各个领域的系统研究,如认知、情感、态度、感知觉等,大都是在小室治疗中进行的,小室治疗的资料构成 REST 资料的绝大部分。尽管漂浮疗法和小室治疗同属限制环境刺激疗法,两者之间还有差别,小室治疗的研究结果不能照搬到漂浮治疗。这方面的研究还有待加强。

目前,研究者对漂浮疗法的了解还是有限的,对漂浮疗法的作用原理及可能应用领域的探索方兴未艾。

随着研究的进展,人们对漂浮疗法将会有越来越清晰的认识,这种简单易行的方法将会在心理学研究及相关领域发挥更大的作用。

我们期待中国的漂浮事业会越来越好,中国人也会越来越多的了解漂浮,体验漂浮。让中国的漂浮造福于中国百姓的健康与幸福。我们会为此而不懈努力。

也更希望中国的漂浮走在世界的前列!

(胡佩诚)

参 考 文 献

1. 胡佩诚. 临床心理学 [M]. 北京: 北京大学医学出版社, 2009.
2. 胡佩诚. 心理治疗 [M]. 3 版. 北京: 人民卫生出版社, 2018.
3. 克里. 心理学与个人成长 [M]. 胡佩诚, 译. 北京: 中国轻工业出版社, 2007.
4. 郝伟. 精神病学 [M]. 北京: 人民卫生出版社, 2001.
5. 苏英, 胡佩诚. 漂浮疗法的起源与研究现状 [J]. 中国临床心理学杂志, 1999, 7 (4): 248-252.
6. 胡佩诚. 漂浮疗法合并药物对原发性高血压治疗的初步观察 [J]. 中国心理卫生杂志, 2000, 14 (6): 414-416.
7. 苏英, 胡佩诚. 漂浮疗法对大学生免疫功能的影响 [J]. 中国临床康复, 2003, 7 (21): 2922-2923.
8. Hu Peicheng, SuYing. Effects of flotation therapy on relaxation and mental state [J]. Chinese Medical Journal, 2004, 117 (10): 1579-1581.
9. Edebol H, Kjellgren A, Bood SA, et al. Enhanced independence and quality of life through treatment with flotation-Restricted Environmental Stimulation Technique of a patient with both Attention Deficit Hyperactivity Disorder and Aspergers syndrome: a case report [J]. Cases Journal, 2009, 2: 6979.
10. Jody R, John G. A controlled investigation of right hemispheric processing enhancement after restricted environmental stimulation (REST) with floatation [J]. Psychological Medicine, 1994, 24 (2): 457-462.
11. Bood SA, Kjellgren A, Norlander T. Treating stress-related pain with the flotation restricted environmental stimulation technique: Are there differences between women and men [J]. Pain Research & Management, 2009, 14 (4): 293-298.

第二章　漂浮疗法的历史起源和发展现状

第一节　历史起源

　　追求身心的内外在平衡是人类永久的话题,在人类文明的历史足迹中,不同时期的人们通过使用不同的方法来实现这种平衡,大多数方法都是围绕着减少感官刺激的目的被创造出来。漂浮疗法的本质是减少感官刺激,"漂浮"一词形象地描绘了实现该目的所使用的方法。在本节中,我们将用"减少刺激"一词作为线索将漂浮疗法的发展清晰地勾勒出来,你将看到,与心理学的发展规律一样,它有着"很长的过去和很短的历史"。

一、横跨文明发源期至现代医学

　　自人类文明出现以来,几乎所有宗教的僧侣都经历着某种形式的减少刺激训练——参禅、打坐、素食、闭关、辟谷、朝圣等,如《道德经》中所述,关闭人的欲望之门,闭住人的六贼之门,即眼、耳、鼻、舌、身、意,是逐步进入修炼的方法。

　　各种文化的传承过程中也都能找到减少刺激的印记。伊特鲁里亚人、意大利人和罗马人创造的洞穴疗法旨在通过定期让自己独处在无声、无光的洞穴中来换取精神的净化,传说这样才能跨过死亡之河。现存的比印加和玛雅文明还早的科吉族,至今已存在了七千多年,他们为培养自己的孩子日后成为部落的精神领袖,让他在出生之后就在与世隔绝的黑暗洞穴中生活9年,通过冥想式训练保持内在精神与外部世界的连接。据档案记载,古老的爱尔兰先知们以吟诗的形式传送神谕,他们躺在黑暗无窗的房间里,头上盖着毯子,通过这样的方式来减少外部的干扰,从而求得内在精神的升华。现如今保存下来的很多那个时期的著名诗歌就是在这样的环境下被创造出来的。这一传统一直保留到17世纪。

　　人类探索身体感知的踪迹还可以追踪到五千年前的印度吠陀经文,Vedic(吠陀)心理学将它以科学的方式描述了出来——"如果在黑暗中长期缺乏声音感知,那么听觉就会自己制造出声音,通常会以鼓声或铃铛的声音出现"。印度人早期对减少刺激的领悟推动了瑜伽技术的发展,现在我们知道瑜伽技术中强调的静心即是在培养冥想状态。

纵观东南亚历史进程，日本、印度和西藏在宗教、哲学、医学领域已经发展并保留了减少感官刺激的技术，如较知名的日本森田疗法、西方的黑暗疗法（dark therapy）等一直被沿用至今。其中，黑暗疗法是由德国人类学家霍尔格·卡尔维特（Holger·Kalweit）在 20 世纪 60 年代提出的，这是减少刺激技术首次进入现代西方医学的标志。

二、始于感官剥夺实验

在现代医学测量方法出现以前，心理治疗的有效性检验需要经过很长时间的摸索期，漂浮疗法也是如此。心理学史上最早研究刺激对人体影响的实验并不是减少刺激实验，而是刺激超载实验，受试者需要戴上扬声器和护目镜，以接受单向传送的持续不断的白噪音和光线。之后，研究方向转为在黑暗、无声的房间里研究"感官剥夺"，这里要提到的两个人是加拿大麦吉尔大学（McGill University）的约翰·彼得·祖贝克（John·Peter·Zubek）和唐纳德·赫布（Donal·Olding·Hebb），自20 世纪 50 年代以来，他们在科学层面上对感觉剥夺进行了很多开创性的研究。

【专栏 2-1】

感官剥夺的各种术语

在祖贝克之后，西方很多国家的科学家纷纷紧追其后进行了涉及减少刺激的类似实验，因而发展出了各国的各种术语，但在与历史背景相关的论文中，"感官剥夺"这一术语还是最常被使用。

1. sensory deprivation- 感官剥夺
2. perceptual deprivation- 知觉剥夺
3. social deprivation- 社交剥夺
4. stimulus deprivation- 刺激剥夺
5. sensory isolation- 感官隔离
6. perceptual isolation- 知觉隔离
7. social isolation- 社交隔离
8. stimulus isolation- 刺激隔离
9. sensory limitation- 感官限制
10. social limitation- 社交限制
11. sensory reduction- 感觉减退
12. stimulus reduction- 刺激减少
13. environmental stimulus reduction- 环境刺激减少
14. decrease in sensory variability- 感觉变异性降低
15. restricted stimulation- 刺激受限
16. controlled sensory input- 感觉输入受限

17. reduced sensory stimulation- 感官刺激减少

18. reduced sensory input- 感觉输入减少

19. sensory alteration- 感官变化

20. ganzfeld- 感觉剥夺

21. homogenous stimulation- 恒定刺激

22. solitude- 孤独

23. confinement- 禁闭

24. isolation- 隔离

25. invariant input- 恒定输入

约翰·彼得·祖贝克是感官剥夺对人类经验和行为影响研究中的一个关键性人物,他出生于 1925 年捷克斯洛伐克的 Trnovec 村,顺利考入多伦多大学后获得社会心理学硕士学位,随后在约翰霍普金斯大学获得生理学和心理学博士学位,并在 1950 年被任命为麦吉尔大学的讲师。在他职业生涯的第一项研究中,他把重点放在与身体有关的感觉和知觉的研究上,特别是大脑负责区分感觉模式的区域,这酝酿出了世界上的第一个感觉剥夺实验。

实验最初的目的是观察单调刺激(monotone stimulation)对人体感官的作用。该实验在一个独立房间内进行,受试者们通过身着舒适的棉服和袜子、配戴手套以减少皮肤的触觉刺激。同时他们的关节上被绑上了绷带以抑制自身运动,半透光的护目镜用来减少视觉刺激。研究人员用扬声器向受试者的耳朵传送 40dB 的白噪音,透过观察窗记录了受试者各阶段的行为。受试者通常在实验开始时就睡着了,醒来后的反应刚开始是感到无聊,之后越来越烦躁,最后幻觉出现,言语暗示敏感性增强,睡眠节律、注意力和认知功能受损。实验之后,大部分不良反应都会消失,但是部分消极情绪还会延续数日。

之后祖贝克在马尼托巴大学升级了他的实验环境,他建造了一个装有有机玻璃顶的隔音室以保证能完全屏蔽声音和光线,房间里还配备了摄像机、麦克风和一个紧急按钮,供受试者遇到突发状况时使用。以防志愿者惊慌失措。这个实验室一直被使用到了 20 世纪 70 年代。

【专栏 2-2】

历史上进行感官剥夺实验的各大研究中心

虽然祖贝克和赫布对感官剥夺的研究作出了开创性的贡献,但在世界范围内他们非独一无二。下面列出了世界上的其他研究机构,它们也采用了类似的感官剥夺实验方法:

1. 普林斯顿大学:杰克·弗农　他的团队研究了感觉剥夺对运动技能、运动动机、运动感知和认知的影响。

2. 马里兰州贝塞斯达的国家心理健康研究所：约翰·利利　他创造并在之后不断更新了感官剥夺研究的水环境。

3. 波士顿市医院和哈佛医学院：菲利普·所罗门（Philip Solomon）　他的团队主要研究了受试者离开感觉剥夺环境后的行为和经验。

4. 北卡罗来纳州达勒姆的杜克大学：科恩、西尔弗曼和布雷斯勒　研究的重点是感觉剥夺的生理效应与应激反应以及个体对感觉剥夺反应的差异。

5. 加州蒙特利的人力资源研究办公室：托马斯·迈尔斯　该研究属军队资助的研究，研究的目标是探索知觉障碍如何影响动机和行为。

6. 密歇根大学：约翰·波拉德　他研究了感觉剥夺对比使用精神活性物质在身体反应上的异同。

7. 纽约大学：罗伯特·霍尔特和利奥·戈德伯格　他们研究的是在感觉剥夺环境中，人格特征对经验和行为的影响。

8. 费城阿尔伯特爱因斯坦医学中心：马文·扎克曼　他开发了《寻求感觉量表》，还与祖贝克合作研究感觉剥夺。在实验中他侧重于分析和孤立、感觉剥夺、短期身体约束有关的知觉变化。

9. 蒙特利尔的艾伦纪念医院：哈桑·阿齐玛和他的妻子芬·阿齐玛和保罗·维斯波　他们率先提出了感觉剥夺可能的治疗用途，并基于早期母子关系模型创建了用在来访者和治疗师之间治疗关系的依恋疗法。

10. 弗吉尼亚州里士满医院：亚当斯、卡雷拉、库珀、吉比、罗伯逊和托比　他们研究了感觉剥夺对精神病患者自我认知变化的影响。

11. 加利福尼亚州洛杉矶：尤金·齐斯金德，私人执业精神病医生　他对在感觉剥夺状态下可能产生的幻觉特别感兴趣，专注于将研究成果应用于那些接受过严重眼科手术的患者。

12. 匹兹堡大学：奥斯汀·琼斯　他和他的同事研究了健康人和精神病患者对感觉剥夺反应的差异。

13. 俄克拉荷马市医院：杰伊·苏利和约翰·莉莉一样，他的感官剥夺研究在漂浮舱内进行，并将该环境下的治疗效果与其他治疗环境做了对比。

14. 克利夫兰，俄亥俄州的凯斯西部储备大学：C.W. 雅克森和尤金·齐斯金德一样，他研究了那些在眼疾手术后进入康复期的患者结合使用感觉剥夺进行康复的效果。

15. 新泽西州新不伦瑞克的罗格斯州立大学：彼得·苏德费尔德　他研究了感官剥夺的认知效应，得出感官剥夺后的认知变化与人格特征及家庭中兄弟姐妹排序有关。

三、漂浮舱的问世

另一个为减少刺激研究奠定基础的人是约翰·利利（John·C·Lilly）。

　　20 世纪 50 年代,心理学家、精神病医生和神经学家开始对大脑与意识产生兴趣,也就是这个时期,很多科学家着手研究意识的起源是否与作用于大脑的外部刺激有关,其中包括了约翰·利利。与祖贝克的研究方向不同,他的目标是通过将感官刺激强度限制在最小的范围内来了解大脑电活动以及脑与意识之间的联系。约翰·利利提出将实验室搬到水中的想法,即建造一个恒温(93.5 华氏度,即34.6℃)水箱以满足限制声音、光线和重力对人体中枢神经系统作用的要求,就这样设计一个漂浮水箱的念头在约翰·利利脑中建构出来。

　　1954 年,约翰·利利开始试验建造了世界上的第一个漂浮舱(图 2-1),他经常自己在舱内一待就是好几个小时,他发现,这是一个外界刺激隔绝的理想环境,身心在这个环境下的感觉是愉悦的,身体进入了一种深度放松和平静的状态,在这种状态下大脑激发出很多创意。意识状态介于清醒和睡眠之间,是一种从未有过的意识状态。起初,约翰·利利的研究成果并没有其他科学家的认同,他们认为过度减少或消除外部刺激会导致心理和行为的不良后果。这些观点显然阻碍了漂浮舱作为一种心理治疗工具的应用,但约翰·利利坚持研究结果给人呈现了一种令人愉快的放松状态,并且该过程区别于之前的研究,可以由受试者独立控制完成。他的这一结论在很多年后才得到了各领域科学家的认可。

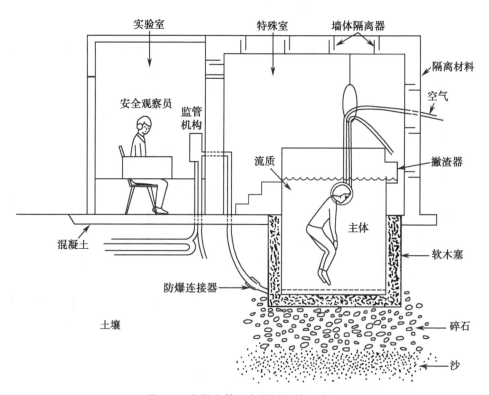

图 2-1　世界上第一个漂浮舱的设计图

【专栏 2-3】

约翰·利利对漂浮体验过程的描述（2000 年）

1. 在漂浮舱中体验的建议时长为 45~60 分钟。

2. 这是一种令人愉快的放松体验。

3. 刚进入舱内的阶段会产生紧张感，这可能是由于缺乏外部刺激后人体自发产生内在刺激，如肌肉抽搐、四肢轻微晃动、手指摩擦。

4. 紧张感继续增加至想要离开漂浮舱。

5. 如果在这种不愉快的感受下坚持留了下来，紧张感就会减弱，之后想象力开始活跃。

6. 度过了前面的阶段后，视觉意象会被强烈地投射出来。以下是约翰·利利对视觉意象经验的叙述："眼前的黑幕（闭着眼睛在黑暗里看到的东西）逐渐变成了你身体前面的一个三维的、黑暗的、空旷的空间，这种现象会引起你对下一刻会发生什么的好奇，接着，一条隧道出现在眼前，隧道的内部发出蓝光。此时，漂浮也接近尾声了"。

四、千呼万唤始出来——限制环境刺激疗法

到了 20 世纪 70 年代，以祖贝克和赫布发起的感官剥夺实验终止了，但对减少刺激的研究没有因此而停滞，它以另一种更符合研究价值的身份进入到人们的视线，并从文艺复兴时期一直发展至今，它就是"限制性环境刺激疗法"（restricted environmental stimulation therapy，REST），由哥伦比亚大学知名心理学教授彼得·苏德费尔德（Peter·Suedfeld）于 1980 年命名。现存的研究数据证明，限制性环境刺激疗法具有辅助心身治疗和帮助个人成长的潜力。

限制性环境刺激疗法是一种心理治疗技术，通过将人放置于一个独立的封闭式环境中来减少外部刺激（即光、声、触觉和重力）对神经系统的超负荷影响，它的命名建立在祖贝克、赫布和约翰·利利的实验结果基础上，因此按照治疗环境的不同又分为 3 种模式：小室疗法（chamber REST）、浸没疗法（immersion REST）和漂浮疗法（flotation REST）。目前，只有小室疗法和漂浮疗法应用于研究和临床（浸没疗法被漂浮疗法所取代）。

1. 小室疗法（chamber REST）　也叫黑暗疗法，是将来访者隔离在一间完全黑暗或仅有昏暗灯光并有安装了隔音设备的房间内，房间内一般只有一张床和一个卫生间，来访者在房间内进食、饮水、上厕所（图 2-2）。要求来访者限制运动，但并不给以机械约束。治疗师通过内部通信系统对来访者进行干预性指导，保障治疗的顺利进行。治疗时长一般为 24~48 小时，来访者可以随时提出要求提前离开房间结束治疗。

这种疗法在捷克共和国已变得非常流行,许多治疗中心需要提前几个月预订房间,治疗形式也变得越来越宽松,增添了瑜伽垫等健身设施,同时还允许治疗师在被要求的情况下进入房间与来访者进行面对面的谈话治疗。在以疗效为导向的变革下,人们通常会选择在黑暗的房间内独处一周以获得最佳治疗效果。

2. 浸没疗法(immersion REST)　浸没疗法出自于约翰·利利发明的漂浮舱,与现代漂浮舱唯一的区别是,来访者从头至脚完全浸没在水中,只通过一个氧气面具来帮助呼吸。这项技术主要用于实验,因在临床上没有得到广泛应用。

3. 漂浮疗法(flotation therapy)　漂浮疗法是限制环境刺激疗法中出现较晚的一种模式,它对限制感官刺激的环境设置最为严格(包括光线、声音、气味、味道、触觉、重力感),它通常通过一个密闭隔音的水舱来使这个技术发挥作用。

漂浮舱有一个可供进出的舱口,舱内盛有漂浮液,比重约 1.128,深约 25cm。液体温度与来访者体温保持一致,使来访者在漂浮过程中几乎察觉不到触觉。关闭舱门和光源后,来访者便听不到任何声音,也看不到任何物体。加上来访者漂浮时佩戴了泡沫耳塞,耳朵位于水面下,听觉刺激会进一步减少。来访者仰浮于液面上,液体的浮力支撑着体重,来访者感觉不到任何重量感,全身肌肉和骨骼均完全放松。与小室治疗相同的是,治疗师也通过内部通信系统随时监听来访者的反应,回答来访者的问题。治疗时间一般为 60~90 分钟。

近年来,漂浮疗法发展出一种新模式,它与传统漂浮疗法的不同之处在于来访者不是直接躺在水面上,而是在一个盛有漂浮液的巨大水囊上(图 2-3)漂浮。除了来访者与漂浮液之间隔有一层低触觉薄膜之外,其他设置均与传统漂浮疗法相同,这种方法被称为干性漂浮(REST-dry)。相应的,传统漂浮疗法也被称为湿性漂浮(REST-wet)。

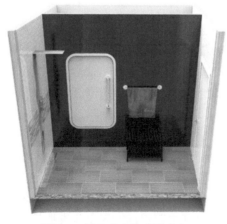 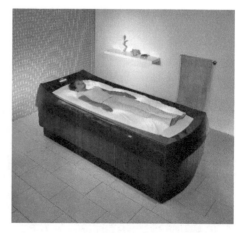

图 2-2　用于小室治疗的房间　　　　图 2-3　一名来访者正在进行干性漂浮治疗

两种漂浮模式的相同之处是环境设置和身心的放松感,差异在于湿性漂浮治疗带来的放松程度要远高于干性漂浮,对这两个模式的实验室研究结果也表明湿性漂浮治疗效果高于干性漂浮。

五、中国漂浮的诞生

1992 年,胡佩诚教授在美国长岛初次见到漂浮舱,经过亲身考察与体验后决心将其引进到中国。1997 年,在胡佩诚教授的带领下,北京医科大学医学工程室的邓柏庄教授与朱燕工程师在北京市第二医院共同研制了中国的第一台漂浮治疗仪,象征着漂浮行业在中国正式起步,从此开启了一系列的漂浮临床研究实验,并且取得了一系列可喜的成果。

胡佩诚教授结合中医与心理治疗技术对漂浮治疗进行了深入研究,并应用于临床,在心理治疗、提高学生成绩方面效果显著,他同其他从事漂浮研究的专家学者发表了多篇论文。

2017 年 5 月,全国高等学校本科应用心理学专业卫生和计划生育委员会"十三五"规划本科教材编写会在杭州召开,"漂浮治疗"作为第十五章被编入《心理治疗》教材,已在全国所有高校的医学院作为必修课的教材使用。

2018 年 1 月 27 日,中国中医药信息学会漂浮疗法分会成立,它属中国漂浮行业在政府管理下的行业学会,隶属于国家一级学会——中国中医药信息学会,由全国中医药科学技术工作者和管理工作者,以及中医药学、心身医学、漂浮疗法领域相关医疗、教育、科研、文化、预防、康复、保健、健身、体育、生产、经营等单位组成。

2019 年 3 月 2 日,中国中医药信息学会漂浮疗法分会与中国漂浮智能制造企业 UFLO 优浮签订了科研合作协议,将共同建设中国漂浮疗法智能信息平台。该平台致力于研究与总结国内外七十年来漂浮疗法发展的根源、理论基础与科研进展,建立出适用中国使用者的漂浮疗法人工智能算法模型,并在未来应用于中国国家体育队,医疗机构等场所。

第二节　发 展 现 状

20 世纪 80 年代是漂浮疗法的黄金增长期,1973 年,第一个商业性质的漂浮中心在美国洛杉矶的贝弗利山庄正式建立运营,这标志着漂浮作为一个新行业的开始。然而,任何行业的发展始终都不可能是一帆风顺的,漂浮疗法也在时代风向和市场浪潮中时而平坦、时而坎坷地前行。本节详细展现了漂浮疗法在正式进入民用市场后的风起云涌历程,以及历经一个世纪后的研究现状。

一、行业发展进程

1. 20 世纪 70 年代,漂浮行业的启动　格伦(Glenn)和约翰·利利于 1973 年共同研发了世界上第一台民用的漂浮舱(图2-4),并在发布日当天成功销售,这象征着漂浮行业的正式启动。约翰·利利给漂浮舱取名为Samadhi,在梵语中它指通过冥想达到深层意识状态。

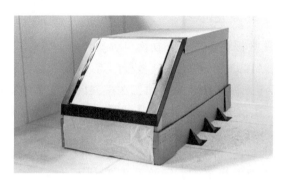

图2-4   第一台民用的漂浮舱Samadhi

2. 1979年,第一个商业漂浮中心成立   直到1979年,Samadhi公司运营的全球首个漂浮(图2-5)中心才真正开始运作,很快在1年之内全美各地又有5个漂浮中心开放。

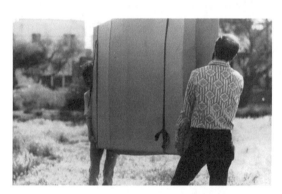

图2-5   第一个打包运输中的Samadhi漂浮舱

3. 20世纪80年代初,漂浮行业的早期繁荣   20世纪80年代成为了漂浮行业的20年增长期,在市场需求猛增的情况下,Samadhi公司在旧金山开了一个超大规模的装有20台漂浮舱的漂浮中心,每周都被前来漂浮的人们排满。也正是在这段时间,全球第一个代表漂浮行业的组织"美国漂浮疗法协会"成立,这大大推动了日后科研领域的发展。在这样的背景下,俄亥俄医学院的托马斯·菲恩和约翰·特纳博士成为了第一批在漂浮舱环境下测量人体生物特征的研究人员,以此研究漂浮对减压的作用。

不久后,由彼得·苏德费尔德、罗德里克·博里、约翰·特纳、汤姆·菲恩等人组成的国际漂浮疗法研究者协会成立,与此同时,漂浮疗法在体育领域大放异彩,达拉斯牛仔队和费城老鹰队和其他奥运运动员都是早期的漂浮者,他们公开赞扬漂浮疗法在身体修复和运动表现上带来的好处。漂浮行业迎来了繁荣期。

4. 20 世纪 80 年代中期,发展缓慢 然而,20 世纪 80 年代中期包括漂浮行业在内的众多服务业面临经营危机,人们对水污染的恐惧令游泳和水疗行业受到重创,随着恐惧的蔓延,越来越少的人不愿意暴露在外部环境中,这导致美国大部分漂浮中心在 80 年代到 90 年代初面临倒闭的境地。但在世界其他地区如意大利、英国和德国,漂浮受到的影响要小得多,还显示出持续增长的态势。

在日本和印度,漂浮舱开始被应用到冥想中,为此 Samadhi 公司特地为日本不断增长的漂浮市场设计了一款新型漂浮舱,命名为 Samadhi 二代(图 2-6)。这是世界上第一款使用玻璃纤维材料作为隔音壁的漂浮舱,隔离声音和光线的效果远高于原有材料。

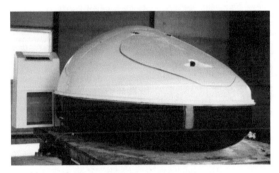

图 2-6 Samadhi 二代漂浮舱(The Samadhi 2 float tank)

澳大利亚此时也出现了类似的文化横截面。一些游客在内地旅游时,会与当地导游一起寻找精神启蒙,他们将漂浮融入旅行中。

这将浮箱放置在一个独特的位置:这是一个最初设计用来研究隔离对身体的经验影响的装置,但现在被精神病学家、灵性学家、萨满和虔诚的冥想者使用。

5. 20 世纪 90 年代,西方的"维系"与中国的"萌芽" 到了 20 世纪 90 年代早期,整个漂浮治疗行业进入低迷期,美国的漂浮中心数量持续缩减。庆幸的是在加拿大、英国和欧洲其他国家,漂浮行业没有受到水污染流言的太多影响,相关的科学研究也没有停滞,漂浮疗法在艰难前行中迎来了 1997 年旧金山的国际限制环境刺激疗法研究者协会(The International REST Investigators Society,IRIS)会议。

与此同时在中国,一批留学归国的年轻人组建了中国的漂浮研发团队。于 2018 年,第十代漂浮舱诞生。这批国际上处于领先水平的智能物联网漂浮治疗设备,可以做到语音控制,并收集人体生命体征多种信息,如呼吸、心跳以致脑功能。漂浮液也通过了欧盟 ROHS 检测。中国中医药信息学会漂浮疗法分会于 2018 年 1 月成立。漂浮疗法的三级漂浮师的标准于 2018 年 6 月制定。国际第 7 届漂浮治疗大会 2018 年 8 月在美国波特兰(Portland)举行。中国的学术报告引起与会者们的极大兴趣,世界多国对中国在短时间内取得的成绩,给予了极高的评价。2018 年 11 月,中国第二届漂浮大会在北京举行,十多名外国学者出席,并对中国的研究与进展给予了积极正面的赞誉。

6. 2000 年,重生　2000 年之后,漂浮行业开始在美国复兴,目前在美运营的所有漂浮中心几乎都是在 2000 年后开业的。名人代言再一次振兴了这个行业,新一代的专业运动员和精神病学家都纷纷踏进漂浮舱,在社交媒体平台快速发展的背景下,漂浮治疗效应的传播速度超过了以往的影响力。瑞典卡尔斯塔德大学开始了对漂浮舱的独立研究,为了开展实验,他们建造了一个专门的漂浮研究实验室,这是当时同类实验室中最先进的。

7. 2010 年,再次繁荣　欧洲自由贸易区并没有像美国那样遭遇挫折,成为漂浮行业的持续发展动力。到了 2010 年初,伦敦拥有了当时世界上最大的漂浮中心,20 年来的第一次"漂浮疗法峰会"在伦敦举行,世界各地共有约 24 人出席。到 2011 年的时候,参加在旧金山举行的第二次漂浮疗法峰会的人数就翻了一番,它吸引了越来越多的经营者和专家学者走进这个窗口与世界进行交流。到 2016年,与会者已扩大到了 700 多人。

为了满足日益增长的需求,漂浮舱制造业开始兴起。仅在美国,漂浮舱制造商的数量就从 2010 年的 4 家增加到了 2016 年的 15 家。在国际上,制造商的数量已经上升到了大约 50 家。2014 年后,漂浮舱解决方案每年都会发布一份行业状况报告,报告里面有对正在运营的漂浮中心和那些希望进入该行业的漂浮中心的调研详情。

这股热潮还带动了对漂浮相关研究的人力和资金的投入。2013 年,贾斯汀·芬斯坦(Justin Feinstein)博士在劳瑞德脑研究所(Laureate Institute of Brain Research,简称 LIBR)开设了漂浮实验室(图 2-7),致力于追踪研究漂浮疗法的临床效果。这是一个非常先进的科研基地,可以在漂浮前后对人脑进行功能核磁共振扫描,也是迄今为止在世界上科研手段最严格的实验室,旨在通过控制性研究帮助世界揭开漂浮舱的治疗价值。

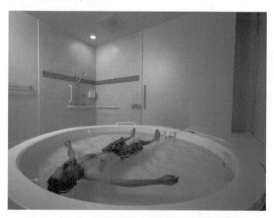

图 2-7　劳瑞特脑研究所的开放式漂浮舱

二、科学研究现状

随着 20 世纪 70 年代之后漂浮行业在全球的发展增速,学术科研成果数量也相应出现了快速增长,主要出现在两个时期,第 1 波在 20 世纪 80 到 90 年代,第 2 波为 2010 年至今。这两个时期的文献基本可以分为漂浮治疗的早期研究(1960—1980)和漂浮治疗的总体影响两大类。下面围绕这两大类立足于漂浮治疗的心理和生理学应用向大家呈现漂浮疗法的科研成果,分别是:提升表现力、改善健康和治疗应用。

(一) 早期研究成果(1960—1980)

漂浮治疗通过对各种感官刺激输入的限制来使人的情绪状态和心理应激水平发生改变,进而影响动机和认知。通过神经影像学,劳雷特大脑研究所发现短暂的限制人体感觉神经的物理刺激输入,大脑皮质突触间的连接反而会发生暂时激活,即在现象学中观察到的意识状态变化。

(二) 对身心的综合影响

1. 提升综合表现力

(1)修复身体功能:20 世纪 80 年代,IRIS 开始研究漂浮疗法对专业运动员的影响。他们在网球运动员的训练成绩上看到了明显的进步,并且在漂浮治疗结束后身体机能状态依然可以维持稳定好几天,这让其他领域的专业运动员也纷纷参与进来。如对漂浮帮助提高步枪射击和射箭技巧的研究发现,漂浮疗法可以提升反应时间及缩短损伤恢复时间。

对身体功能的修复可以从运动员的生理检测报告中看出,他们的乳酸积累显著减少。最近的一项对极限运动员的研究中显示,在赛季中使用了漂浮舱的运动员,肌肉酸痛程度对比未使用漂浮舱的明显减轻。

(2)增强创造力:1987 年,哥伦比亚大学使用漂浮舱对那些自我报告具有创造力的心理学教授进行了一项研究,测试阶段在漂浮前后进行,6 个月后研究人员对他们的创造力进行最后评估。这项研究发现,教授们在漂浮后提出了更多具有创造性的想法。

到了 20 世纪 90 年代,虽然市场上漂浮中心的数量在下降,但科研进展还在持续,这个时期对漂浮效应的研究包括记忆的改善和觉察能力的提升。

2001 年,瑞典研究中心改进了漂浮研究方法,取得了一系列的研究成果,涉及大脑在意识、认知、想象和人格方面发生了显著变化,这些令人兴奋的发现证实了早期的研究结果。

2011 年,瓦塔尼亚(Vartanian)和彼得·苏德费尔德博士开展了一项关于漂浮治疗对爵士即兴演奏影响的研究,研究过程是对音乐专业的学生进行的双盲控制音乐创作,结果显示,漂浮后的创作技能得到明显改善。

漂浮疗法的创造力表现也体现在运动员的"可视化"意象中。

诱导深度放松的漂浮舱环境激发了运动员的想象力,使他们可以"看到"自己获胜情境的"画面",生动的画面为赛场上的发挥提供了战术可能性。1991年杰弗里·瓦加曼、A·巴拉巴斯和M·巴拉巴斯对如何提高篮球成绩进行了研究,他们让篮球运动员们进行5周6次,每次50分钟的漂浮治疗,与未参与漂浮的单纯运动控制组相比,漂浮组提高了传球、运球、投篮和防守的技能。其他的研究也显示出漂浮舱中的"可视化"效果超越了其他放松环境。

2. 改善健康状况

(1)消除压力:压力的消除功效是漂浮治疗中公认的最普遍的结论,这个功效最早是在80年代初由俄亥俄医科大学的研究人员托马斯·菲恩(Thomas Fine)和约翰·特纳(John Turner)博士发现的。自那之后,人们研究了漂浮疗法对众多压力相关疾病的作用,包括高血压、紧张性头痛、血浆皮质醇减少。

2005年对449名受试者进行的一个27项研究,进一步证实了漂浮治疗在健康人群的压力管理方面比其他预防和康复技术更有效。研究还发现,人们定期漂浮的频率越规律,疗程持续时间越长,漂浮者的健康受益就越大。

就在2016年,瑞典卡尔斯塔德大学漂浮研究中心的安妮特(Annette Kjellgren)博士以自我报告的形式证实了漂浮治疗对压力障碍患者的积极治疗成效,报告还表明,漂浮治疗显著改善了情绪和失眠状况。值得注意的是,这是迄今为止为数不多的将漂浮治疗应用于临床的研究之一。

(2)减轻疼痛:漂浮治疗研究中令人兴奋的进展是关于其对疼痛治疗的积极影响,漂浮作为治疗慢性腰痛、类风湿性关节炎、纤维肌痛和经前综合征的有效方法在20世纪80到90年代就已被研究证实,治疗过程使人体产生内啡肽增强放松和愉悦效果。2007年的一项研究观察了同时患有纤维肌痛和抑郁症的临床人群,对他们使用漂浮结合心理治疗的方法进行干预,结果显示比单纯进行心理治疗的患者组要更为有效。

(3)女性健康:漂浮疗法在缓解经前期综合征的症状方面显示出明显的效果,包括调节情绪和缓解疼痛。在戈尔茨坦博士进行的一项研究中显示,在经前综合征周期中漂浮的女性,症状发生频率不会减少,但其严重程度会降低很多。3年后,巴拉巴(Barabasz)博士再次进行了这个研究,他将患有经前期综合征的受试者分为组,一组在月经前漂浮,一组在月经期间漂浮,另一组不进行漂浮,结果显示,经历漂浮的两组受试者每月症状中的不适感明显减少,并且其效果一直延续到她们结束最后一次漂浮后的几个月中。

3. 在临床上的应用

(1)抑郁症、焦虑症、多动症、阿斯伯格症:关于漂浮治疗对焦虑症和抑郁症的有效性研究已经在2016年得到证实,还有一些案例研究观察了漂浮前后对临床患者的影响,其中包括了患有多动症、阿斯伯格综合征和抑郁症的女性患者受试者。研究发现,在漂浮治疗1年的时间里,通过19次漂浮疗程治疗对患者的生活质量有了极大的改善,使她们的症状降低到了可控制的水平。

(2)成瘾障碍:对戒烟的研究将漂浮治疗与其他传统疗法结合起来,作为一种增强策略对人群进行干预。在治疗结束后的 12 个月至 5 年对患者进行跟踪随访,发现戒烟成功率超过 50%,在另一些戒烟的临床研究中发现超过 50% 的患者戒烟持续期甚至达到了 1~2 年。

研究也证实了漂浮帮助酗酒者减少酒精摄取量的有效性。在 1987 年的一项漂浮治疗对比传统结束方法的研究中显示,患者在治疗后的 2 周内,酒精摄取量减少了 55%,而对照组则没有明显的减少,随访 3~6 个月后酒精摄取量仍维持在先前水平,而对照组则没有一个保持清醒。

(3)进食障碍:在一些对照研究中,漂浮治疗对进食障碍也表现出了有效性。一项将漂浮作为单独治疗贪食症的方法研究中,消除呕吐行为的成功率达到了 50%。在其他将漂浮治疗作为肥胖治疗方法的研究中,观察到在治疗结束后的 6 个月随访期内体重依旧在持续缓慢下降,受试者的总热量消耗、问题食品消耗和体脂百分比均得到了显著降低。访谈显示,漂浮治疗帮助改善了患者的内在认知冲突和对食物的消极情绪。

(4)由焦虑引发的相关障碍:压力引起的焦虑相关疾病是漂浮治疗研究的焦点,这是由于漂浮治疗过程中降低了与压力反应相关的下丘脑 - 垂体 - 肾上腺轴激素水平,这在许多漂浮降低特定应激相关激素水平的基础研究中已得到详细阐述。其他越来越多的焦虑相关障碍的研究如社交焦虑、强迫性障碍、拔毛癖、失眠障碍和惊恐障碍等,也拓展了漂浮治疗的在临床应用上的可能性,为慢性精神障碍患者提供了新的治疗方法。

(5)强迫症的暴露治疗:漂浮治疗也被用作暴露治疗的增强策略,在一个涉及难治性强迫症患者的案例研究中,使用漂浮和影像(环形胶带)暴露相结合的方法来治疗严重的清洁性强迫障碍,以往的治疗经历显示患者对传统的暴露疗法没有反应的主要原因是他无法将注意力集中在暴露的刺激物上,修改方案后,先使用漂浮舱进行定期放松治疗,再将患者暴露在含有引起恐惧的环形胶带环境中。结果显示这种非传统的治疗方式使强迫症症状显著减少。

4. 前沿研究

(1)意识状态的改变:卡尔斯塔德大学对漂浮疗法诱导意识状态的改变(ASC)进行了探索,研究人员通过使用经验偏离正常状态量表(EDN)对受试者评估漂浮过程中的 ASC 程度,EDN 的评分范围为 0~100 分,第 1 次漂浮期的评分为 30,后续研究的评分为 40,研究被认为漂浮治疗增强了意识状态。早期研究解释了这一结论,这主要是因为漂浮期间的 ASC 主要与深度放松有关,而量表中得分较高的项目如梦幻般的意象、失重的经验、深度宁静感都与放松程度有关,这也证实了 ASC 与内在感知觉的敏感性有关,后来的两项研究表明,高敏感人群在浮选过程中往往会经历更多的 ASC,诱发的 ASC 效应包括了时间感知、失重感、身体感觉以及心理意象的变化。

(2)方法学的发现：在一系列对漂浮疗法是否存在安慰剂效应的研究项目中，并没有找到与注意力相关的安慰剂效应的依据，如动机和人格在安慰剂效应中的作用。具体地说，关于安慰剂作用于注意力的实验显示，当研究人员对受试者给予双倍关注时，与对照组（常态关注水平）相比，它对漂浮治疗结果没有任何影响。

另外，关于人格差异对漂浮治疗效果的实验表明，由高敏感性人格（HSP）量表评估得出的高分人群并不会因为其高敏感的特点而造成漂浮期间舒适性和放松感的下降，并且，如上文提到的与非敏感个体相比，高敏感人群在漂浮期间会经历更多的 ASC。

此外，一项研究对漂浮治疗在性别差异上的疗效进行观察，发现在缓解疼痛、焦虑及提高精力、睡眠质量方面，漂浮治疗对女性和男性的效果没有体现出差异。在对同样患有抑郁症的男女患者受试者中发现抑郁症的性别差异，其中在治疗前表现出较高抑郁评分的女性受试者，在治疗后达到了与男性同样的疗效水平，这表明漂浮治疗对女性抑郁症患者的疗效对比男性表现的更明显。

(3)临床发现：通过实验中自我报告以及应激相关生理标志物（如皮质醇、去甲肾上腺素代谢物）的测量表明，漂浮治疗降低了人体生理应激水平，从而诱导出放松反应。通过对患有应激相关疾病的患者进行漂浮治疗，这些生理学标志物的水平显著降低。

有趣的是，另一种激素，催乳素，在对患有压力相关疾病的患者进行漂浮治疗后显示出升高趋势，但在 4 个月的随访中发现其稳定在正常水平。催乳素以其能帮助哺乳动物促进泌乳的功能而命名，但现代医学揭示该激素具有多种作用，包括影响免疫系统以及各大系统间的平衡，虽然其中的作用机制尚不得而知，但催乳素升高提升免疫系统的结论却是与前面提到的漂浮治疗促进机体修复是一致的。

(4)神经影像学的发现：在 2016 年对健康受试者进行的神经影像研究中，芬斯坦（Feinstein）首次报道了漂浮疗法是如何对大脑产生影响的。在芬斯坦的研究中，他设置了不同的漂浮环境让 40 名受试者分组进行 90 分钟的漂浮治疗，受试者们被随机分配到漂浮组和控制组，在实验过程中定期对受试者脑部进行功能核磁共振扫描。研究结果表明，与控制组相比，漂浮组的平静和放松水平显著提高，同时压力和焦虑水平降低。漂浮组还显示出了内在感受性的明显提升，如对心跳和呼吸的关注。

内在感受性的增强与岛叶皮质的活动增加有关。在功能方面，岛叶皮质与内部知觉、运动控制、机体平衡、自我意识和社交情绪都有关。在当代神经生物学研究中，一些研究强调了岛叶皮层是内部感知与情绪状态的关键领域，岛叶皮质的功能性损伤会导致情绪障碍、述情障碍。2016 年的一项研究发现焦虑多与其他疾病共病，如心身性皮肤病和述情障碍就最常见于广泛性焦虑症和社交焦虑症患者,这为漂浮疗法的临床研究带来了很多可行性的治疗价值。

5. **作为补充治疗工具**　一般认为健康是身体、认知、情绪、行为和社会因素相互作用的结果,疾病被理解为是对身体整体功能的破坏。根据 1987 年安东诺夫斯基的观点,大多数关于漂浮疗法的临床研究都是在遗传研究范式中进行的,这意味着研究的重点是消除特定的病理症状,如疼痛、压力、抑郁或焦虑。但关于健康的现代医学观点越来越强调将疾病视作整体中的一部分,疾病、健康都是整体中的一部分,即整体过程理论。根据这一理论,疾病的结果是因为抑制了身体中需要表达的情绪,而感受这些被压抑的情绪,通过表达和整合情绪来改善那些被认为是由情绪压抑引起的身体疾病。跨学科领域的心身医学将影响身体健康和生活质量的社会、心理和行为方面高度联系了起来,科学的阐释了这个观点。漂浮疗法作为心身医学的补充治疗工具,也需要将疾病放在整体的理论框架下才能将治疗效果稳定的体现出来。

(陶凤霞)

参 考 文 献

1. Lilly JC. Mental effects of reduction of ordinary levels of physical stimuli on in-tact, healthy persons [J]. Psychiatric Research Reports, 1956, 5: 1-9.

2. Ludwig, M, Stark, L. Schizophrenia, sensory deprivation, and sensory overload [J]. Journal of Nervous and Mental Disease, 1973, 157 (3): 210-216.

3. Suedfeld, P. Health and therapeutic applications of chamber and flotation restricted environmental stimulation therapy (REST)[J]. The International Journal of the Addictions, 1999, 14: 861-888.

4. Walker, RW, Freeman, FR, Christensen, DK. Restricting environmental stimulation (REST) to enhance cognitive behavioral treatment for obsessive compulsive disorder with schizotypal personality disorder [J]. Behavior Therapy, 1994, 25: 709-719.

5. Würmle, O. Experimental examination on the development of altered states of consciousness by autogenic training in com-parison to sensory deprivation [J]. Journal of Abnormal Psychology, 1977, 82 (5): 264-272.

第三章 漂浮疗法的文化基础

漂浮在中国有着非常深厚的文化基础,这可以从几千年来的文化渊源看出来。在本章中,我们将看到一个具有丰富文化与思想,一个深厚思想的民族,是如何看待漂浮这样一个新型方法。

第一节　沐浴文化的产生

一、沐浴的起源与沐浴文化

"沐浴"始于公元前3 000多年的中国古典文献。商周时期甲骨文及金文、石鼓文中都有"沐浴"的记载。

早期的人类与动物相类,择水而居。人们依傍自然水源,一是为方便取水饮用,二是为用水清洗身体。这两者对于人类的生命与健康都是不可或缺的,前者是维系生命,后者可保持健康。这是早期人类从进化中总结的经验。经常以水洗涤身体,可以清除污垢,带来愉悦并防止疾病。

随着在自然水域中洗浴保持健康与体验舒适,过渡到人类创造出"沐浴"的器物,从而随时可以洗浴。以此为标志,人与动物区分出形式上的不同——沐浴文化开始发端。

有了沐浴的器物,人类就可以不受自然环境的限制,进行洗浴身体的活动。这是人类文明进步的一大标志。汉族早在公元前3 000多年前就制造了许多精美的洗浴器物。早在殷商时代,甲骨文中就有"沐浴"的象形字出现。图3-1中,第1字为"沫",即洗脸;一人在容器边向脸上撩水状。第2字为"温",即一人在大盆中洗澡。第3字为"湔",即洗脚。第5字为"沐",即洗发,字形像双手掬盆中水沐发状。第6字为"浴",即洗身体,字形像人置身于器皿中,人的两边尚有水滴。第4字为"鉴"即用来沐浴的青铜器浴盆,《说文解字》云:"鉴,大盆也",盛水用作洗器。在铜镜尚未问世时,古人常以鉴盛水观容貌,相当于早期的镜子。这个字的形象即是后者,一个人正在临鉴"照镜子"。

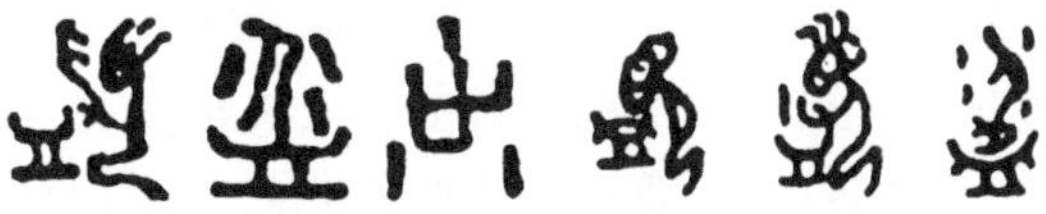

图 3-1　甲骨文

　　沐浴器物的创造,使得人们洗涤身体成为一种文化。什么是文化? 其概念众说纷纭。英国著名学者泰勒在其《原始文化》(1871)中定义"文化是一个复合体,包括知识、信仰、艺术、道德、法律、风俗,以及人类在社会中所获得的一切能力与习惯。"文化是各类行为的载体与习俗的传承,文化也是接受新事物的依据。没有文化的延续、浸润、融合、效益,新事物不可能被接受。这个过程可以较为漫长。洗浴成为一种文化,作为一种生活方式,融入人类的日常行为之中。

　　古人对洗澡的内容分得很细致,东汉许慎在《说文解字》中区分:沐——濯发,浴——洒身,洗——洒足,澡——洒手。这里的沐指洗头,浴指洗身体,洗则专指洗脚,澡则专指洗手。这种细致的区分,必然有相应的沐浴器物存在,方有可能。《太平御览》有"澡盘"(卷七百一十二服用部十四)一项,记述洗澡所用诸多器具。魏武《上杂物疏》曰:"御用有纯银盘,又有容五石铜澡盘也。"当时为上层社会使用的沐浴器物已十分完备。

　　有了器物的便利,人们随时可以洗浴,沐浴融入了人们的日常生活之中。《庄子》曰:"孔子见老聃,聃新沐被发似非人。孔子曰:'先生体若槁木,似遗物乎!'老子曰:'吾游物之初。'"孔子去拜会老子,老子刚洗完头,披散着湿头发样子很吓人。刚洗完头就见客,可见沐浴已是寻常之事。《吕氏春秋》曰:"昔者,禹一沐三捉发,一食而三起,以礼有道之士。"这是说夏朝的大禹在贤士来访时,随时中断洗头或进食而接待来宾,可见当时人们沐浴的需求是必不可少的。古人洗头如此之勤是有原因的,因为古代无论男女均束发覆巾,容易积累尘垢,所以必须勤洗头。

　　古代对于沐浴与健康的关系已深有认识。《礼记·曲上》曰:"居丧之礼,头有疮则沐。"《淮南子》曰:"汤沐具而蚍虱相吊,大厦成而燕雀相贺。"古人已经认识到,洗头可以愈头部疮疡;洗澡可以祛虱卵等寄生虫。为了保持健康而沐浴,有关器物与空间是必备的。

　　《周礼》中有"王之寝中有浴室"的记载,那时帝王就有了带浴室的卧室。到春秋时期,人们已开始使用专门的器具来洗澡。但浴室还是为上层人物享有。

二、华夏沐浴文化的沿革

　　根据我国古代典籍资料发现,古人的沐浴文化发端很早且十分丰富。

　　公元前 2 000 多年夏朝时期的《山海经》记载有洗浴的方法。西周时期,沐浴礼仪逐渐形成定制。由于沐浴已经深入到社会的各个阶层,人们对沐浴有了深层次的理解,不仅把沐浴单纯地看作洁身净体,保持健康的行为;而且视为隆重礼仪。从皇室到平民祭祀神灵与祖先之前都要沐浴净身,这已是一种定法,表示内心虔诚,称之戒,亦称斋戒。斋戒之礼始于殷商时期,至西周已成定制,西周的戒礼十分隆重与考究,每逢重大的祭祀活动前要进行两次斋戒,斋戒的主要内容是沐浴净身与禁食荤腥。《周礼》中记载,西周朝廷祭祀礼仪由专职官员执掌。普通百姓的沐浴文化也融入日常生活之中。《礼记·内则》载:"男女夙兴,沐浴衣服,具视朔食。"居家过日子,男女要早起,沐浴更衣。作为夫妇之礼则有"不敢共湢浴",即妻子不能和丈夫共用一个浴室,所谓"外内不共井,不共湢浴"。在家庭里还有孝道尊老礼节,"五日则镡汤请浴,三日具浴。其间面垢,镡潘请缋;足垢,镡汤请洗"。礼节规定,晚辈要五日烧一次温水为父母洗澡,每三日烧一次温水为父母洗头。这期间父母脸上如果脏了,要烧淘米水为父母洗干净;脚脏了,则用温水为父母洗干净。子嗣出生是人生的大事,其礼仪中沐浴亦很重要。《礼记·内则》载:"世子生,则君沐浴,朝服,夫人亦如之。"又载:"公庶子生,就侧室,三月之末,其母沐浴,朝服见于君。"王后的儿子出生,国君和王后要沐浴穿朝服庆贺;嫔妃的儿子出生,其母亲要在孩子百日之时穿朝服见国君。人际往来中,沐浴亦是重要礼仪。《礼仪·聘礼》载:"管人为客,三日具沐,五日具浴。"又载:"飧不致,宾不拜,沐浴而食之。"管人接待来客,要满足客人三日洗一次头,五日洗一次澡。主人用飧礼招待来宾时,来宾不用拜谢,但要沐浴之后再就食,以表示对主人的尊重。

西周制度,诸侯朝见天子,天子赐以王畿以内的供沐浴的封邑,叫作"汤沐邑"。《礼仪·王制》云:"方伯为朝天子,皆有汤沐之邑于天子之县内。"诸侯要在专供沐浴的封邑之地先洗头洗澡,然后才能去朝见天子,以示对天子的尊重。

先秦沐浴礼仪逐渐形成,作为定制为世人所遵循,沐浴深入到社会生活之中。注重沐浴成为中国人的良好传统,这在世界沐浴史上也是独一无二的。秦汉时,已形成了三日一洗头、五日一洗身的习俗。当时政府每五日给官员们放假,理由是用于沐浴,也被称为"休沐"。《海录碎事臣职官僚》记载:"汉律,五日一赐休沐,得以归休沐出谒。"在汉代"休沐"的形式被固定下来,成为朝廷官员法定的假日。《汉宫仪》云:"五日以假洗沐,亦曰休沐。"

魏晋南北朝时期,是我国沐浴文化发展与普及的重要时期。这是一个人性张扬的时代,如唐代诗人杜牧《润州》诗中所说:"大抵南朝皆旷达,可怜东晋最风流。"当时沐浴的主导者为士大夫阶层。因为当时上流社会以服食丹药为时尚,士人趋之若鹜。隋代医学家巢元方在《诸病源候论》记载有当时士人多服用的"五石散"。该方始见于东汉医学家张仲景著《金匮要略》,名为"寒食散"其组成相类。服用这类丹药需饮温酒以助药性,其中的矿物所含大量铅、汞等重金属,导致服食者内热躁动、皮肤瘙痒,服药者需不停走动,汗出淋漓,称为"行散",以散发药力;也即今天"散步"之称的由来。服用该类丹药者因大量汗出与皮肤瘙痒需每日洗浴,清洁止痒,甚至有些士人因服药后皮肤瘙痒一日数次沐浴。贵族作为上层社会的代表,沐浴不仅能使其心身获益,同时整洁的外表仪容要与其地位相匹配。这种习俗自上而下的传播顺理成章。百姓附庸风雅时尚,纷纷效仿;同时沐浴符合人体保健需求,由此遂促成沐浴习俗在民间流行。

《南史·梁本纪下》记载南朝梁简文帝萧纲对沐浴格外钟爱,萧纲专门撰写了三卷《沐浴经》,大力倡导沐浴,可称是世界上最早的沐浴专著。

东晋后五胡十六国后赵皇帝石虎在邺城(今河北省邯郸市临漳县)建"龙温池",这是我国较早的大型私人浴室。

到了唐代,五日一休沐的制度改为官吏每十天休假洗浴一次,叫作"休浣"。习俗以每月上旬、中旬、下旬称为上瀚、中瀚、下瀚。瀚即浣的异体字,本意是洗濯。由于自然资源的丰富,中国古代很早就流行洗温泉浴,温泉浴盛行是在唐代。由于唐太宗李世民的酷爱,所以人们一提起温泉浴,就想到唐代著名的华清池。陕西骊山温泉,在秦代就有"神女汤"的美名。唐太宗贞观十八年,在骊山建起"汤浴宫";天宝六年,唐玄宗大兴土木,再行扩建,将泉池纳入豪华的宫殿内,改称为"华清宫",又名"华清池",专为帝王所享用。华清池分为九龙汤和芙蓉池,九龙汤为唐太宗专用,芙蓉池专供杨贵妃沐浴,后来亦称为"贵妃池",华清宫设有专人管理。《旧唐书·职官志三》云:"温泉监掌汤池官禁之事"。这"温泉监"就是负责皇家汤池事务的专职官员。考古工作者在唐代华清宫御汤遗址内发掘出莲花汤、海棠汤、星辰汤、太子汤、尚食汤等五处汤池遗址。这就印证了五代时期王仁裕著《开元天宝遗事·长汤十六所》的记载:"华清宫中除供奉两汤外,而别更有长汤十六所,嫔御之类浴焉。"可见当时华清宫内温泉浴之多,正是华清宫的鼎盛时期。

唐代民间的沐浴活动已较普遍。在繁华的扬州城就有"早上皮包水,晚上水包皮"的民俗。当时私家"盆浴"流行,公共浴堂已见雏形。

在宋、元时代,城市的发展促使商业经济繁荣。宋代民间已广泛开设公共浴堂,成为七十二行中的一种,名"香水行"。宋代吴曾的《能改斋漫录》中,有"公所在浴处,必挂壶于门"的记载,说明宋代的公共浴室还挂有招徕顾客的标志。非但如此,当时已出现了代客擦背的专职服务人员,很受浴客的欢迎。苏东坡曾在一首《如梦令》词里赞叹过他们的劳动:"寄词擦背人,昼夜劳君挥肘。"而一般富裕人家建房多设有浴室,沐浴就更为普及。就连客人远道而来,主人相迎也要先设香汤给客人沐浴,再摆筵席招待,名曰"洗尘"。宋、元时士大夫爱好沐浴已蔚然成风,表明当时个人非常讲究清洁卫生,并且把沐浴当作一种享受,为的是保持身心健康。

明清时期,沐浴已经真正深入人们生活之中。随着城市的进一步发展,市民阶层逐渐壮大,各种服务行业也日渐兴盛,城市中普遍出现"混堂","混"而洗之的意思,不管士人或贩夫走卒,皆可入得浴池泡澡。"混堂"用大铁锅烧水,热水与大池子相通,供人泡浴。在明朝初期的扬州,已拥有 1 000 多家公共浴室布于城内外。可见当时洗浴业之盛况。当时人们对沐浴文化更加讲究,明人屠本畯曾将"澡身"与"赏古玩""褒名香""诵明言"相提并论,视为一种享受。清人石成金则把"剃头、取耳、浴身、修脚"当作人生四快事。混堂是众人共同沐浴的场所,各类各样的人走到一起"坦诚相见",几乎是会聚一堂的小社会,因此入"混堂"洗澡还有交际的功能。

民国时期,大中城市的公共浴室更加普遍。除了少数高档浴室之外,街头巷尾分布普通的公共浴室,成为百姓生活所必需。这些普通浴室设施简陋,除了大浴池外,基本没有淋浴。人们都是在大池中泡浴,之后再从一个小池中取净水冲洗身体。洗完澡后,有简易的斜榻可以休息。这种浴室一直延续到 20 世纪 80 年代,成为百姓的生活必需。中国改革开放之后,随着人民住房条件与面积的改善,家庭淋浴房成为标配。至此,公共浴室逐渐减少,目前在大中城市中尚有留存。

三、西方沐浴文化的历史

西方民族的沐浴文化同样起源于自然水域中的洗浴身体。早期的宗教洗礼仪式,产生了洗浴的器具。也有学者认为古希腊民族崇尚运动,他们最早在运动场旁边修建露天的浴池,浴池中安置一根大约齐腰高的独脚柱状承水盆,洗浴时将盆中的水淋到身上,大家可以一同洗浴。后来这发展成为室内的浴室。

西方人的洗浴文化在过去的几千年里经历了反复的演变。古希腊人较早开始记载他们的洗浴文化。面对地中海的炎热天气,沐浴在古希腊人的生活中是一件心身舒畅之事。公元前 2 000 年左右希腊人发明了引水技术并将山泉引入城邦,出现了公共浴场。考古发现了公元前 1700 年克里特女王克诺索斯寝宫里的浴盆。在古希腊时期,洗浴已是一种礼仪。民间若招待客人,沐浴不可缺少,这时需有未婚女子在客人身上浇泼温水供其洗浴身体。

公元 300 年左右,古罗马修建引水的渡槽,全欧洲随之效仿。这些雄伟渡槽的残存,在今天的欧洲仍然可见。庞大的引水工程,将水送到了成千的公共浴池和豪门大户。古罗马的豪华浴场是罗马城市的代表性建筑,也是上层阶级的聚集场所。鼎盛时期,浴池的建筑群包含有健身房、会议演讲厅、艺术画廊、图书馆、宗教的冥想室,还有医疗美容以及众多小商业店铺。那时的浴场宽畅明亮,其华丽的装饰与多样化的用途相融合。大型浴场可容纳多达 6 000 位浴客。公元 400年左右的罗马城内拥有浴场 400 余座。那里人声鼎沸,热闹无比,人们喜欢在装饰豪华的浴池中洽谈业务和吃喝闲聊,公共浴场也是公共会议场所。浴室有很好的治疗师,他们每个人都有特定领域的专门知识如草药,精油,拔火罐和按摩等。当时对于贵族阶层,沐浴是财富与权势的象征,并成为接待嘉宾的重要礼仪。13世纪开始欧洲城镇公共浴室林立,是最繁荣的行当。洗浴设施通常包括公共浴池、干和湿的蒸汽浴室,还有单坐或双坐的木桶,人们可以坐在木桶中泡浴同时享受美食和美酒。

在 1832 年巴黎的一场霍乱流行中,医生发现缺乏沐浴与霍乱患者的死亡有关。水可以帮助预防或治疗有高热与腹泻的疾病患者。此后公共卫生法令开始正式将"温水浴"视为疾病防治的手段。在医学院校的教案中,矿物温泉浴成为重要的水疗方式。

19 世纪下半叶,沐浴再次成为社会时尚并最终完成了在欧洲大陆数百年沉寂后的回归。随着水管连接到家家户户,铸铁镀釉的浴缸和配有暖气的浴缸设备,现代洗浴业逐渐开始形成。20 世纪是西方沐浴业迅速发展的时期,沐浴作为人们生活中必不可少的保持健康、预防疾病、享受愉悦的内容被固着下来。

第二节　药浴与漂浮疗法

一、药浴的产生与发展

"药浴"疗法,亦称"水疗",是中医学的外治疗法之一。药浴是用中草药加水煎煮或浸泡,取药液融入浴液浸泡全身或局部。以获取保健与治疗效果。自商周时期,沐浴与中草药结合,产生了早期的"药浴"。屈原《离骚》中"浴兰汤兮沐芳华",就是对民间药浴的描述。这里的"兰汤"是指用佩兰等芳香类药物浸泡于水中洗浴。《史记》中记载帝王妃子的"香汤浴"。香汤特指在水中浸泡药用花瓣与佩兰等辛香药材沐浴(泡澡)。其气味芬芳馥郁,有醒神开窍之功效。

最早的医学典籍《黄帝内经》提出了"其有邪者,渍形以为汗"。即针对外来之邪以热水浸泡发汗的方法加以驱除。此外,还记载了用姜、椒、桂和酒煮水,熏渍治疗关节肿痛、屈伸不利之痹证的治疗方法。《黄帝内经》奠定了皮肤给药的外治方法,"药浴"首见于医学典籍。

西汉《五十二病方》中有了"温熨""药摩""外洗"等外治法的记载,并载有"熏浴八法"。在防治疾病方面有用中药雷丸煮水泡浴治"婴儿病痫",将韭和酒与水煮沸以其热气熏洗来治疗外伤等。

东汉时期,张仲景《伤寒杂病论》中,记载了多种疾病的外治熏渍、坐浴等方法。如治狐惑病"蚀于下部",用苦莹汤沉之;治妇人"阴中蚀疮烂者",用狼牙汤沉之等。

唐宋以后,每年的五月初五被定为"浴兰节"。在这一天,民间流行以香熏草药沐浴以祛秽防病。

中医"药浴"疗法通过中药液浸泡与洗浴身体达到保健与治疗疾病的功效。中医学认为,人体内脏和皮肤是一个有机的整体。故药浴液中的有效成分可进入体内以调整脏腑功能。药浴外用药与内服药一样,需遵循辨证组方原则;即根据体质、证候、节令、地域等因素,选用不同的药物组成复方使用。具体方法:将药物粉碎后用纱布包好煎煮,然后将药液倒进浴盆内,调至水温适度时即可浸泡洗浴。

"药浴"作用机制经现代研究阐明,药浴液中的药物离子通过皮肤的吸收、渗入等途径进入体内,可减少毒副作用。同时药浴液的温热效应能够提高人体的温度,舒张毛细血管,改善循环,使血液流动加速,且其药用成分通过皮肤组织作用后,调节局部免疫状态,从而达到防治疾病的目的。"药浴"疗法以全身浸泡为主,局部洗浴的又有"坐浴""烫洗""熏洗""足浴"等。

药浴的组方用药选择,分为保健需要与治疗需要。药浴的基础是中医理论,保健药浴的配方依据个体的状况,只要辨明体质阴阳而组方选药即可。如疾病患者则需"辨证施治",根据个体的阴阳、表里、寒热、虚实组方配伍进行治疗。

为什么中华民族能产生"沐浴文化"而且从未中断?一方面是因为农耕民族文化中对水的敬畏;同时人们在沐浴时感受到心身愉悦,体验到消除疲乏、活血理气、有益养生的功效。由于中医药文化的推动,"药浴"流行,使沐浴的保健效益更为彰显。而且"药浴"作为中医的理论与实践,其对患者有明确的治疗作用而为人们接受。因此,中华民族的沐浴史,从未有过西方民族沐浴史中的空白区。

二、中国沐浴文化与漂浮疗法

西方民族的沐浴文化,曾于中世纪中断,此后在 19 世纪初恢复。但目前由于现代社会飞速的发展形成快节奏的生活方式,沐浴作为文化在西方又开始缺失。现代西方的沐浴形式以快速的"淋浴"为主,"盆浴"的需求较少,更没有"池浴"。现代中国沐浴的形式,"池浴""盆浴""淋浴"俱全,虽然公共浴室在大城市中日渐萎缩,但毕竟仍有一大批喜好者仍旧支撑着"池浴"为主的城市公共浴室。

漂浮疗法是美国近数十年来新发展的综合心理治疗。其形式是在浴池或在漂浮容器中放入具有增加浮力作用的药物,个体漂浮其上,达到深度的缓解压力,改善血液循环、恢复肌肉疲劳等保健作用。其治疗形式类同于"池浴"与"药浴"。漂浮疗法实际上是一种深度的放松疗法。身体因溶液的比重而漂浮起来,达到放松的作用;这也与中国传统"泡浴"的效果相似。中西方沐浴文化的差异,也是心理的差异。这种差异表现在对于漂浮疗法认同方面的区别,从文化传承与社会存在来看,中国民众更容易接受漂浮疗法的形式。

漂浮疗法具有心身效应。浴池中的水温融合给个体提供一个心身松弛的环境。个体感受着与浴液接触带来的放松与舒适。使身体与心理从世俗的紧张中恢复过来,体验舒适的心身感受。为什么现代西方国家的民众对漂浮疗法认同,主要是漂浮作为一种"疗法"(therapy)出现,崇尚科学的西方人对"疗法"的科学性易于认同,因而产生接受的心理效应。这与中国民众对沐浴的传统形式与效果的偏爱,因而接受与之相类的漂浮疗法有所不同。

对于国内受众来说,如果能够在漂浮疗法中融入中医"药浴"的成分,无疑更加容易产生文化归属感,进而笃信而接受。同时也会增强漂浮疗法的保健与治疗效果。这可能形成一个具有本土化特色的"中国漂浮疗法",也是对漂浮疗法的发展。对于西方受众来说,中药漂浮液可产生心理效应,主要是产生暗示作用。中药浴液的颜色与气味可产生一种神秘感——个体在漂浮中接受一种东方古老的疗法——这种方法出自一个文明古国并对身体有益——从而增强认同感。中药漂浮液的躯体效应毋庸置疑,这也使心理效应增强。中药漂浮液的心身辅助功效,可提高中外受众的接受度与依存度。在漂浮疗法的基础上,同时应用中药浴液,既完成了漂浮疗法的作用,同时又增强保健功效,效果相得益彰;最大程度地使个体获得心身效益。这一创新,大有裨益,必将对漂浮疗法的普及有所推动。

(杜文东)

参 考 文 献

1. 殷伟, 任政. 中国沐浴文化 [M]. 昆明: 云南人民出版社, 2003.
2. 乔治. 维加雷. 沐浴的历史 [M]. 徐宁舒, 译. 南宁: 广西师范大学出版社, 2005.
3. 周生杰. 太平御览研究 [M]. 成都: 巴蜀书社, 2008.

第四章 漂浮疗法的理化基础

　　漂浮,简而言之,即受试者或患者躺在装有漂浮液体的漂浮仓内接受治疗的过程。漂浮仪是一个密闭隔音的小舱,受试者需经由一个舱口进出。舱内盛有漂浮液,成分为接近饱和的七水合硫酸镁溶液($MgSO_4 \cdot 7H_2O$),深约25cm,密度为1.3gms/cc,饱和溶液可以使人漂在水面上。漂浮液体温度与受试者体温保持一致,温度为34~37℃。

　　关闭光源后,漂浮仪内没有任何光线,漂浮仪内的噪音应该低于30dB,加上受试者漂浮时戴耳塞,耳朵位于水面下,听觉刺激会进一步减少。受试者仰浮于液面上,液体上的浮力支撑着体重,受试者的重量感消失,所有的平滑肌均可以完全放松。与小室治疗相同的是,医师也通过内部通信系统随时监听受试者的反应,回答受试者的问题。治疗时间一般为30~90分钟。

　　我们主要从以下3个方面研究其理化性质:

　　1. 因漂浮液为液体,故漂浮疗法也属于水疗的一种。

　　2. 因其水温为34~37℃,固有一定的温热作用。

　　3. 由于漂浮液的主要成分为七水合硫酸镁溶液($MgSO_4 \cdot 7H_2O$),又因Mg^{2+}对人体的恢复有一定帮助,故要考虑其微量元素对人体的作用。

第一节　漂浮疗法与水疗

　　水疗法(hydrotherapy)是利用水的温度、水静压、浮力和水中所含的化学成分,以不同的方式作用于人体来治疗疾病的方法。其中水疗分为冲浴法、浸浴法以及水中运动疗法,漂浮疗法属于水疗中的浸浴法,即受试者或患者将全身或局部浸泡水中的一种治疗方法。

一、水疗的分类

　　水疗按照水温可分为冷水浴(低于25℃)、低温水浴(25~32℃)、不感温水浴(33~35℃)、温水浴(36~38℃)、热水浴(38℃以上)和冷热交替浴(热水40℃左右,冷水 10℃左右）；温度对机体的生命活动过程有很大影响。温度刺激的突然程度、水温和体温之间的差异、被作用的面积、刺激强度、作用的持续时间都会引起机体发生不同的反应。

按照有无溶质成分可分为淡水浴、盐水浴、苏打浴、药浴和臭氧浴等。那么结合前述中漂浮疗法的漂浮液是 34~37℃的七水合硫酸镁溶液（$MgSO_4 \cdot 7H_2O$），故漂浮疗法属于水疗中的不感温水浴（33~35℃）、温水浴（36~38℃）合并盐水浴。

二、水疗的作用

水具有热容量大、导热性强等特性，又是一种良好的溶剂。水能与身体各部密切接触，又是传递冷热刺激极佳的一种介质，因而水的治疗作用有温度刺激、机械刺激和化学刺激，尤以温度刺激作用最为显著。水与人体作用面积和皮肤温度相差越大，刺激越突然，反应就越强烈。全身浸浴时，人体受到静水压作用可使血液重新分布。静水压和活动通常能减轻由于废用所造成的水肿，通过感觉和看到自己所进行的运动，能增强本体感受器的刺激，因此说水"增强了感觉能力"。

水是一种很好的溶剂，可溶解多种化学物质，通过水中溶解的化学药物进行治疗，既可使药物直接作用于局部，又避免了药物对胃肠道的刺激，对运动系统、神经系统、消化系统、泌尿系统、内分泌系统、呼吸系统、循环系统及生殖系统等均具有明显的功能促进作用，从而达到相应的康复治疗效果。

水疗是一种增强心身健康的理想的活动模式，通过水中含有的矿物质和水的温度能达到缓解人体疲劳，放松身体和保健身体的作用。浸浴治疗是指将身体的局部或全身浸浴在不同温度的水中，通过水的刺激来引起局部或全身一系列生理性反应的治疗方法。

在漂浮液中，由于浮力的作用，肌肉、骨骼负荷很轻，使肌张力降低，能解除肌肉疲劳。人的主动肌和拮抗肌达到平衡，膝关节和肘关节也有所放松。当外部的力量和刺激基本消失时，唯一剩下的力量就在于内部——就是那些存储在肌肉、肌腱和韧带的力量，还有身体维持在地球重力场的力量。漂浮的深度放松，使得肌肉得到在其他环境下得不到的一种休息和修复机会。所以漂浮浴疗法对于某些运动系统疾患，如慢性关节炎、腰腿痛、肌萎缩、局限性肌强直、脑血管意外后遗症等有较好的医疗康复作用。

第二节　漂浮疗法的温热作用

前文中已经多次提及漂浮液为 34~37℃的七水合硫酸镁溶液（$MgSO_4 \cdot 7H_2O$），故其在进行漂浮疗法时会产生一定的热疗效果，在下文中我们将详细了解热疗的作用。

一、热疗概述

温热疗法简称热疗,是利用热介质作用于人体治疗疾病的方法。温热疗法设备简单、操作方便、适应证广泛,有较明确的临床疗效。早在远古时代,人类就学会了用热来缓解疼痛,特别是传导热,即用包括热水、热沙、油、谷物、盐或其他固体和液体与身体接触,来把热传递给相应身体部位的治疗方法,其历史悠久,而且是最常用的热疗方法。清代吴尚先所著《理瀹骈文》一书中,详细介绍了日晒、火烤、熏蒸、热熨等治疗疾病的方法。

随着科学技术的发展,人们开始研究热疗的原理。我国在苏联专家的帮助下,物理疗法得到了飞速发展。热疗中的蜡疗、泥疗等在全国各大医院及疗养地区都得到了广泛应用。由于药物和手术治疗水平的迅速提高,包括热疗在内的物理疗法仍未能得到充分重视。近年来随着康复医学在医学领域中地位的提高,热疗重新获得了临床上的肯定,相信它会在未来医学的发展中发挥更多的作用。

二、温热的生物学效应

1. 温热对新陈代谢的影响　通过测定体外单细胞在不同温度下耗氧量的变化,可以发现其代谢过程随温度的上升而加快。最初呈指数上升,以后随温度增加代谢率的增长明显减慢,在达到代谢率最大的"最适温度"后,代谢率随温度的增长开始下降,直到在某一温度代谢完全停止,在初始阶段,温度每升高10℃基础代谢率增加2~3倍,这也意味着随温度增高,生物体的能量代谢也随之加快,能量消耗增加。当温度进一步升高时,酶活性开始下降,且下降速度越来越快,直至失去活性。由此可以看出,温度对细胞代谢的影响,在一定温度范围内表现为正相关,而当温度升高超出这一范围,则呈负相关,进而达到某一温度时,细胞代谢停止,细胞死亡。对于由多细胞构成的器官,温度对其功能的影响则更为复杂,不仅与温度变化的方向有关,还与温度变化的速度有关。

2. 温热对生物体各器官、系统的影响

(1)皮肤:有丰富的血管系统,扩张状态能容纳周身循环血量的30%,可以调节全身血液分布。皮肤血管的特征是动 - 静脉吻合支,在机体热交换过程中发挥重要作用,经皮肤散去的热量可达总量的60%~80%,皮肤血流量对维持核心体温起重要作用。热刺激作用于皮肤,可使皮肤血管扩张,加强其营养和代谢,促进皮肤伤口和溃疡的愈合,软化瘢痕,改善皮肤功能。

(2)肌肉:热刺激能使正常的肌肉从疲劳中迅速恢复,主要是由于热作用使肌肉充血,代谢改善,乳酸被充分氧化。热刺激还能缓解病理性的肌肉痉挛,主要通过作用于肌梭,使其减少发放冲动的频率。另外温热还能通过对疼痛的抑制来缓解疼痛引起的肌紧张和肌痉挛。

(3)心血管系统:机体受热时,心率会加快,心肌收缩力增强,血压升高。而当热刺激持久、广泛、强烈地作用于人体,则会导致心肌收缩力减低,甚至心脏扩大,发生心力衰竭。温热对血管系统的影响主要表现为局部作用。通过神经、体液机制使局部血管扩张改善局部血液循环。对淋巴循环则无明显影响。

(4)呼吸系统:适当的温热,可以引起深呼吸运动,但持久而强烈的热刺激则可引起呼吸浅快。

(5)消化系统:可以缓解胃肠平滑肌痉挛。直接作用于胃部的温热刺激可使胃黏膜血流增加,促进胃肠蠕动,增加消化液的分泌。

(6)神经系统:对神经系统的影响主要与作用时间的长短有关,一般来讲,短时间的热刺激会使神经系统的兴奋性增高,长时间则起到抑制作用。在进行温热疗法时,开始时会出现舒适、温暖的感觉,此后会逐渐感觉疲劳、乏力、困倦,如果温度偏高,治疗时间偏长,则疲劳无力的感觉会更加严重。

三、温热疗法生理作用及治疗作用

1. 漂浮疗法通过组织传导,使皮下组织温度升高,其热效应与其他热源相似,在生理作用方面主要表现为:

(1)引起组织温度改变,从而增强血液和淋巴液循环。

(2)改变组织细胞和体液内离子的比例和微量元素含量。

(3)影响各种酶活性,从而调节物质代谢速率。

(4)改变生物膜、血管、皮肤、黏膜和其他组织通透性。

(5)促进肌肉放松。

2. 在治疗作用方面主要表现为:

(1)促进神经-内分泌信息控制系统功能障碍的消除。

(2)提高机体或某些系统、器官的功能水平。

(3)改善组织器官的血液循环和营养,促进组织修复和再生。

(4)镇痛、消炎、消肿作用。

(5)温和的热,可镇静感觉神经末梢,故起到脱敏作用。

(6)增强机体的适应能力。

(7)缓解痉挛。

(8)缓解肌肉组织痉挛,软化瘢痕。

漂浮液的温度尽管不会很高,但全身浸泡也会对新陈代谢速率、神经系统的改善起到积极的作用。

第三节　漂浮疗法与微量元素

漂浮设备中的漂浮液主要成分为七水合硫酸镁溶液,其对治疗镁缺乏症患者有特别的好处。精神紧张会造成通过肾的镁含量增多,刺激肾上腺皮质激素排泄,从而导致肠对镁吸收量减少。人或动物在过重的精神压力和紧张环境下容易引起疾病,而镁是治疗这些疾病如周期性头痛、心肌功能失调、高血压和气喘等的"良药"。

美国农业部格兰福克人类营养研究中心所整理出的回顾文献指出,镁的补充对于提升运动表现有很大帮助。作者指出特别是体内缺乏镁的运动员,当适量地给予补充镁时,补足身体所需摄取的量,则可使运动成绩明显提升。

那么我们在下文中重点介绍镁在人体中的分布及对各个系统的作用,以及高浓度硫酸镁溶液浸泡对人体的作用。

一、镁在人体内的分布

镁是人体内必需的常量元素之一,正常成人体内镁的总量为 20~28g,平均每千克体重含镁 0.3~0.4g,血液中 50%~60% 的镁以离子形式存在,20%~30% 与蛋白质结合,10%~20% 的镁与磷酸、柠檬酸、草酸等阴离子结合。

二、镁的生理功能

1. 激活多种酶的活性　镁作为多种酶的激活剂,参与 300 多种酶促反应。镁能与细胞内许多重要成分,如三磷酸腺苷等形成复合物而激活酶系,或直接作为酶的激活剂激活酶系。

2. 维护骨骼生长和神经肌肉的兴奋性

(1)对骨骼的作用:镁是骨细胞结构和功能所必需的元素,对促进骨骼生长和维持骨骼的正常功能具有重要作用。

(2)对神经肌肉的作用:镁与钙使神经肌肉兴奋性和抑制作用相同,不论血中镁或钙过低,神经肌肉兴奋性增高;反之则有镇静作用。但镁和钙又有拮抗作用,由镁引起的中枢神经和肌肉接点处的传导组织可能被钙拮抗。

3. 维护胃肠道和激素的功能

(1)对胃肠道的作用:低浓度硫酸镁溶液经十二指肠时,可使括约肌松弛,胆汁流出,促进胆囊排空,具有利胆作用。碱性镁盐可中和胃酸。镁离子在肠道中吸收缓慢,促进水分滞留,具有导泻作用。

(2)对激素的作用:血浆镁的变化直接影响甲状旁腺激素的分泌,但其作用效果仅为钙的 30%~40%。在正常的情况下,当血浆镁水平增加时,可抑制甲状旁腺分泌;血浆镁水平下降时,可兴奋甲状旁腺,促使镁自骨骼、肾脏、肠道转移至血液中,但其量甚微。当镁水平极端低下时,反而可使甲状旁腺功能低下,经补充镁后即可恢复。甲状腺素过多可引起血清镁降低,尿镁增加,镁呈负平衡。甲状腺素又可提高镁的需要量,故可引起相对缺镁,因此对甲亢(甲状腺功能亢进)患者应补给镁盐。

4. 镁与免疫功能　镁参与免疫球蛋白的合成及激活补体,调节吞噬细胞、T

淋巴细胞的成熟与功能。镁缺乏可使蛋白质合成下降,降低机体抗病能力及免疫功能,使肿瘤发生率增加。

5. **镁具有抗过敏作用**　镁缺乏可造成细胞内钙浓度增高,影响环磷酸腺苷(cAMP)生成,激活膜过氧化作用,产生自由基形成支气管哮喘高敏综合征。镁可直接抑制活性物质,释放致敏物质,临床用于治疗重度支气管哮喘、咳嗽变异型哮喘、喘憋性肺炎。

三、镁的临床作用

1. **镁与心血管疾病**　镁是心血管的保护伞,可扩张血管,防止动脉突然收缩,使血压保持稳定;能防止动脉粥样硬化;参与心肌的收缩过程,当心肌中镁含量降低时,可引起心肌坏死。长期以来,镁剂在临床上被用于抢救各种类型心律失常、重症高血压、高血压脑病和急性心肌梗死伴心力衰竭的患者。

2. **镁与消化系统疾病**

(1)胃肠道疾病:常见的胃肠道疾病如胃溃疡、十二指肠溃疡和胃炎等多是由于胃酸分泌过多引起,应选择抗酸药,镁盐作为抗酸药具有较强的缓冲能力,服用后能快速持续中和胃酸而不会引起碱中毒及继发性酸分泌增加的现象。

(2)急慢性肝炎:镁剂既能维护肝细胞膜的稳定性,促进肝细胞功能恢复,又能促进胆汁代谢。

(3)胃肠功能:镁能促进糖原和能量储存,改善胃肠功能。术后早期应用镁剂使患者的肠道功能恢复时间明显提前,患者的营养状况改善较快,术后恢复较快。镁还可治疗腹泻与便秘。

3. **镁与骨质疏松**　镁也是组成骨的主要成分,镁促进骨、牙齿及细胞形成,是正常骨的细胞间质形成所必需的。镁在骨的矿物质代谢中有关键的调节作用,与钙调激素也有关系。在体内,近70%的镁以磷酸镁和碳酸镁形式存在于骨骼和牙齿中。有研究表明,轻微的镁缺乏能损害矿物质平衡,是骨质疏松的危险因素。镁缺乏和骨质疏松经常同时出现,治疗骨质疏松不仅需补钙,还应同时补镁。

4. **镁与糖尿病**　镁代谢与糖代谢相互影响,血糖浓度往往与血镁浓度呈负相关,糖尿病患者血清镁比正常人低,尿镁比正常人高,血镁水平与胰岛素敏感性呈负相关,补镁可改善胰岛素敏感性和胰岛素分泌。糖尿病并发视网膜病变与血镁呈负相关,低血镁症被认为是视网膜病变的危险因素。

5. **镁与高血压**　研究证实镁离子与血压有密切关系,血镁浓度与血压呈正相关。研究表明,对高血压性左心室肥厚患者全血镁进行测定,其全血镁含量明显低于无左心室肥厚者,揭示镁缺乏可能是高血压性左心室肥厚的因素之一。故应用镁制剂治疗高血压及其并发症已成为常规的治疗方法,其机制可能是镁制剂对血管收缩中枢有抑制作用,同时能缓解血管平滑肌痉挛而扩张血管,从而达到迅速降压的目的。

6. 镁具有保护神经的作用   镁具有使神经和肌肉正常动作的功能,因此能协助抵抗忧郁症,缓解肌肉痉挛,促进心脏、血管健康等作用。只要稍有缺乏,就会变得暴躁易怒、紧张、对声音敏感、冲动、忧虑、惹是生非。长期缺乏时,可能会使人抽筋、颤抖、脉搏不规则、失眠、肌肉无力、痉挛;脑波图、心电图、肌肉电波图记录不正常。严重缺乏时,大脑所受影响最大,思维混乱、丧失方向感、明显沮丧,甚至精神错乱、产生幻觉。服用适量的镁以后,这些现象会消失。

四、外用硫酸镁溶液的理化作用

硫酸镁溶液中的 Mg^{2+}、SO_4^{2-} 等均为强极性物质,具有良好的穿透性,可以通过皮肤的皮下组织及血管而发挥作用。

硫酸镁湿热敷后,使周围血管平滑肌松弛,具有镇静和改善血管及小动脉痉挛的作用,扩张局部血管,增强血液循环,因其高渗透作用能迅速减轻红、肿、热、痛等炎性反应,从而加速致痛物质的排出,降低局部组织液渗透压,提高血管内晶体渗透压,使水肿局部组织水分子迅速经毛细血管壁回渗到血管内,最终达到迅速脱水、消肿、消炎、止痛的疗效。因此外用热敷硫酸镁有消炎、消肿作用,临床普遍用于治疗静脉炎。

高浓度的硫酸镁溶液局部湿热敷也有助于调节红细胞内离子的代谢及钠泵的转运,能有效消除局部水肿,并作用于周围血管、神经、肌肉,抑制运动神经纤维的冲动,减少乙酰胆碱的释放,使血管平滑肌舒张,血管扩张,从而改善受损骨膜局部血液循环,加快炎症的消退,促进组织的修复。

总而言之,硫酸镁溶液从外在的压力、渗透、高渗等有助于损伤急性期的消炎、消肿处理;而通过皮肤的渗透少量被人体吸收后,对人体多个系统及脏器的正常运行也有积极的作用。

（王学海）

参 考 文 献

1. 陈松林, 韩红. 50% 硫酸镁湿热敷治疗骨膜炎 73 例 [J]. 人民军医, 2003, 11 (46): 680-681.
2. 张强, 王俊. 水疗康复技术 [J]. 现代职业安全, 2012,(4): 114-116.

第五章 漂浮疗法的心理学基础

漂浮疗法是具有相当多心理学成分的疗法。或者,在一定程度上,漂浮疗法就是基于心理疗法的一种新型方法。因此,对于心理学的基本原理与规律,我们不应忽视。在本章中,就心理学的基本知识及其与漂浮疗法的关系,做一个全面的介绍。

第一节 心理学基础

人的心理(psychology)或心理现象可分为心理过程和人格两部分。

一、心理过程

心理过程是指人心理活动的发生、发展的过程。具体地说,是指在客观事物的作用下,在一定的时间内,大脑反映客观现实的过程。这个过程包括三个方面,即认识过程、情感过程和意志过程。

认识过程是接受、加工、贮存和理解各种信息的过程,也就是人脑对客观事物的现象和本质的反映过程。认识过程是从感觉开始的,感觉、知觉、记忆、思维、想象等都是认识过程的组成部分,都是反映事物的性质和规律而产生的心理现象。

人在认识客观事物的时候,由于客观事物的不同特点和客观事物与人之间的不同关系,使人对客观事物采取一定的态度并产生某种主观体验,如满意或不满意、愉快或不愉快等,这种主观体验过程就是情感过程。

在认识和改造世界的活动中,人不仅能认识事物并产生一定的情感,而且能有意识地自觉地确定目的,并根据目的调节支配自身的行为,克服困难,实现预定目标,这个心理过程就是意志过程。

三种心理过程是互相联系、互相制约的。情感过程与意志过程是在认识过程的基础上产生和发展的,而人的情感过程和意志过程对认识过程也有重要影响。

(一) 认识过程

人类区别于动物的最显著、最重要的特征,就是人能够认识客观世界及其自身,并能创造性地依据客观规律对环境进行改造以适应自身的需要。人类通过认识过程能动地反映客观世界的事物及其关系,从而为人们认识环境与改造环境提供依据。认识过程包括感觉、知觉、记忆、思维、想象等。

1. **感觉**　感觉(sensation)是人脑对当前直接作用于感受器的客观事物的个别属性的反映。感觉是最简单的心理过程,是各种复杂心理过程的基础。不过,感觉只能反映作用于感受器的事物的个别属性,如事物的颜色、明暗、声调、粗细、软硬等,不能反映事物的整体及其联系和关系。因此,仅靠感觉,还不能知道所反映的事物是什么。

根据获取信息的来源不同,感觉可以分为外部感觉和内部感觉两类。外部感觉是人的感官对外部信息的觉察。内部感觉是人的感官对内部信息的觉察,包括内脏觉、运动觉和平衡觉。

感觉在人类的生活中具有非常重要的作用。首先,感觉是人们认识世界的开端。一切较高级和较复杂的心理活动都是在感觉基础上进行的。其次,感觉是维持正常心理活动的重要保障,对维持大脑皮层处于觉醒状态十分重要。实验表明,长时间的感觉剥夺,会对个体的心理功能产生不良影响。

在许多实践领域中,如果能够根据感觉的规律安排生活和工作环境,可以提高生活质量和工作效率。如适宜的光照可以提高生产率;仪表、机床上开关的位置、颜色的安排合理有利于操作并可减少差错;还可利用颜色对人情绪的影响来改善医疗、生活和工作环境,促进心身健康。

2. **知觉**　知觉(perception)是人脑对当时直接作用于感受器的客观事物整体属性的反映。当客观事物作用于人的感受器时,人不仅能够反映事物的个别属性,而且可以通过各种感受器的协同活动,在大脑里将事物的各种属性联系起来,整合为一个整体,形成一个完整的映象。这种对客观事物和机体自身状态的感觉和解释就是知觉。

感觉和知觉是两种不同而又不可分割的心理过程。感觉是知觉的基础,但知觉并不是感觉的总和。知觉在很大程度上依赖于人的主观态度和过去的知识经验。人的态度和需要使知觉具有一定的倾向性,甚至可以补偿部分感觉信息的缺失。知识经验的积累使知觉更丰富、更精确和更富有理解性。知觉是积极主动地认识周围世界的过程。当知觉的对象不能认识、理解时,人则对此对象做出各种假设,把知觉的对象与过去知觉过的许多对象进行比较,以便知觉当前的事物。

3. **记忆**　自然界所有物体在受到外界的作用时都会留下痕迹,人的大脑也是一样。感知过的事物、思考过的问题、体验过的情绪、从事过的活动都会在人们头脑中留下不同程度的印象,这就是记忆。

记忆(memory)是人脑对其经验的识记、保持和再现(再认和回忆)的心理过程。用信息加工的术语描述,就是人脑对外界输入的信息进行编码、存储和提取的过程。

记忆是一种重要的心理过程,贯穿在人的各种心理活动中。记忆是人学习、工作和生活必不可少的功能。记忆将人的心理活动的过去和现在连成一个整体,使心理发展、知识经验积累和个性形成得以实现。记忆也是一个复杂的心理过程,包括识记、保持和再现(再认和回忆)三个基本环节。

识记是人们获得经验的过程,或者说是对信息进行编码的过程。识记是记忆过程的开端,是保持和再现的前提。保持是把识记获得的知识、经验和技能在脑中编码和储存的过程。保持是一个动态过程。随着时间的推移,保持的内容会发生数量和质量的变化。遗忘是对识记过的事物不能再认或回忆,或者再认或回忆有错误。遗忘分两种:一种是永久性遗忘,即识记过的知识,不经重新学习,记忆绝不可能再行恢复;另一种是暂时性遗忘,即已转入长时记忆的内容一时不能被提取,但在适宜的条件下还可以恢复。遗忘是一种正常的心理现象,对个体正常心理功能的发展有重要意义。如果没有遗忘,我们就会被大量的早已无用的记忆内容所困扰。这些无用的记忆内容占据意识,我们将很难进行抽象思维等其他的高级心理活动。再现是指对头脑中储存的信息的提取过程,有两种基本形式:再认和回忆。再认是指过去识记过的材料再次出现时,有熟悉之感,可以识别和确认。而回忆指头脑中重新浮现出过去经历过的事物或形成的概念,由一定的外界条件引起。

4. **思维**　思维(thinking)是人以已有的知识为中介,对客观现实的间接概括的反映。思维是人类认识的高级阶段,它是在感知基础上实现的理性认识形式。通过思维活动,人可以揭示事物内部特征和本质规律。

思维与感觉、知觉和记忆不同。感觉和知觉直接接收外界刺激输入,并对输入信息进行初步加工。记忆是对输入信息的编码、储存和提取过程。而思维是对输入信息更深层次的加工,对已有知识经验不断更新和改组,揭示了感觉、知觉和记忆所不能解释的事物的内在联系和规律。但思维离不开感觉、知觉和记忆提供的信息。思维是在感觉、知觉获得信息基础上,在记忆的作用下,利用语言对信息进行加工、改造。感觉、知觉、记忆的材料是思维活动的源泉和根据。因此,思维和感觉、知觉和记忆是密不可分的关系。

5. **想象**　人的高级的、复杂的认识活动,除思维外还有想象。面对问题需要解决时,往往是思维和想象密切配合、协调活动。想象是人脑对已有的表象进行加工、改造、重新组合成新形象的心理过程。想象是以感知过的事物形象为基础,即以记忆表象为原材料进行加工改造而形成的。但是,想象不是表象的简单再现,而是对表象改造或新形象的创造。

想象和思维联系密切,同属于高级认识活动。想象除了具有间接性和概括性的特征,还具有形象性和新颖性的特征。不过,不管想象创造出的形象多么离奇古怪,它们的原型仍来自客观现实生活。想象和其他心理活动一样,都是对客观现实的反映。

(二) 情感过程

人在现实生活中,随时随地都会发生喜、怒、爱、恨、哀、乐等情绪(emotion)和情感(affection)的起伏变化。情绪和情感与认知过程一样,是人的一种心理活动形式。情绪和情感指的是人对客观事物是否符合自身的需要而产生的态度的体验。情绪、情感不同于其他心理过程的一个重要性质是具有两极性,即人的多种多样的情绪和情感都可以找到另外一个和它恰好相反的情绪和情感。例如满意和不满意、喜悦和悲伤、热爱和憎恨、兴奋和平静、紧张和轻松等。这些对立的性质构成了两极,而在每一对相反的情绪、情感之间又存在着种种程度不一的差异,表现为多样化的形式。

情绪、情感是一种内部的主观体验,但是情绪和情感发生时,通常总是伴随着某种外部表现,如面部变化、身体姿态、手势以及言语器官的活动等。通常把这些与情绪、情感有关联的外部行为特征称为表情,它是情绪和情感状态发生时身体各部分动作形式,包括面部表情、身段表情和言语表情。面部表情是通过眼部肌肉、颜面肌肉和口部肌肉的变化组成的模式,表现各种不同的情绪状态。情绪发生时,身体各部分呈现的姿态称为身段表情,也称为“体语”。言语是人类沟通思想的工具,同时,语音的高低、强弱、抑扬顿挫等,也是表达情绪的手段。情绪性的言语语调、节奏、速度、流畅性、沉默等表现,称为言语表情。面部表情、身段表情和言语表情,构成了人类的非言语交往形式,是人们表达情绪、情感的重要外部形式。

情绪、情感发生时,除了机体的外部表现,还伴随着一系列的机体内部生理变化,即生理唤醒状态,如呼吸系统、循环系统、消化系统、神经系统、内分泌系统、免疫系统等方面的变化。如呼吸的深浅快慢、心跳的节律、血压的高低、神经活动的兴奋性、内分泌激素的分泌、免疫功能的高低等。

情绪、情感是人的精神活动的重要组成部分,在人类的心理活动和社会实践中有着极为重要的作用。情绪、情感的变化不仅会影响人的身心健康,也会影响人际交往和工作学习效率。

(三) 意志过程

在人类认识世界的过程中,往往会遇到一些困难,需要毅力和决心去克服困难,坚强不屈地实现自己的目标。这种有意识地确定目的、克服困难、调节和支配自身的行动以实现预定目标的心理过程,就是意志。意志通过行动表现出来,受意志支配的行动叫意志行动。意志行动有三个最基本的特征,意志行动的前提是有目的地行动,基础是随意运动,核心是克服困难的行动。这三个基本特征不是割裂的,而是互相联系的。

二、人格

人格(personality)是决定一个人适应环境的独特的行为模式和思维方式,是一个人比较稳定的心理特征的总和。

(一) 人格的特性

尽管多种人格定义在表述方面不尽一致,但它们都强调了人格概念应具有的要点或特征,即整体性、稳定性、独特性、社会性和倾向性。

人格的整体性强调人是一个整体的人,人格的各个方面有机地联系在一起,互相影响和制约,不应分割、孤立地看待某一方面的作用。人的各种特性也只有在作为整体的人中才有意义。例如坚持性,在一些人身上表现为坚忍不拔、顽强奋争;在另一些人身上则会表现顽固偏执、墨守成规。另一方面,从人格的形成来看,既有生物学方面的影响,又有环境和社会学方面的作用。强调一点不及其余是形而上学的观点。

人格的稳定性强调内在、本质的自我具有持久性和稳定性。"江山易改、本性难移"。稳定性随人格的成熟逐渐加强,但稳定是相对的,可塑是绝对的。人格在个体与环境的相互作用中必然会不断被塑造而有所变化。在一些重大事件影响下或某些病理情况下,人格甚至会有明显的改变。

独特性即个别性,强调人的个体差异。人格的独特性除了遗传因素外,也反映了人格形成过程中的各种印记。人格的独特性并不是说人与人之间毫无共同之处。生活在同一社会群体中的人会拥有一些相同的人格特征。个别性已包含了共同性的多种特点。即共性存在于个性之中,或者说个别性是多种共性的叠加。

人格的社会性可以理解为体现在个人身上的社会化程度或角色行为。人是社会性动物,文化的影响、社会对各种角色行为的规范在人格中有所体现。强调人格的社会性并没有抹杀内在的、区别于他人的自我。

人格的倾向性反映个体行为动力方面的内容,决定了一个人行为模式或惯常方式的方向。它是由在生活经历中所形成的价值观、需要和动机等决定的。情境刺激通过人格的"折射"而引导行为,导致行为带有个体人格倾向的烙印,形成一定的行为模式。

(二) 个性心理特征

人格是一个人各种稳定的心理特征的总和,而这些心理特征主要表现为气质、性格、能力等方面。习惯上将这些内容称为个性心理特征。

1. **气质**　气质(temperament)是人典型的、稳定的心理特征,与人的遗传基因有关。气质是不依活动目的和内容为转移的典型的稳定的心理活动的动力特征。气质特点总是以同样方式表现在各种心理活动的动力上。它主要表现为个人心理活动过程的速度和稳定性(如知觉的速度、思维的灵活度、注意集中时间的长短等),心理过程的强度(如情绪的强弱、意志努力的程度等)以及心理活动的指向性(倾向于外部事物或倾向于内部体验)。

气质主要表现为心理活动的动力和方式,而不涉及其方向和内容。每一种气质类型既有积极的方面也有消极的方面。气质对智力的发展有影响,但气质不能决定一个人智力发展的水平。就一个人活动的社会价值和成就来说,气质无好坏之分,具有任何一种气质的人都可培养和发展成为社会所需要的有用之才。如杰出的作家赫尔岑、克雷洛夫、普希金和果戈里就分属于多血质、黏液质、胆汁质和抑郁质。

在人的适应与工作的选择方面,不同气质类型有一定影响。某些气质特征为个体从事某些类型的活动提供了有利条件。不过在一般活动中,由于气质的各种特征之间可以相互补偿,对活动效率的影响并不明显。因此,在职业选择和工作分配时,要考虑个体的气质类型。此外,一些研究表明,不同的气质类型对人的心身健康也有不同影响。情绪不稳定、易伤感、过分性急、冲动等特征都不利于心理健康,有些就是心身疾病的易感因素。

气质对人的实践活动确有一定影响,但是人的行为还受到内外环境中众多因素的影响和制约。气质对人的行为的影响,并不是最主要的。

2. **性格**　性格(character)是个体在社会实践活动中所形成的对人、对己、对客观现实所持的稳固的态度,以及与之相适应的习惯了的行为方式。性格是人格的核心部分,受人的意识倾向性的制约,反映一个人的生活经历,体现了人格的社会性内涵,受社会规范的制约。从伦理道德的角度,有肯定和否定的性质,如诚实和虚伪、大方和吝啬等。

由于性格的形成更多地依赖于后天的环境,因此性格与气质相比具有更大的可塑性。性格在某种程度上反映了家庭、学校和社会生活的影响。家庭为一个人的性格形成奠定基础,父母双亲对儿童的态度及教养方式,在很大程度上决定了儿童对他人的态度;早年生活中的遭遇会给成年后的性格投下阴影。应该注重儿童良好性格的教育和培养,特别是早期教育和创造良好的环境。

性格形成后具有相对的稳定性,因此可以通过一个人的一贯行为了解他的性格,知道一个人的性格也可以预测他的行为。但要注意到,性格具有稳定性,并不意味着一个人在所有场合都以同一模式表现。在不同的场合、不同的条件下,个体可能会有不同的表现,体现出性格的丰富性。

3. **能力**　除了气质和性格,能力(ability)也是个性心理特征的一部分,是直接影响活动效率,使活动顺利完成的个性心理特征。能力可以分为一般能力和特殊能力。一般能力是指在许多不同种类的活动中表现出来的能力,如观察力、记忆力、运动能力等;特殊能力是指某种专业活动中表现出来的能力,是顺利完成某种专业活动的心理条件。如音乐家对音色的辨别力、画家对于色彩的辨别力等都属于特殊能力。

(三) 人格倾向性

人格倾向性是人格的重要方面,它是个体行为的内在动力和基本原因。人格倾向性包括需要、动机等。

1. 需要　需要(need)是个体和社会的客观要求在人脑中的反映,表现为人对某种目标的渴求和欲望。需要是心理活动与行为的基本动力。没有需要,心理活动和行为也就失去了目的和意义。生物体的一切活动归根结底都是为了满足需要。人的需要多种多样,非常复杂。按需要的起源和发展,可将人的需要分为生物性需要和社会性需要。生物性需要指维持个体保存和种族延续而产生的需要,如空气、食物、水、休息、配偶等。社会性需要指人在社会活动中为适应社会生活而产生的需要,如交往、求知、劳动、尊重等。美国人本主义心理学家马斯洛认为需要的满足是人的全部发展的一个最基本原则。马斯洛将需要划分为五个不同的层次,从低到高依次是生理需要、安全的需要、归属与爱的需要、尊重的需要和自我实现的需要。马斯洛认为生理需要是其他各种需要的基础,当人的一些基本需要得到满足后,才会有动力促使高一级需要的产生和发展,"自我实现"是人类需要发展的顶峰。

2. 动机　动机(motive/motivation)指能引起、维持一个人的行动,并将该行动导向某一目标,以满足个体某种需要的意念活动。动机是个体的内隐活动,而行动则是这种内隐活动的外部表现或结果。像需要一样,动机也可以分为生物性动机和社会性动机两大类。生物性动机也可称为原始性动机或生理性动机,与解决基本的生物学需求有关。这些动机常常是与生俱来的一种本能。社会性动机也可称为继发性动机或心理性动机,与心理和社会需求有关。这些动机是经过学习获得的。这类动机包括亲和、归属、认同、独立、成就等内容。

行为虽然是由动机决定的,但动机与行为之间,并非是一对一的关系。类似的动机可能表现为不同的行为;而类似的行为背后也会有不同的动机。当多个动机同时存在,有时可表现为相互矛盾的状态。此时个体难以决定取舍,表现为行动上的犹豫不决,陷入了一种动机冲突状态(也称心理冲突)。心理学家将动机冲突归为三种基本类型:双趋冲突是指两种对个体都具吸引力的目标同时出现,而由于条件限制,个体无法同时采取两种行动所表现出的心理冲突。"鱼与熊掌不能兼得",但又难以取舍。当两种目标的吸引力非常接近,解决冲突就比较困难。双避冲突是指两种目标都是个体力图避免的,但是个体回避一个威胁性目标的同时,必然面临另一个威胁性目标时表现出的心理冲突。所谓"后有追兵,前遇大河"正是说明这种处境。趋避冲突则是指某个目标对个体既有吸引力,又有排斥力的情况下,个体对该目标既向往又拒绝的心理冲突。所谓"想吃鱼又怕腥",既想又怕,就是这种冲突的表现。动机冲突可以造成个体心理失衡,严重的心理冲突和持续时间较长甚至可以引起个体的心理障碍,影响身心健康。

(四) 自我意识系统

自我意识(self-consciousness)是意识的一种形式,是人对自己本身的一种意识,包括自我认识、自我体验和自我调控等。自我认识是对自己的心理特点、人格品质、能力和自身社会价值等方面的自我评价。自我体验是对自我的情绪情感体验如自豪、自尊、自卑和自暴自弃等。自我调控是对自身的心理和行为主动地掌握和调控。自我意识是人格结构中的组成部分，是一种自我调节系统。初生婴儿是没有自我意识的。自我意识的产生和发展过程是个体不断社会化的过程，也是人格形成的过程。

人的心理现象是一个有机的整体，人格和心理过程是密不可分的。一个人的人格是在心理过程的基础上形成和表现出来，而人格也积极地影响心理过程的各个方面。

第二节   漂浮疗法对心理的影响

一、漂浮疗法对认知的影响

漂浮疗法是限制环境刺激疗法的模式之一，极大程度地限制环境中各种刺激对个体的影响是其作用机制。漂浮疗法其治疗过程是在一个与外界隔离的环境里，被治疗者漂浮在特制的液体上，有时治疗师会通过语言指导和特定的音乐、影像等对被治疗者进行治疗。人在漂浮的状态下，全身可进入深度放松。在现代的社会环境中，我们平时生活中的刺激过多，认知系统会被过多的信息充斥，于是会超负荷运作，导致个体不能有效应对。漂浮疗法在治疗过程中能够减少环境刺激，使参与者从超负荷的情况中解脱出来。认知系统也能减少超负荷运作的状态，从而让人平静下来，重新建立自我控制，发展出更适宜的行为模式。

1997年，由北京大学医学部医学工程技术研究室邓伯庄教授与朱燕工程师研制的我国首台综合心理治疗仪（漂浮仪），经过多年的临床应用，已进行了几千人次的治疗。针对中学生和大学生群体，研究发现，漂浮疗法能够明显提升注意力和记忆力。漂浮治疗可增强大脑右半球的功能，增加暗示感受性，从而增加了空间想象力和创造力。

(一) 漂浮疗法对于注意力的改善作用

在临床工作中，许多接受过漂浮治疗的个体反映，治疗后注意力有所提高。国内的实验结果表明，进行漂浮实验的受试者，相对于没有进行漂浮实验的受试者组，漂浮组视觉注意分配与转移的用时有更为明显的改善，漂浮组双手选择反应时间也更为显著的缩短。这表明漂浮疗法在一定程度上可以提高受试者的注意力。所以在青少年学生学习改进相关问题上，漂浮治疗有着广泛的应用前景。

(二) 改变对自我的认知

有部分参与漂浮治疗的患者表示，多次漂浮治疗之后会出现自传式回忆。心理学家认为，这些回忆都是有意义的。参与治疗的患者，想起了关于早期生活的经历，开始思考这些经历和现在的情绪之间的关系，进一步会引起具体的生活变化。有一位患者回忆：“我变得非常了解我的情感生活，以及我需要感觉良好的事物。我的童年真的很难，尽管我的母亲是个酗酒者，我还是继续与母亲保持密切联系。在我浮起的时候，我意识到这对我的影响有多严重，这导致我结束了我们的关系。”还有更多参与治疗的患者报告说，漂浮治疗给了他们更多的自我认识，更清楚地知道什么对他们有益，是什么成为了自己生活中的挑战，以及更清楚自己能够做些什么来朝着积极的方向前进。这能够让人们了解自己的能量所在。漂浮治疗提供了一个机会，让人们可以在不同的情况下看到自己，并使得一切都更加清晰，让自己对已有的事物产生新的看法。

二、漂浮疗法对情绪的影响

很多研究都证明漂浮疗法其对于消除紧张、焦虑、抑郁、强迫、恐惧等情绪症状有明显效果，对高血压、类风湿性关节炎等心身疾病有良好的辅助治疗效果。

人在漂浮的状态下，可进入全身深度放松，对消除头昏、失眠等精神症状有很好的效果。

（一）对焦虑情绪的改善

漂浮疗法能够让人克服自身重力，让身体漂浮在特制的液体上面，本身会让人的身体逐渐放松，在没有其他信息刺激的情况下，躺着的人们会逐渐进入空灵的状态，这能够有效减轻精神上的紧张。当身心都放松了，便会暂时得到自己本身的修复。让人们更关注自己当下的种种的感受。有研究表明，漂浮疗法对于广泛性焦虑障碍（GAD）有着明显的改善效果。

（二）对抑郁情绪的改善

漂浮治疗能够直接对日常生活的直接经历所引发的情绪有所调节。其中对抑郁的负面情绪改善非常明显。经过漂浮治疗的人们表示。该疗法能够逐渐消退抑郁情绪，增加内心的力量，增加人们自己对生活的热情。最终整体的生活会变得更加快乐和幸福。

一位参与漂浮治疗实验的受试者报告：“我确实变得更加快乐，更能觉察自己情绪的变化。我逐渐发现其实家里的一切都很好。我可以照顾好孩子。我感觉我能够在日常生活中发挥更多的作用。我并不像以前那样疲惫。我感觉自己喜欢为改变做出新的尝试。”

漂浮治疗能够带给人们更多的平静感受，这对减少人们的负面情绪有着非常显著的作用。

三、漂浮疗法对人格的影响

早期关于感觉剥夺的实验已经发现，感觉隔离能够提高人们的暗示性。REST疗法可以减轻人们的防御机制与内在阻抗，加强人们对信息加工和处理的过程。这些信息和人们内心已有的信念和行为模式常常是不相容的。在正常的生活当中,即使有些信息对于我们可能是有益的,但是由于各种原因,我们还是会选择将其屏蔽。在漂浮治疗的情境中,外界的信息已经被最大限度的屏蔽,被治疗的人们在这时候反而有更强烈的愿望去接受外界的刺激,于是人们会对刺激变得更为敏感,对于平时回避的信息持更加开放的态度。这能够增强人们的开放性、可暗示性,长此以往能够改变人们的性格特点。

四、漂浮疗法对行为的影响

(一) 改善运动员的技能

对于漂浮疗法应用于运动员的研究表明,漂浮疗法能够帮助运动员改善运动技能。运动员技能的简单动作测试及其在比赛中的表现,都证明了漂浮疗法的良好效果。漂浮治疗结合图像训练的方式在体育技能表现上被证明是有积极作用的。一项研究表明,漂浮疗法结合图像训练的方式,将新手罚球篮球投篮命中率提高约 37%。有学者分析认为,漂浮疗法起作用的原因在于人体内源性想象由此被诱导,正常场景下能够激活漂浮体验。

(二) 改善物质依赖的行为

漂浮疗法能够对物质依赖患者的自主神经系统产生影响。有研究表明,漂浮疗法能够有效地刺激垂体甲状腺、控制胰岛素分泌、提高睾酮分泌,进而改善物质依赖的成瘾性行为。

(三) 提高日常事务的规划和解决问题的能力

随着漂浮治疗的进展,参与者能够逐渐体验到生理和精神上的深度放松。在建立了对治疗方法的信任和适应之后,更多参与者获得了放松的体验。参与者们有如下所述:"思想过程也经历了冷静,并且在漂浮过程中变得更加清晰和集中""……它是如此安静,通常我脑子里有这么多的想法,但是当我漂浮时,它只是一次一个想法,而不是数千个。所以我能够清楚地思考,当我想到的时候,我感到很放松""渐渐地,漂浮箱成为我的一个安全环境,为日常生活的需求提供了特别时刻,这是我寻求重新获得为自己充电的时间""这是我的空间。没有什么能打扰我。没有人可以触摸我,影响我,没有……就像在生命中的括号,我的喘息空间……"

漂浮治疗提供给参与者一个有利的观察和反映日常生活的有利机会,这有利于日常事务的规划、构建和解决问题。

(四) 改善生活中的行为表现

有参与漂浮治疗的人们表示,漂浮治疗可以让自己保持冷静,不需要刻意控制自己的想法。长期治疗之后,人们更为专注真实的自己。漂浮治疗能使得人们善于 "关闭",现代社会当中,我们常常离不开手机,但漂浮治疗提供了一个外在世界无法触及的重要时刻。

随着治疗的进展,参与者报告说逐渐培养了自己在日常生活中保持更加正念的态度,他们倾向于努力在日常生活中应对压力和保持健康。

漂浮治疗能够影响人们的社交生活,例如:个人诚信经历增加,社会关系倾向于更多地受到参与者自身需求的指导,而不是其他人。漂浮治疗能够增加结束苛刻或其他无利可图的关系的勇气。参与者体现出能够对其他人的反应承担较少的责任,并且减少了取悦他人的需求。有一位参与治疗的患者曾描述:"我之前一直是这样的社会变色龙,但现在当我和别人在一起时,我敢于更加自我。我学会让其他人管理好他们自己的东西。我学会拒绝承担让别人一直感觉良好的责任。"

研究发现将漂浮治疗应用在自闭症儿童,其社交行为和游戏行为进步明显。还有学者提出,对于治疗失眠症是一种可行的方法。

五、漂浮疗法对脑科学研究的贡献

有研究显示,漂浮疗法能够增强大脑右半球的功能,加强人的空间想象力和创造力,使得思维更加清晰。经过漂浮治疗之后,有研究显示,人的记忆力会提高,感觉也会变得更加灵敏。这对于人的大脑的整体认知功能的提升,将有显著的作用。

一项漂浮疗法的治疗项目中,将正在接受 ECT(电休克)治疗的抑郁症患者分成两组。他们从常规恢复室出来之后,一组回到常规的病床,一组被安排到小型隔离的、减少刺激的房间待 3 小时。结果显示两组均未显示出客观记忆力的下降。然而,减少刺激组主观记忆损失更少。由此说明,刺激能减少部分记忆恢复功能的受损,这对患者来说 ETC 治疗不再是个灾难了。

漂浮疗法对于大脑改变的具体过程和内部作用机制,目前的相关研究还较少。如何解释漂浮疗法对大脑的具体影响可能是未来漂浮疗法研究的重要方向之一。

(郝树伟)

参 考 文 献

1. 洪炜. 医学心理学 [M]. 2 版. 北京: 北京大学医学出版社, 2009.
2. 李寿孙. 缓解紧张心理的漂浮治疗法 [J]. 心理世界, 1999, 1: 28.
3. 陈陵, 刘长贞. 心理治疗有新法 [J]. 家庭医学, 1999, 12: 33.
4. 孔凡真. 轻松自然的心理新疗法 [J]. 心理世界, 2003, 3: 41.
5. 袁浩龙. 新式疗法治心病 [J]. 心理世界, 2005, 3: 53-54.
6. 张宪武, 黄永清, 曲永梅, 等. 漂浮疗法干预二醋吗啡依赖脱毒者内分泌物质变化的观察 [J]. 中国临床康复, 2003, 7 (27): 3724-3725.

7. 邓伯庄, 朱燕. 一种新型综合心理治疗仪: 漂浮仪 [J]. 中国医学装备, 2004, 1 (3): 27-28.

8. 刘娟, 宋华淼, 任满均, 等. 军用漂浮放松反馈训练太空舱的研制 [J]. 医疗卫生装备, 2015, 36 (1): 15-18.

9. 张玲. 失眠症的心理治疗 [J]. 中国临床康复, 2003, 7 (5): 820-821.

10. 郭广会, 刘英锋, 刘阿力. 临潼温泉水漂浮疗法对老年原发性高血压病的疗效观察 [J]. 中国疗养医学, 2001, 10 (6): 1-4.

11. 袁浩龙. 新式疗法治心病 [J]. 中国保健营养, 2001, 8: 50-51.

12. 赵宝旺, 漆家学. 电脑漂浮治疗仪的研制 [J]. 医疗卫生装备, 2003, S1: 259.

13. 彭聃龄. 普通心理学 [M]. 北京: 北京师范大学出版社, 2004.

14. Feinstein JS. Central effects of floatation therapy explored using functional neuroimaging [J]. Psychoneuroendocrinology, 2016, 71: 12-13.

15. Kiryunin A. Sensory isolation in flotation tank: altered states of consciousness and effects on well-being [J]. Qualitative Report, 2008, 13 (S3): 636-656.

16. Bulgin JM, Barabasz AF, Walker WR. Restricted Environmental Stimulation Therapy [J]. Encyclopedia of Psychotherapy, 2002, 2: 565-569.

17. Norlander T, Bergman H, Archer T. Effects of flotation rest on creative problem solving and originality [J]. Journal of Environmental Psychology, 1998, 18 (4): 399-408.

18. Suedfeld P, Borrie R. Health and therapeutic applications of chamber and flotation restricted environmental stimulation therapy (REST)[J]. Psychology and Health, 1999, 14 (3): 545-566.

第六章 漂浮疗法的心理访谈技术

人类最主要的沟通方式是语言。漂浮疗法中,漂浮师与漂浮者的交流、沟通、访谈十分重要。语言沟通、访谈的方式、方法、技巧是考验一个漂浮师是否有真正的与人沟通的能力,也就是心理访谈能力,本章通过讲解漂浮师如何理解运用心理访谈的技术来提高自身能力,更好地为漂浮服务做好准备。

第一节 漂浮疗法中心理访谈的基本问题

卡尔·罗杰斯(C.Rogers)在《关于成为一个人》一书中提出:"心理治疗的进程,是一个独特的充满动力的体验,每一个个体都不同,而又显示出了惊人的一致的规律和秩序"。这个进程需要通过两个个体之间的对话沟通来进行,因而会谈的这种交流模式至关重要。从这一点出发,需要对漂浮工作者提出相对比较严格的要求,每一次漂浮都是一次会谈,这种会谈是从一开始就要进行的。

在心理咨询中,咨询师会非常重视会谈技术。有人说谈话是一种艺术,有人说,谈话是一种技术方法;也有人说这是一门科学;有人觉得是先天就会说,是与生俱来的;有人是在后天努力下学习而来的。无论如何,会谈是非常重要的,它包含了许多知识,值得我们去学习和钻研。

漂浮疗法中的会谈技术比平常简单的交流要复杂得多。这一点需要漂浮工作者引起重视。我们姑且把这种会谈技术,称为漂浮疗法的心理访谈。在这样的心理访谈中,不仅是简单的信息交流,还是一种特殊的人际关系,这就要求漂浮师在每一次的心理访谈中具有敏锐的观察能力、洞察能力以及各种各样的技巧,因为当你面对各种各样的独特的人的时候,他们性格迥异,人生经历也会不大相同,会有形形色色的事情,也会有不同的世界观。

很多时候,我们虽然知道在进行心理访谈时需要注意倾听和理解,但是在那些过分紧张焦虑的、缺乏一定经验的、初学的漂浮师们身上,会把心理访谈的大量时间花在谈话上,而不是听与想这些漂浮者的说话上。尽管在学习心理访谈技术时,已经知道它的重要意义,学习了某些方法技巧,但是不争的事实是:很多初学者总是会想着"我下一句该问什么？我下一句该说些什么？"而忽略了倾听与思考漂浮者的心理感受。这说明仅仅凭着热情是不够的，还需要一定的时间与实践经验来丰富和转化提升自己，只有这样，才能够让自己成为真正的漂浮师。

一、漂浮前心理访谈的目的

我们知道，漂浮者是想要通过漂浮来达到某些改变。漂浮疗法是需要一定次数的，也需要不同的心理访谈，也就是有不同的目的和方法。

20 世纪 50 年代以后，逐渐有一些结构化或半结构化的访谈方法出现。对精神分析的初始访谈有重要影响的人物是 Balint，他认为：分析式心理治疗的任务在于访谈者应激发"患者发展和维持人际关系的潜能"。他提出成功的访谈的必要条件有：

1. 访谈者要有适当的个人介绍。
2. 创造和维持一种合适的氛围，让患者在这种氛围中能足够开放。
3. 关于患者的陈述要考虑语言环境因素。
4. 访谈者要对治疗关系有未来指向的观念。
5. 保持访谈的结构化程度是很重要的。
6. 对不同的患者要采取不同的访谈方法。

根据 Balint 的理论建立起来的 Tavistock（塔维斯托克）模型，至今仍然是很多从业者进行初始访谈的理论框架。

对于漂浮治疗来说，漂浮师的心理访谈目的要十分明确，就是需要收集漂浮者的有关资料与信息。这是漂浮治疗的开始，当然这也是一段治疗关系的开始，十分重要。收集资料就是为了了解漂浮者，有哪些需要调整改变的需求？这些需求和问题，对他（她）产生了怎样的影响？她（他）是如何看待问题的？同时与这些相关的一些外围环境、经历、遗传等因素也需要有所了解。这样的心理访谈需要专门安排时间来进行。当然，进行到后期，心理访谈的时间会相应减少。

二、初始心理访谈的任务

漂浮前的初始心理访谈要有三大任务：评估漂浮者的状态、建立良好关系、强化动机。

1. **收集资料**　一般来说，初始心理访谈要收集的内容有：

（1）一般信息：姓名、地址、电话、紧急情况下可联系的另一个人的名字、年龄、性别、文化、民族、婚姻、职业。

（2）外观：身高、体态、衣着、修饰、举止。

（3）主诉及现状：症状初次发生的时间、同时伴随的事件、发生的频率、发生症状时的想法、感受、行为是什么、何种情况下最容易发生、有什么事件促进问题发生、对工作和生活有什么影响、以前如何解决、结果如何。

(4)既往史：既往精神病史和心理治疗史，治疗类型、治疗疗程、当时结果。住院经历、时间、地点、药物(剂型、剂量)、药物服用情况。重大疾病史、手术史、过敏史。

(5)躯体健康状态：目前与健康有关的疾病、所接受的治疗，上一次体检结果，家族中重大健康问题，目前睡眠、饮食状况，典型日常饮食情况。

(6)个人史和成长史：最早记忆，0~6岁、7~13岁、14~21岁、22~30岁、31岁以后的记忆、梦、学习、职业变迁、家庭变故等。现在生活状况、职业，与他人关系，兴趣爱好，信仰等。

(7)家族、婚姻史：家庭人口、年龄、职业。与父母之间的关系，兄弟姐妹的排行，哪个最受宠，哪个最不受宠，和哪个相处最融洽，哪个最不融洽。两系三代内精神病史。恋爱次数及过程，婚姻状况，孩子的年龄、与孩子关系。

以上信息可以分散在访谈中，有侧重点地收集。但是基本上很少有能够在初始访谈内把所有信息都收集全的。

信息收集完成后，要对收集到的信息做出简单评估。对于初始心理访谈需要评估：对方是否适合漂浮、初次漂浮多久等。如对方是否有密闭恐怖症、是否对黑暗有恐惧，这些都是在首次心理访谈时需要了解的，以避免出现不必要的问题。

2. 建立良好的漂浮关系

(1)中立性：注意不要卷入漂浮者的内在冲突和人际冲突中，做到"中立"。

(2)参与性：让漂浮者参与讨论，获得价值感。

(3)透明性：对于所做的事情需要公开透明，让对方感到放心。

(4)容忍性：接纳漂浮者的个人价值观。

(5)约定性：约定持续漂浮是为了漂浮者的个人改变和成长。

3. 强化动机

(1)探索和评估心理访谈相关的漂浮者的期望和意图。

(2)建立良好的漂浮治疗同盟。

(3)共同构建未来的期待。

第二节　心理访谈中的漂浮师和漂浮者

在漂浮前的心理访谈中，不论持续的时间长短和次数的多少，漂浮师和漂浮者对于心理访谈产生的影响是持续存在的，因此均要给予特别的关注。

许多研究表明，心理访谈会涉及双方。会谈不仅是漂浮师单方面的事情，双方的共同促进，会让工作顺利进行。

一、漂浮师

对于漂浮师来说，应意识到，面对前来的漂浮者，要关注自己的形象与给对方留下的印象。只有足够意识到这一点才能够更好地进行漂浮的心理访谈工作。

在漂浮过程心理访谈的指导中,需要注意:①过多,会让漂浮者减少自我探索、自我发现;②过少,对依赖性比较强、独立性比较差的人,则会效果欠佳。指导需要因人而异,要足够重视,也要巧妙地进行。

漂浮师在心理访谈中经常需要给对方解释。有研究表明,在心理访谈技术中,中等的解释会产生相应良好的效果,过多与过少都会让前来的漂浮者感到不悦,过少会觉得不尊重,过多则感受到被贬低。

漂浮师在每次的心理访谈中,需要注意着装,漂浮师的着装需得体,既不能过于休闲,让人觉得比较随便,又不能过于正式,让人觉得拘束。

漂浮师在心理访谈中还需要注意以下几点:

1. 保持中立态度。
2. 避免题外话。
3. 一般不应给出绝对性结论。
4. 大多不用批判性的语言。

二、漂浮者

漂浮者本身会有各种因素影响漂浮前以及之后的访谈,这是需要漂浮师注意的。漂浮者一般具有以下特点:

1. **愿望强烈**　在一些心理访谈中发现,当漂浮者前来治疗时,大多内心经历过许多困扰,因此带着强烈的改变愿望。他们希望通过漂浮来减轻痛苦。在漂浮治疗中,常见的是曾经历过很多治疗方法,但是仍然无法摆脱。当然也会存在这样的情况,漂浮者需要解除自身的一些烦恼,希望单独与漂浮师在一起诉说,获得一些支持和帮助。也有的是能够获得一种独处不被打扰的空间和时间;还有的是寻求新鲜和刺激。

2. **男女不同**　男性和女性在思维方式、表达方式上有所不同。男性的表达具有直白性,女性更加含蓄性。随着社会的变化,两性更加独立、开放与自我,语言表达以及思维都可能发生显著变化。

3. **逐步深入**　漂浮师要知道前来的漂浮者在心理访谈的开始有可能不把所有问题和盘托出,即相当一段时间内,不会完全暴露自己,尤其是某些焦虑、烦躁。有些时候他们会将预设展现在漂浮师面前,他们的“表演”在开始的一段心理访谈中会表现得完美,与漂浮师多次接触后才会吐露心声。

4. **特定期望**　前来的漂浮者会对漂浮师有某些特定的期望。他们会特别在意漂浮师是否关注他们,如前来的漂浮者会有意无意地在衣着、头型、化妆等方面,期待漂浮师能够注意到细节的变化。如果没有注意到,他们可能会提醒你,甚至有时候会采用攻击性的言语表达。对于漂浮师而言,需要有敏锐的观察力,及时把控局面,避免引发不必要的摩擦。有些漂浮者的目的是调整人际关系,在每次漂浮前后的心理访谈中会逐渐暴露,逐渐改变。

第三节　漂浮中心理访谈的技巧

每次漂浮结束之后,也需要访谈。当漂浮者完成漂浮后,需要有及时反馈。漂浮师要注意与漂浮者进行充分的沟通。漂浮者的内心感受,无论是感官触觉、听觉以及想象都要做好详细记录。有些漂浮者善于表达,就可能滔滔不绝讲起他们的美妙感受;也可能是不舒适的感受,这是一种被压抑在体内的委屈、焦虑等情绪的真实反应。

漂浮师需要做到倾听与理解。能够很好地听,就是一种很好的治疗,是针对漂浮治疗的一种额外的加持。也可能会遇到不善言辞或者没有更多感受的漂浮者,需要漂浮师引导,让漂浮者急切的心情平静下来,循序渐进,慢慢感受。

一、影响心理访谈的因素

研究表明,影响心理访谈的因素有很多。

1. **环境因素**　心理访谈的场所首先要有隔音效果,让对方感受到安全与保密,这才可以保证双方在心理访谈时的私密性,在进行中不受外界的干扰,能够全身心地投入。此外,访谈的场所需要温馨舒适,简单整洁,灯光尽量采用柔和的偏黄光,这样既不刺眼还会让人觉得温暖。即使有些烦躁的人,进入如此环境也能够安静下来。

2. **座椅选择**　舒适,不要面对面坐,可以夹角90°坐。当漂浮者进入室内,可以让他自己选择座位。对方如果出现选择困难,漂浮师需要及时指定座位。

3. **饮品、服饰与标志牌**　饮品尽量清淡,如玫瑰花茶等。漂浮师着装以轻休闲为宜,不可过分庄重、严肃。漂浮心理访谈室要有明确标志牌,让人更清晰地看到,觉得可信赖。

二、心理访谈中的倾听技巧

在漂浮心理访谈中,需要强调倾听,倾听不仅是听,也需要方式、方法。

1. **如何正确理解倾听**　倾听技术是心理访谈咨询过程中主要的环节和基本技术。它是指漂浮师认真、耐心地倾听漂浮者诉说的技巧,包括耳闻与目睹。耳闻即用耳听,目睹即观察。观察漂浮者的着装、表情、体态语言等,从而听出漂浮者的心声,也就是"听话听音",即听出弦外之音。漂浮师对待漂浮者要平等相处、热情接待。心理访谈时需保持适当的距离,这个距离是一种心理距离,应因人而异,因时而异。听漂浮者讲话时,漂浮师既不能一直盯着对方,也不能一直不看对方。在听的过程中,漂浮师要有简短的鼓励对方讲下去的反应,除了"嗯""是这样吗?"等,还应用漂浮者理解的语言,表达听明白的回应,也就是说,并非完全不说话,而是关注漂浮者的讲话。例如,漂浮者:"我很难去感受,有时候我搞不清楚我感到的是什么。"漂浮师的倾听回应是:"你时常未曾意识到你心头流过的是什么情感。"这样才有可能将谈话延续下去。

在听对方讲话时,漂浮师自己的情感和体态语言也要与对方相适应。如对方高兴,漂浮师也要表示喜悦;对方讲到悲伤时刻,漂浮师也要表示沉重。在倾听时,漂浮师的身体要微微前倾,并不时适当地点头。当漂浮师没有听清或者是不清楚的信息,需要及时进行澄清。总之,倾听的关键是用心去听。

有效的倾听技术,能产生两方面的积极影响:第一,能帮助缩小漂浮师与漂浮者的心理距离;第二,能使漂浮师更有效地了解漂浮者的心理需要。

2. 倾听时容易出现的错误

(1)没用心去听:即使漂浮师在倾听时"走了一下私",对方也会敏锐觉察到。

(2)没做到中立:有自己的偏见,对于心理访谈中漂浮者的言语产生不该有的情绪。

(3)反应迟钝:给对方感觉是不在意或者贬损。

(4)未听出弦外之音:无法捕捉到对方的心理需求,这就使倾听失去了应有的作用。

三、心理访谈中的常用技巧

1. 开放式提问与封闭式提问   开放式提问与封闭式提问都是倾听中运用的技巧。

(1)充分运用开放性提问:在倾听时,通常使用"什么""怎样""为什么"等词语发问,让前来的漂浮者对有关问题、事件做出较为详尽的反应,这就是开放性提问。这样的提问会引出当事人对某些问题、思想、情感等的详细说明。在使用开放性提问时,应重视将其建立在良好的关系上,只有漂浮者信任漂浮师,他才能够在提问时有更多的回答。另外要注意问句的方式和语调,不能太生硬或随意。既要有专业性,又能够让对方感到轻松。

(2)恰当运用封闭性提问:这类提问的特征,是以"是不是""对不对""有没有""行不行""要不要"等词语发问,让前来的漂浮者对有关问题进行"是"或"否"的简短回答。漂浮师使用这种封闭性的提问,可以在收集信息时,澄清事实真相、验证结论与推测、缩小讨论范围、适当中止叙述等。回答这些问题,只需一两个词、字或一个简单的姿势如点头或摇头等,简洁、明确。但过多使用封闭式提问,会使漂浮者处于被动的地位,压抑其自我表达的愿望与积极性,产生沉默、压抑及被审讯的感觉。所以采用封闭性提问要适度,并和开放性提问结合。

对于提问来说,主要的目的就是搜集资料、澄清问题,能够打开漂浮者的内心,能够让对方畅快地表达。为今后的漂浮走向做准备。

2. 鼓励与重复运用   善于运用鼓励和重复语句,是指直接重复或仅用某些词语如"嗯""还有吗""讲下去"等，来强化漂浮者叙述的内容，并鼓励其进一步讲述。重复漂浮者叙述中的某些话语或内容，是鼓励对方的一种主要方法。鼓励与重复除了能促进会谈继续，另一个重要作用就是引导漂浮者的谈话朝着一定方向深化。表面上看这是一种很简单的技巧，然而正是这一简单的技巧，使漂浮师得以进入漂浮者的内心世界，展现出对漂浮者的关注和理解，从而拉近双方距离，让对方能够把内心真实的话语说给漂浮师。双方的关系会建立得比较牢固。

3. 情感的反应技术　　情感反应技术是指漂浮师辨认、体验漂浮者言语与非言语行为中明显或隐含的情感，并且反馈给漂浮者，协助漂浮者觉察、接纳自己的感觉的一种心理访谈技术。情感反应技术与说明十分接近，区别在于说明是对漂浮者谈话内容的反馈，而情感反应则是对漂浮者情绪情感的反馈。漂浮师把漂浮者的情感反应进行综合整理，再反馈给漂浮者，如"你对此感到伤心""这事让你很不愉快""为此，你会感到特别焦虑、难受，以至于失眠"等。情感反应的最有效方式是针对漂浮者当时的而不是过去的情感，如"你现在很痛苦""你此时的心情比较好""感觉到你现在是很头疼这件事"。另外，在运用这一技术时，要及时准确地捕捉漂浮者瞬间的情感体验，并及时进行反馈，使漂浮者深切体验到被人理解的感觉，漂浮师还可以运用这一技巧促进漂浮者对特殊情境、人物或事件表达出更多的积极或消极的情感。这时心理访谈就可能朝着更深入的方向发展，也能够为漂浮的深入做更好的铺垫。

情感反应技术的基本作用是引导漂浮者理清其模糊不清的主观情绪世界，达到对自己的整体性认知；进一步作用是协助漂浮者了解自己的感受，并接受这些感受；同时，情感反应技术也有助于稳定漂浮者在会谈当时的心情，让漂浮者感觉到漂浮师对自己深切的体谅和理解，增进漂浮者的安全感和对漂浮师的信任。因此，运用好情感反应技术，可对漂浮者内隐的情绪有明确和清晰的认识，从而有助于漂浮师更清晰、准确地理解漂浮者内心的需要，做出更准确的判断。为今后漂浮引导策略做出更好的准备工作。

情感反应的内容主要是来访者言语与非言语中明显或隐含的情感，一般包括漂浮者模糊不清的感觉和表达但又相反或矛盾的感觉，如下案例：

漂浮者：我和老公已经结婚 1 年了，情投意合，可我父母不能接受他；我很苦恼，不知怎么办好。

漂浮师：你父母虽然同意你们结婚了，但你感觉他们仍然不能接受他，你很痛苦，也很茫然，是这样吗？

从上面的案例可以看出，情感反应的内容是漂浮者苦恼的情绪。如果漂浮者的言行反映一种以上的情感，情感反应的内容即是混合的情绪，如漂浮师对漂浮者说：你刚才的言行似乎表明，一方面你对这个婚姻仍然不能被父母接受感到痛苦，另一方面似乎对你老公还有些不满，是这样的吗？从这个案例可看到，反馈的是矛盾的情感。

4. **解释与说明** 说明就是对于漂浮者所说的话语、表达出来的意思,进行复述。漂浮师运用自己的语言针对漂浮者的话来进行复述时,如果有些词汇比较敏感,就采用漂浮者所说的词汇,避免出现理解上的差异。在某种程度上,这是对漂浮者的言语进行整理、聚焦的过程。如下案例:

漂浮师:你刚才说了很多,主要是在家里做了很多事情,希望你的老公能够看到,能够更加关注你,能让所有人重视到你的存在。

漂浮者:嗯,我就怕我在他们家被忽略,怕他会不喜欢我。

漂浮师:这也说明你的安全感有些匮乏,想获得弥补。

漂浮者:嗯,是的。

漂浮师的这两句话就是说明的语句,这样的说明也是让漂浮者能够针对自己的想法有明确了解,同时这里面的第 2 句就有些解释的味道,也会让漂浮者对自己的想法、问题有进一步的深化。这样的心理访谈沟通,会让后面的漂浮治疗更有效果。

解释与说明往往不是独立分割的,会有机地结合在一起,这就需要漂浮师不断斟酌自己所说的话,感悟这些话语的力量,为后续深入的漂浮治疗打下坚实的基础。

解释是最重要的影响技术之一,解释使漂浮师能给漂浮者提供一种新的认识他们问题和自身的方式。在进行解释反应时,漂浮师要根据自己的直觉或观念识别信息背后的模式,根据漂浮师个人的经验、实际与观察来解释,并将隐含的信息明确清晰地显示出来。解释要注意的是不能离开漂浮者以及当前的问题、要适合漂浮者的接受和理解能力。

说明又叫释义,就是漂浮师把与漂浮者的谈话内容及思想加以综合整理后,用自己的语言反馈给漂浮者。说明最好是引用漂浮者谈话中最有代表性、最敏感、最重要的词语。说明使得漂浮者有机会再次剖析自己的困扰,重新组合那些零散的事件和关系,深化谈话的内容,更清晰准确地做出决定。同时,也有助于漂浮师确认一些关键的信息与线索,为会谈的深入打下坚实基础。

释义可以分为两种,即内容性释义和情感性释义。内容性释义主要是围绕漂浮者所说的内容,漂浮师把漂浮者陈述的主要内容经过概括、综合和整理,用自己的话反馈给漂浮者,以达到加强理解、促进沟通的效果。情感性释义则是针对漂浮者在心理访谈中流露出来的情感加以甄别整理,反馈给漂浮者,让漂浮者内心澄清,也会触动漂浮者,能够深化情感,剥离里面掺杂的复杂情感情绪,让漂浮者清醒地感知其中的情感。

5. **指导技术** 指导被认为是最有影响力的技巧,简而言之就是告诉漂浮者做某事或说某些话。指导技巧繁多,又与理论联系紧密,各家学派都有自己的理论指导。现仅介绍几种不同类型的指导方式。

(1)言语改变的指导:"我应该怎样→我希望怎样""我干不了→我可能干

不了"。

（2）自由联想式的指导："带着这种情绪进行联想,回想一下你过去的经历……"。

（3）角色性的指导:包括角色扮演、角色互换练习和固定角色练习等。

（4）训练性的指导:训练种类有很多,如放松训练、决断训练、系统脱敏训练等。对于漂浮治疗来说,漂浮师的训练性指导需要加强训练,尤其是渐进性的放松训练是很有必要的。

例如:"请你选择一个舒适的姿势,坐好或躺好,微微闭上你的眼睛作腹式呼吸。吸气时用鼻腔缓缓地把清新的空气吸到你的腹部,呼气时用嘴呼出体外。吸气时你能够体验到含有丰富营养成分的空气,营养着你全身所有的器官。呼气时你能够感觉到把紧张焦虑的情绪带出体外,甚至你可以体验到吸气时身体有一种漂浮的感觉。呼气时感到身体在下沉、下沉……好。

随着呼吸,你能够体验到你的每一根头发都在放松,头皮下丰富的毛细血管里含有营养成分的血液,不断营养着每一根头发,每一根头发。头皮上有一种温暖舒适的感觉。体验到这种温暖舒适的感觉的时候,大脑有一种从来没有过的宁静舒适的感觉;你愿意体验这种宁静舒适的感觉,好,很好;随着放松,你的上眼皮越来越沉,越来越沉;感觉到上下眼皮紧紧地粘在一起,你不想睁开,你愿意体验这种闭上眼睛宁静舒适的感觉。

好,放松你面部的肌肉,体验到每一块肌肉都在放松;放松你颈部的肌肉,颈部肌肉放松的同时,可以感到你的头越来越沉,越来越沉;脖子越来越松软。

放松肩部,肩部肌肉放松的同时就像卸下沉重的包袱一样,有一种从来没有过的轻松的感觉。

放松胸部,胸部肌肉放松的同时,你能够体验到每一个肋间肌肉都在放松;每一个肋间肌肉都在放松。

好,很好,放松你的腹部;放松你的大腿、小腿;放松你的大腿、小腿的同时,你会感觉有一股暖流涌向了你的脚心,脚心有一种微微发热的感觉,脚心发热的时候你的十个脚趾有一种发胀的、麻酥酥的感觉。

好,体验这种感觉的同时,放松你的上肢,放松上肢的同时你能够感觉到有一股暖流涌到了手心,手心有一种发热的感觉,手心发热的同时你的十个手指有一种发胀的、麻酥酥的感觉,很好,当你体验到浑身这种温暖舒适的感觉的时候,你背部的肌肉彻底放松了,放松了……好!

请记住这种放松的感觉……

当你想要放松时你会很快地放松下来……"

漂浮师可以针对以上的词语加入自己的修改,变成自己的语言,在心理访谈时候运用,也可在今后的漂浮过程中运用,以加深漂浮的效果。另外还有很多可以变化的联想技术加入其中,会让漂浮更具有治疗的力量。

6. 自我表露　漂浮师在心理访谈时的一项重要的技能就是先跟后带。漂浮师在进行心理访谈时跟随漂浮者所讲述的内容事件,情绪反应进行回应的技术,此时的跟是跟随,一定要先跟随,而不是主观臆断,还没听漂浮者谈及什么就开始评价或指导。跟要巧妙,不是盲从,是有计划、有目的,跟是为了建立良好的心理访谈关系,更好地澄清问题,让漂浮者更加放松、更有安全感。带是带领的意思,跟随之后就是带领漂浮者能够更好地澄清自己的问题,更聚焦某些问题。当然在此基础之上还需要适当的自我表露技术。

自我表露是漂浮师在心理访谈中通过言语表达和非言语行为,有意识和有目的地表露有关自己的信息的过程。这些信息往往与漂浮者的经历有相似之处。如下案例:

漂浮者:我对自己感到很没信心,我丈夫总是批评我,而我常常认为他是对的。我真的许多事情都不能做好。

漂浮师:许多时候我对自己也会失去信心,所以我能体会到你是多么沮丧。有时候男性的批评也使我自己感觉很坏,尽管我正在学习如何看重自己,而不在乎我丈夫或异性朋友的批评。

有意识地使用自我表露可以建立情感协调和促进关系。为漂浮者带来希望,使那些可能感到孤独的漂浮者感到有人正在帮助自己。也可用于帮助漂浮者从其他不同的选择视角进行思考,尤其适合促使墨守成规的求助者采取一些行动。

表露技术的基本要求:

(1)时机:过早的自我表露可能使漂浮者感到威胁,从而导致情感的退缩。跟随之后才可以。

(2)表露的信息量:中等程度的流露效果最好。

(3)自我表露持续的时间:确保谈话重点不要转移到漂浮者身上。

(4)表露信息的深度或亲密性:漂浮师的自我表露中向漂浮者表明自己在心理访谈当时对漂浮者的言行问题的体验。

"如果我碰到你所说的这种事情,我想我也会感到伤心的"。告诉对方自己过去的一些有关的情绪体验与经历体验,在这种形式的自我表露中,漂浮师在讲述自己的过去经验时,应做到简明扼要,不可过多,不要反客为主。

7. 逻辑推论　逻辑推论这种影响技巧,是漂浮师根据漂浮者所提供的有关信息,运用逻辑推理的原则,引导漂浮者认识其思维方式及行为可能引出的结果。对于漂浮师来说,运用这种技巧时,可以用"如果……就会……"这一类条件语句。比如考前压力的漂浮者诉说,每次考试前都会心烦意乱,都会想到种种不好的结果,如同学们的嘲笑,家人的鄙视,老师们的批评……那么此时漂浮师就可以运用这样的技术来引导:如果你每次考前都会去想这些事情,就会让你无法集中精力去专心考试,成绩自然也会有所影响,情绪也会不稳定,也同样会影响你考试水平的发挥。这样会让漂浮者进一步看清楚问题的真相。

逻辑推论是从认知层面来影响漂浮者的,也就是说从一种思维模式引导到另一种思维模式,不仅开阔对方的思路,走出死胡同,也会让他们开始完善自己,帮助自己成长。当然,因为漂浮治疗的特殊性,逻辑推论的使用需要谨慎,一定是在建立很好的心理访谈关系的基础上。

8. **反馈**　反馈是漂浮师与漂浮者心理访谈时,针对漂浮者在访谈中描述此时此刻发生事情的一种言语反应,包括对漂浮者的想法、情感或行为的反应,这种反应是以他人的视角来表明,是让漂浮者来看看别人对这样的事情的看法、想法以及如何来处理。通过这样的方式让漂浮者感受到不同的思维模式,起到影响的作用。

(1)谈话或行为的犹豫或谨慎:小李,我感觉你似乎正在非常谨慎地措辞——好像你可能会说错什么似的。

(2)敌意、生气、怨恨、激怒:张先生,你表示想让我把这个时间留给你,但下周你却有可能不来。所以,现在我感到很生气。因为你上两周已经违约两次。我为我们之间的约定而担心。

(3)感觉被困住了——缺乏重点和方向感:我现在觉得,我们本次会谈有点像用坏了的唱片。我们就像唱针在同一纹道内做重复的运动,单循环,也不知道向哪个方向走。

(4)紧张与信任:我知道,我们现在都能感觉到有点不舒服和紧张。心里都在问:我们在干什么,这个能对我们的漂浮治疗有什么用?

以上仅举例来说明,反馈是我们常用的技巧,需要我们不断练习。

9. **总结**　在与漂浮者的心理访谈中,还需要总结,需要在适当的时候将心理访谈中的信息、情感、情绪、事件等经过分析综合概括出来。针对漂浮者的需求,能对后面的漂浮治疗方向做出大概的计划指导。

每一次漂浮的心理访谈都需要有针对性地进行总结。一般会在结束前,当然也可以分层总结,就是在某一小段进行,但分层总结要短小精悍。通常总结是在每次心理访谈最后,结合倾听、所有资料,进行有针对性的总结,起到承上启下的作用。如可以对了解到的情况总结,说出对方最需要的地方,也可以提出展望,树立信心。总结要具体,不要宽泛。

10. **非言语性技巧**　漂浮疗法中的心理访谈,顾名思义,就是需要面对面的会谈,会谈不是简单的语言交流,也包括许多非语言的交流,这也是心理访谈中很重要的元素。

(1)目光的运用:会谈并非只是说和听、问和答,人们不仅用口头语言说话,还要通过非言语的表情、声调、动作、姿态、手势等进行交流。漂浮疗法中的心理访谈是言语内容和非言语行为交互作用而达成的,许多时候,非言语行为所表达的信息比言语表达的信息更多、更准确、更真实。

在人的面部表情中,眼睛具有十分重要的意义。漂浮师与漂浮者会谈时常有目光的接触。通常漂浮师注视漂浮者,表示对他的谈话感兴趣,而当漂浮师讲话时,与对方视线的接触就会减少。一般讲话多的人比听话多的人更少注视对方。如果一方开始说话,就会先把目光从对方身上移开,说话结束时,又会重新注视对方。视线的接触在会谈时因谈话的内容、气氛、场合、辅助关系等,有不同的反应和表现形式。漂浮师应注意自己的目光,如果对方谈话时,漂浮师看着别的东西,或者东张西望,目光游移不定,就会妨碍漂浮者继续表达。

一般情况下,当漂浮师倾听对方叙述时,目光可直接注视着对方的双眼;目光注视的范围以人的面庞为宜。另外,目光不要始终注视对方,如发现对方有意避开目光接触时,就不要紧盯着对方。

(2)语气、语速、语调:除了目光接触和身体的语言,还有很多非语言技巧需要漂浮师学习。其中漂浮师观察说话语气、语速、语调等都是非言语的技巧。在生活中,我们看到很多人在说话中看似是不经意的,其实这些都是非语言的表露,例如漂浮者与漂浮师进行心理访谈时,其语速非常快,既有可能是对方迫切想得到理解、得到解决,也可能是因为担心收费问题而导致语速过快,这时候漂浮师就要迅速准确地感知到对方的内心。漂浮师需要通过非语言的技巧来进行恰当的回应,比如自己的声音是否能够做到温暖、舒适,让人一听到就觉得值得信赖,值得依靠。漂浮师平时需要训练自己的语速,让自己的话语既有穿透力又有魅力。

讲话需要抑扬顿挫,同样在心理访谈中也是要注意运用。漂浮师注意自己的声调,吐字清晰,不要运用方言;漂浮师的语气带出来的情绪始终要围绕在漂浮者身上,且能够引发出对方的情绪情感。

一个人说话的音量、音调、语速、语气和节奏等,对访谈关系的建立和访谈的效果均会产生影响。漂浮者在听漂浮师讲话时,内容对漂浮者来说是理性化的东西,而从声调、语气中其可以感受到某种情绪和态度,而且由此诱发出漂浮者自身的态度和感情。那么,作为一个漂浮师,需要注意其声音能否让对方感到舒服、温暖。

当一个漂浮者进入咨询室的时候,漂浮师语言表达的内容是欢迎和关心,只有对漂浮者真切的关心和尊重,心理访谈的语言才有了灵魂,说的话语才会激动人心。为此应注意:漂浮师说话的声音不要太大,以等于或低于漂浮者音量为宜;语速应稍缓,尤其是当漂浮者激动时语速加快,情绪波动时,漂浮师的语速应更缓、有力,以平静对方;语调要抑扬顿挫,不要太平淡、单调;注意使用停顿,以引起漂浮者重视、集中注意力、产生领悟和思考等。

(3)面部表情:有研究表明,一个人的言语与内心冲突不一致时,会在面部表情、动作中有所体现。非言语行为对面部表情的影响>声音的音调>言语本身。因此在漂浮的心理访谈中,不要忽略漂浮者传递出来的内在信息。

面部表情与情绪息息相关,我们经常会听到这样的说法:一个人的脸就是情绪的晴雨表。的确如此,在漂浮的心理访谈中,每一个漂浮者也大都会通过面部表情来传递、交汇信息,通过面部表情来展现自己。如漂浮者来到咨询室与漂浮师进行心理访谈时,面上带着深深的忧伤,浓浓的忧郁让她眉头紧锁,一看就可以知晓她最近这一段时间都是被某件事情所困扰。那么,此时此刻她最想找个人诉说,寻求真正的帮助。在心理访谈过程中,漂浮者的面部表情会随着访谈的深入逐渐变化。漂浮师不仅在倾听,也要注意漂浮者面部表情的瞬时变化,这对于漂浮师迅速地了解对方内心有非常大的帮助。如果只听内容、语言,忘记了非语言的行为,则会陷入一个故事中,很容易丢失重要信息,为后面的漂浮治疗策略带来错误的引导。

面部表情需要观察很多细节,首先是眼神的接触,有的人是闪躲,目光游移不定,也有的人不敢与漂浮师目光接触,除了是因为自卑引发,也有可能是因为面对权威的惧怕。还需要注意眉毛的动作,拧着眉毛的漂浮者内心存在不舒适的感受,需要慢慢感受他的不舒适。有时候漂浮者皱眉、咳嗽也会意味着他内心世界的变化。

一次有效的心理访谈是漂浮师与漂浮者言语、表情的心灵对话。

(4)身体动作:有研究表明当两个人在一起融洽交谈时,他们通常采取相似的身体姿势。可见不仅面部表情对心理访谈重要,一个人的动作表现,也会蕴含着很多心理活动。

非言语的动作包括手势和姿势。手势的运用是最常见的一种表达。人的姿态、手势是极为丰富的,是一种特殊的身体语言。作为漂浮师在漂浮者面前,总的原则应是使自己的身体语言融入心理访谈过程中,以利于访谈的成功。比如,会谈时,辅助一些手势能加强言语表达的含义。但会谈不是讲课和演讲,手的动作不宜过大,也不要对来访者指指点点。在倾听漂浮者谈话时,使自己面对对方,身体略微倾向于漂浮者,并用点头示意等表示对对方的注意和肯定。此外,在漂浮者面前不必正襟危坐,但应注意姿态端正,不宜过于随便。在会谈中,身体既要真正表现出自在自如,又表现出对对方的真切关注。

有研究表明不同的手势代表了不同的内心,比如一个人的双手总是习惯于插在裤兜里,或者是讲话时候双手不断搓,代表漂浮者拘谨、内向、着急、紧张和呆板。人们不经意的防御性的动作,往往体现了内心的不安。如手臂交叉在胸前,这是不确定和缺乏信心的信号。

当然很多时候我们会看到漂浮者来到咨询室,坐下来后,手脚不断地抖动,或者在说话时耸肩,也有很多时候会拽衣角,摸或者拧头发,还有的身体抖动,这些往往是他们内心紧张不安的外露。漂浮师如果发现这样的动作,需要做的是尽快让漂浮者感到安全、信任。

11. 沉默的观察与处理 会谈时出现沉默,并由此产生一种无形的压力,会使双方不知所措,严重时会影响双方继续进行心理访谈的信心。对此,作为漂浮师既不能听之任之,也不能惊慌失措,必须立即行动起来,率先打破沉默,引入访谈正题。出现沉默时,漂浮师应迅速判断和分析沉默的形式:创造性沉默,自发性沉默和冲突性沉默。同时还要分析沉默是来自于漂浮师还是漂浮者。在这些问题比较清楚时,就可以自如应付沉默。

当漂浮师看到漂浮者陷入长久的沉默之中时,可以适时地问"能告诉我你在想什么吗?"如果漂浮者由于思考而沉默时,漂浮师最好以微笑、目光、微微点头表示自己的关注、理解和鼓励,以等待对方打破沉默;若沉默时间过久,可以以关切的询问提示对方。

总之,沉默并不可怕,表面上看,它可能是访谈中出现的危机,但也可能是一个巨大的转折契机。漂浮师对沉默现象应予以高度重视,仔细分析,把握机会,跟踪追击,往往就会有大的突破。

作为漂浮师,善于观察是基本功,擅长理解对方非言语行为带来的潜意识。这就要求漂浮师在平时生活中积极观察思考,不断提升观察力。

(刘爱民)

参 考 文 献

1. 卡尔·罗杰斯. 成为一个人 [M]. 台北: 台北桂冠图书股份有限公司, 1989.
2. 巴林特. 医生、他的患者及所患疾病 [M]. 北京: 人民卫生出版社, 2012.
3. 胡佩诚、赵旭东. 心理治疗 [M]. 北京: 人民卫生出版社, 2018.
4. 郭念锋. 心理咨询师 [M]. 北京: 民族出版社, 2012.
5. 钱铭怡. 心理咨询与治疗 [M]. 北京: 北京大学出版社, 1994.
6. 廖阅鹏. 每天用一点神奇催眠术 [M]. 南京: 江苏文艺出版社, 2010.

第七章 漂浮疗法中的催眠应用

催眠方法在漂浮疗法中有着重要的应用,该方法的使用,使漂浮疗法的效果可以达到一个崭新的高度和前所未有的水平。

第一节 概　　述

一、什么是催眠

催眠(hypnosis)就是通过对人进行感官刺激,使其进入一种注意力高度集中、知觉范围窄化的特殊意识状态的过程。处于催眠状态的人与催眠师保持密切的感应关系,比清醒状态下更容易接受催眠师的暗示和引导。在催眠过程中,被催眠者遵从催眠师的暗示或指示,并做出反应。但不是完全听从。

催眠的历史可以追溯到原始社会,通过催眠他人来达到治病、疗痛的功能。从这些我们得到启发,催眠可以诱导人进入一些特殊的心理状态,开发智慧,还可以调动人体的自我修复系统达到治疗疾病的功能。

通常我们判断催眠是否有效,主要是看被催眠者是否遵从催眠师的指令。所以,很多人对催眠产生了误解,比如,被催眠就是被控制,被催眠是意志薄弱的表现。于是,就有人通过自己不会被催眠来证明自己意志坚定。殊不知,一个人如果真的不会被催眠,那么他根本无法在社会上生存、生活。在现实生活中,催眠现象无处不在。语言是智慧的象征,而会说话被认为是人和动物最大的区别。然而我们学习语言的方法,正是催眠式的教育。试想一个婴儿,大人教其说话,如果他不学或者不按大人教的方式发音,他能学会说话吗,他说的话大家能听懂吗? 教育本身就是一种催眠,我们的思想和行为习惯的形成,就是靠催眠来完成的。这就涉及催眠的核心功能——暗示,通过暗示建立联系,通过联系建立各种知识系统,完成人的智能化和社会化。

催眠的手段可以五花八门、千奇百怪,但催眠的关键在于如何利用暗示。现在还觉得催眠和你距离很遥远吗? 事实上,催眠就在你身边。我们每天看广告,看完广告以后去买商品,这就是典型的催眠现象。人的从众心理就是长期社会化催眠的结果。当然这都是广义上的催眠。

催眠术是把人引导入催眠状态的技术。在人类发展的漫长历史过程中,催眠术作为一种特殊的技术,一直被披上神秘的外衣,让人对其充满好奇和敬畏。直至现代,在科技高度发达的今天,催眠术在大众眼里依然很神奇。

提到催眠术,我们就不得不提起3个人——麦斯麦尔、布雷德和艾瑞克森。

麦斯麦尔是18世纪末奥地利的一名医生,他首创了"动物磁气学说",他的催眠术被称为"麦斯麦术"。

布雷德是英国外科医生,催眠术的创始人。由于催眠能改变人的感觉敏感性,1846年布雷德开始用催眠来麻醉、镇痛。布雷德采用凝视水晶球的方法进行催眠,他提出了眼神经疲劳学说,认为这是一种类似睡眠的状态,这种使人进入清醒和睡眠之间的状态的方法就是催眠术。现代关于催眠的定义就是源于这里。

艾瑞克森被誉为"现代催眠之父",是医疗催眠、家庭治疗及短期策略心理治疗的顶尖权威。他在潜意识操作的研究及实务成就,极具开创性。他为催眠取得了合法的地位,让催眠不再是"严肃的学术殿堂中的跳梁小丑"。他是美国临床催眠学会的创办人兼第一任主席,同时创办了学会的官方刊物《美国临床催眠期刊》,并担任编辑长达10年。他经常游历各地为专业人士讲解催眠,特别是在美国国内,他是一个众所周知的"催眠先生"。他是全世界闻名的伟大医学催眠大师,常因奇迹般地治好了那些被认为是"毫无希望"的患者而闻名遐迩。因而,他被认为是一位杰出的创新者,彻底地颠覆传统,为催眠和心理治疗注入新的元素。

正是有这些伟大人物的不懈努力和专心研究,才产生了系统的可供人们学习和使用的催眠术。

如果不作特殊说明,下文所提到的催眠都是指催眠术或者狭义催眠而非广义催眠。

二、催眠的分类

催眠的分类方法很多,主要从不同维度对催眠进行分类。

(一)按催眠的程度分类

1. **浅度催眠** 意识清晰度下降,呈嗜睡样,肌肉微松弛,感到疲劳无力,眼微闭,保持认知和判断能力。在浅度催眠状态下,催眠师的暗示应恰如其分,否则会遭到来访者的抵抗或否定,醒来后,对于催眠状态中的暗示内容及周围情况的变化能回忆,甚至认为根本未睡,只感迷迷糊糊,疲乏无力。一般来说,浅度催眠者醒后同样会感到轻松。

2. **中度催眠** 意识呈恍惚状态,意识范围缩小,肌肉明显松弛,对于相似或近似事物辨别能力减退,而对有鲜明差异的事物能识别。常见失去自主能力,在催眠师的指令下,可睁眼、起坐、书写,能叙述发病经过和内心痛苦的体验,有时也会出现抵抗。只能听从催眠师的指令,与其他人不能建立起联系,周围声音的干扰也不起作用。清醒后,对催眠状态下的情况部分能回忆,而对周围发生的情况则模糊不清。

3. **深度催眠**　这时意识范围明显缩小,来访者只能与催眠师保持联系,对外周其他刺激毫无知觉,面部表情呆滞,绝对服从催眠师的指令,有一种明显的依顺现象,丧失分辨能力。在暗示下针刺无疼痛感觉。能毫无顾虑地陈述心中的隐秘,甚至埋藏已久而被"遗忘"的事件也能回忆起来。唤醒后记不起催眠过程中的情况,呈完全性遗忘。

(二) 按不同的属性分类

1. **按言语性暗示配合不同的感官刺激分类**

(1)言语暗示加视觉刺激:离来访者眼睛约 30cm 处,催眠师手持一发亮物体,令来访者双眼集中注视数分钟,然后用言语暗示。

(2)言语暗示加听觉刺激:在言语暗示的同时,让来访者听节拍器或感应器发出的单调声音或滴水声。在暗示时还可以加上数数字。

(3)言语暗示加皮肤感受刺激:使用轻微的皮肤感受刺激作为诱导催眠的方法。催眠师可用温暖的手作同一方向、缓慢均匀地按摩其面部、双颊到双手的皮肤,同时使用言语暗示。

(4)言语暗示加穴位刺激:通过推压穴位作为诱导催眠的方法。催眠师可用手推压人体穴位,如百会、中府等,同时使用言语暗示。

2. **按人数分类**

(1)个别催眠:催眠师对来访者单独进行催眠。

(2)集体催眠:催眠师对一组来访者同时进行催眠。

3. **按意识状态进行分类**

(1)觉醒催眠:在意识清晰状态下对来访者施行催眠。

(2)睡眠催眠:对一些暗示性不强、7 岁以下的儿童或不合作者,在夜间熟睡之际进行催眠。

(3)药物催眠:对一些不易进入催眠状态的来访者,给其使用适量的镇静或催眠药物后,再进行催眠。

4. 按照技术维度和呈现方式,又可分为描述性催眠与分析性催眠。

5. 按照场域氛围,又可分为治疗室内催眠和开放式公共空间催眠。

6. 按照专业目标维度,又可分为治疗催眠和表演型催眠。

7. 按照效率维度,又可分为稳定化长时催眠和快速催眠。

8. 按照主题维度,又可分为梦的催眠、文化的催眠等。

催眠之前需进行催眠术前访谈,包括敏感度测试和催眠常识性的告知,以及禁忌排查等。

第二节   催眠在漂浮中的应用

一、为什么要把催眠和漂浮结合起来

在接触漂浮以后,作者曾经一度认为漂浮就是为催眠而生的。当然,漂浮的应用领域很广泛,不局限于催眠。然而,这丝毫不影响其在一个催眠师心目中的地位。究竟是什么原因让一个催眠师对漂浮如此痴迷呢?

首先,催眠最理想的环境条件是少干扰、舒适、安全。而高科技的智能漂浮舱可以做到无声、无光、无重力、温度稳定。这些条件是最高级的专业催眠室都很难达到的。其次,在漂浮舱中做催眠,有效地降低了体验者的阻抗,提高了体验者的感受性,达到了最好的催眠体验效果。再次,漂浮舱中的催眠一般是浅度到中度催眠,浅度催眠的放松状态有利于进行智慧和创造力的开发;在中度催眠状态中,随着体验者受暗示性增强,可以加入一些治疗指令,来达到理想的治疗效果。最后,漂浮和催眠共通点列举如下:

1. 催眠和漂浮都是通过高暗示性来对人进行影响的。
2. 催眠和漂浮都是在潜意识层面上进行。
3. 催眠和漂浮的体验者在事后都有轻松、愉悦的反馈。
4. 催眠和漂浮都有利于我们对自我的探索。
5. 催眠和漂浮都有利于我们的身心健康。

二、如何把催眠和漂浮结合起来

催眠在漂浮中的具体应用,主要分四个步骤:催眠漂浮前访谈、催眠漂浮方案的制定、催眠漂浮体验、催眠漂浮后访谈。

(一)催眠漂浮前访谈

对于初次体验漂浮的体验者,给予适当的告知和疑问解答,减少人们对于陌生事物的恐惧心理,提高漂浮体验的感受性。通过对体验者基本信息的收集,制定合适的催眠方案。对于再次体验的体验者,通过访谈来唤醒身体记忆,增加良性暗示,加深催眠漂浮体验效果,或者针对患者的具体需求,修改催眠方案。

具体操作方法:

1. **初次体验者**   首先,询问体验者了解漂浮的途径、对漂浮的总体认识、希望在漂浮中达成的体验目标。其次,禁忌排查,通过询问或者让体验者填写漂浮须知,排除不适合漂浮的体验者。对于不适合的体验者,一定要耐心解释清楚具体原因,保证催眠漂浮的安全性。最后,收集体验者的相关背景信息,包括年龄、性别、受教育程度、职业、宗教信仰、兴趣爱好、家庭背景等,通过这些结合体验者的体验目标,制定针对性的漂浮方案。

2. 再次体验者 首先,询问催眠漂浮后近段时间的效果,让体验者回忆上次漂浮中的一些经典体验。适当给予良好预期的暗示引导。然后,漂浮师与体验者一起商定本次催眠漂浮的目标。

举例说明:

例1:2018年6月5日上午10时,家住某区的李女士如约按时来到某漂浮馆,漂浮师张兴接待了她,下面是具体接待情景。

漂浮师:"李女士您好,路上还顺利吧? 我是今天负责接待您的漂浮师张兴,您可以称呼我小张,您先坐下来休息一下,顺便我们做个简单的谈话好吗?"

李女士:"小张您好,今天路上车多,所幸你们这里位置好找,还算顺利。你们这个漂浮馆规模很大,环境很好啊!"

李女士坐下,张兴倒好水,并双手递给李女士。李女士接过水,表示感谢,环顾四周,表情愉悦。张兴准备好《漂浮世界》《漂浮须知》《漂浮记录》、电子血压计、电子体温计备用。

漂浮师:"我可以称呼您李姐吗?"

李女士高兴地说:"当然可以。"

漂浮师:"李姐,您以前接触过漂浮吗?"

李女士:"没有,是小王和我说的,我和她是同事,前两天我们在一起聊天,我说最近睡眠不好,白天老是没精神,还容易发脾气。她就告诉我,她以前也是睡眠不好,导致情绪不稳定,经常发脾气。到医院检查也没查出病因,很是苦恼。后来经朋友介绍,体验漂浮后,睡眠改善了很多。她本人说效果挺好的,让我试试。我问她漂浮具体是怎么改善睡眠的,她说她也说不清楚,反正效果挺好的。让我最好到漂浮馆来亲身体验一下,还说这里的漂浮师很专业,能解答我的疑问。另外还嘱咐我要避开生理周期。我就来了。"

漂浮师:"是小王介绍您过来的啊。她人很好、挺热心的。李姐,看来您对漂浮还不是很了解,这样吧,我简单给您做个介绍吧。"

李女士:"那太好了,您说吧小张,我听着。"

张兴拿过《漂浮世界》翻到漂浮原理,给李女士介绍。

漂浮师:"李姐,您看这张图,这个就是漂浮的原理,这个叫漂浮舱,这是漂浮液,人漂浮的时候就浮在这个漂浮液中。"

这时候,李女士面露疑惑,张兴很敏锐地观察到李女士的表情,停止介绍。

漂浮师:"李姐,您有什么问题可以随时问我,我帮您解答。"

李女士:"小张,我想问,这个人怎么能浮在您说的漂浮液中呢? 您说的这个漂浮液到底是什么? 它对人体有危害吗?"

漂浮师:"李姐,您听说过死海吗?"

李女士:"死海当然听说过,我们那会儿上小学地理书上有。"

漂浮师:"李姐,这个漂浮液就和死海的海水类似,我们人体的密度和水的密度很接近,是 1.0,而这个漂浮液的密度为 1.2~1.3,所以人就很容易浮在上面,至于漂浮液不仅对人体无害,而且对人体还有很多好处,它可以改善人体的微循环系统,改善人的气血。这些都是经过反复实验验证,国家相关部门检验认证过的,您大可放心。"

李女士:"小张,那这个漂浮液是你们随时用随时配制吗? 还是回收重复利用?"

漂浮师:"李姐,您可真是个细心人,这个漂浮液是回收重复利用的。不过,这里涉及一些厂家的专利技术,我们使用的这家公司的智能漂浮舱,水处理是国内甚至国际上级别最高的。这样给您说吧,经过他们处理过的漂浮液是没有细菌和病菌残留的。而且,我们每做完一位客人都要对漂浮舱进行清洗、紫外线消毒和许多道工序,能达到饮用水标准。"

李女士:"小张,听完您的解答以后,我放心多了,您也不要怪我多问,我毕竟对这个不了解。"

漂浮师:"李姐,您不了解有顾虑很正常,我们有义务解答您的疑问,只有您放心了,心里踏实了,才能有更好的漂浮体验,不是吗?"

李女士:"对对对,小张,是这样的。另外,小张,那漂浮的时候是全裸还是可以穿内衣?"

漂浮师:"李姐,是这样的,原则上我们建议体验者是穿一次性内衣裤,非常轻薄。而且,我们这个漂浮舱和漂浮室不安装摄像头,完全可以保证您的隐私,我们通过操作台的麦克与舱内的对讲设备进行实时通话。"

李女士:"这样啊,那漂浮一次多长时间? 时间长了水会不会凉了啊?"

漂浮师:"李姐,漂浮一般是一次 40 分钟左右,智能漂浮舱的水温在漂浮过程中基本是恒温的,一般我们设定是 36℃。"

李女士:"小张,现代科技真是太发达了,这么长时间一直恒温,太好了。那你给我说说这个漂浮到底是怎么改善睡眠的呢,我最关心这个了。"

张兴翻开《漂浮世界》找到相关章节。

漂浮师:"李姐,睡眠障碍是一个很复杂的课题,现在医学也不能完全解决。我只能简单地就我所掌握的知识,结合漂浮的特点给您做个解答,如果讲得不到位还请您谅解。"

李女士:"小张,您太谦虚了,今天给我介绍漂浮就讲得很好。我听了您的讲解以后,从开始对漂浮一点都不了解,充满疑虑,到现在都有点迫不及待要体验一下了。"

漂浮师:"李姐,多谢您的认可。就我个人的理解,中年人的睡眠障碍除了一些疾病原因以外,和我们遇到的压力有很大的关系。如果是疾病导致,那最好到医院系统地检查治疗,不要耽误病情。如果医院检查不出原因或者医院认为是压力太大导致建议减压的,可以做催眠漂浮。催眠漂浮首先通过漂浮舱内的无重力、无光、少干扰、安全的特殊环境,让您很快地放松下来,再通过催眠引导和治疗指令,对您的身心进行一次全面的调理、净化,释放了您的压力,您的睡眠自然就得到改善了。当然,这只是我的浅显理解。很多人在催眠漂浮之后,改善睡眠的效果是很明显的。"

李女士:"我这个去医院检查了,大夫说身体没毛病。听您这么一讲,可能的确和压力有关吧,真希望漂浮以后能对我的睡眠有所改善。"

漂浮师:"李姐,我们也希望通过催眠漂浮来改善您的睡眠。这样吧,您看一下这个《漂浮须知》,看看有没有漂浮禁忌的情况,如果有不明白的地方您可以问我。"

张兴把打印好的《漂浮须知》递给李女士。李女士开始耐心仔细查看《漂浮须知》的内容。

《漂浮须知》

漂浮舱是一种辅助工具,目的是帮助体验者改善身心功能,提高生活质量。

进入漂浮舱之前,体验者需签署《知情同意书》,并熟读以下条款。

Ⅰ.漂浮禁忌(以下人群不适合漂浮)

1. 重型精神病急性发作、癫痫患者,其他不具备自制力者。

2. 急性心脏病患者。

3. 幽闭恐惧症患者。

4. 严重肾脏疾病患者。

5. 有皮肤病、皮肤破损者。

6. 传染病源携带者。

7. 经期女性。

8. 没有监护人陪伴的未成年人,年龄太大、行动不便的老年人。

9. 染发后未超过 7 天者,因其容易在漂浮液中褪色,影响漂浮液的成分和功用。

Ⅱ.漂浮流程

1. 漂浮前,请勿空腹或吃得太饱,以免漂浮过程中产生不适感。

2. 进舱前,体验者先做好淋浴,把耳塞塞入双耳,戴上充气脖枕;新型智能舱不必戴枕,在舱内已做好。

3. 戴眼镜者,请将眼镜放置于漂浮舱外,或舱内干燥的平台之上;佩戴隐形眼镜者,最好在进舱前将隐形眼镜取出。

4. 入舱后,请按漂浮师指导的方向平躺下来,双手双脚打开,保持放松,等待注入漂浮液。

5. 当漂浮液注入完毕后,体验者会感到身体在漂浮液中呈失重漂浮状态。

6. 每次漂浮时长 40 分钟左右;漂浮过程中可做到全程无声、无光刺激。

7. 漂浮过程中,漂浮师会全程通过舱内收音设备了解体验者状况,并通过扩音设备对体验者进行心理咨询和引导。

8. 漂浮溶液为高浓度矿物盐溶液,有可能会对皮肤黏膜产生轻微刺激,体验者尽量避免让漂浮液进入耳道、鼻腔和眼睛里即可,无需过分担心。

9. 个别体验者在漂浮过程中因新陈代谢加快,或对失重环境敏感而出现口渴、饥饿、轻微眩晕等状况均属正常现象。

10. 如果漂浮过程中确实出现身体不适,可随时呼叫舱外漂浮师终止漂浮。

11. 漂浮结束时需等待漂浮液退净,再缓慢起身走出漂浮舱,因舱内残余漂浮溶液比较黏滑,当心滑倒。

12. 出舱后再次淋浴,避免溶液残留在皮肤与毛发上。

13. 漂浮结束后,部分体验者可前往整理室,接受整理。

我承诺,不存在上述漂浮禁忌证中的任何一种;如出现上述问题,会第一时间告知漂浮师。

(体验者签名)

我承诺,已仔细阅读并了解整个漂浮流程,不明白之处已向漂浮师询问,并获得满意解答。

(体验者签名)

漂浮师签名: 日期:

李女士:"小张,我看完了,我没有这里边说的禁忌。"

漂浮师:"李姐,太好了,您在下边体验者签名的地方,签名吧。"

张兴把签字笔递给李女士,李女士在纸上签名。张兴接着拿出了《漂浮记录》单页。

漂浮师:"李姐,在漂浮之前,您还需要填写一下这个登记表,基本信息栏和因何前来,这几项您填一下,漂浮后反馈是漂浮完再填写的。"

张兴把《漂浮记录》单页递给李女士,李女士开始填写。片刻填写完毕。

漂浮记录(表7-1)单页内容示范如下:

表7-1 漂浮记录

姓名		性别		出生日期	年 月 日
职业		电话		漂浮日期	年 月 日
婚姻情况		身高/体重	/	第几次/操作人	/
因何前来	1. 生理健康				
	2. 心理健康 2.1 精神压力 2.2 抑郁 2.3 焦虑 2.4 睡眠问题 2.5 成瘾行为				
	3. 其他 3.1 慢性疼痛 3.2 体能恢复 3.3 提高运动能力 3.4 提高学习成绩 3.5 减肥 3.6 高血压				
	4. 是否结合减压访谈:是/否				

续表

身心数据	漂浮前　血压：　心率：　体温：　身心状态自评：
	漂浮后　血压：　心率：　体温：　身心状态自评：
漂浮引导语	
漂浮后体验者反馈	

张兴使用电子血压计和体温计帮李女士检测身体,并做了笔录登记,检测值在正常范围内。

漂浮师:"李姐,您的血压和体温都很正常,一会儿我们就可以做漂浮了。鉴于您主要是想解决睡眠问题,我会结合您的具体情况,给您做一个催眠漂浮的方案,在这之前,还需要问您几个问题,可以吗?"

李女士:"当然可以,您说吧。"

漂浮师:"李姐,我看您的职业是会计,您有宗教信仰吗?"

李女士:"没有。"

漂浮师:"李姐,那您对瑜伽或者冥想这些了解吗?"

李女士:"瑜伽也练过几天,没有坚持。冥想不太了解。"

漂浮师:"李姐,您有过瑜伽的经验,那么放松应该不难做到。"

李女士:"小张,我就是平时太紧张了,老是放松不下来。您刚才说催眠漂浮,是一回事还是先做漂浮,再做催眠,我对催眠不太了解。"

漂浮师:"李姐,催眠漂浮是合在一起做的,您漂浮的过程中,我就可以给您做催眠。至于催眠说来话长,不过,针对您的睡眠问题,我给您下的催眠指令都是有助于您睡眠改善的。"

李女士:"小张,真是太感谢您了!"

催眠漂浮前访谈结束。

总结分析:这是一次比较典型的成功访谈,漂浮师通过对体验者称呼的改变,由李女士到李姐,迅速拉近了两者之间的关系,让体验者的陌生感瞬间消失,亲切感油然而生。作为一个合格的漂浮师,亲和力是一个硬指标。另外,漂浮师还必须具有敏锐的观察力。漂浮师在做原理介绍过程中,发现李女士面带疑惑时,及时停下来,询问原因,而不是滔滔不绝地或者像背书一样做原理介绍。我们在访谈的时候,一定要多观察体验者的表情变化,当发现对方有疑惑的时候,一定要问清楚对方对什么疑惑,不要怕自己被打断。我们可以从体验者疑惑的地方,来了解体验者关心的问题,有针对性地做解答,这样一个漂浮师在体验者眼里是既专业又贴心的形象。那么,在接下来的过程中,体验者就会对漂浮师的建议顺理成章地接受。当遇到体验者的问题相对比较尖锐或者存在误解的时候,漂浮师要先适当地给予认同,然后再引导到正题上来。这里的认同不是认同他的观点,而是对他发现问题、提出问题的态度表示认同,不管问题专业不专业,至少说明态度是认真的,是认真对待这个事情的。面对误解时,避免急躁是一种智慧的表现。另外,我们在解答体验者的疑问时,要充分考虑对方的文化背景,做到回答问题简略适当,通俗易懂,在准确的前提下做到有效。避免回答问题的时候牵扯太多知识。上例中,李女士对于催眠的提问,漂浮师回答就很到位,李女士主要是关心自己睡眠问题的解决而非催眠,只是因为漂浮师提到催眠,而她自己又不了解,所以才产生的问题,而不是她本身就关心催眠。催眠是一个很大的话题,所以,漂浮师只简单地进行相关回答而没有展开话题。那么,是不是漂浮师本来就不该提起催眠呢,自己认为该怎么做就怎么做,说了她也不懂,还会引起麻烦。许多时候,我们因为怕麻烦,怕产生新的问题,就对一些问题采取了回避。这种做法作者不是很赞同。因为体验者对自己参与的事情有知情,适度的解释好于不做解释。在解答问题的时候,分清主次,哪些要重点解答,哪些可以简单解答才是关键。

(二)催眠漂浮方案的制定

1. 原则　根据体验者的具体需求,制定合理的催眠漂浮方案。为了保证体验者的体验效果,要求漂浮师充分考虑体验者的个体差异,保持适当的灵活性,避免教条主义。

2. 针对人群　潜能开发类人群、亚健康状态人群、神经症人群。

3. 总体方案

(1)对于有潜能开发需求的人群,催眠漂浮要求放松引导以后给予益智类指令。

(2)对于亚健康状态的人群,催眠漂浮要求放松引导以后给予身体修复指令。

(3)对于神经症人群,催眠漂浮要求放松引导以后给予相应的治疗指令。

4. 具体方案　三类人群的详细催眠方案制定方法,将在下一部分详述。这里简单列举两种亚健康状态人群方案的制定方法:

(1)单纯需要改善睡眠的:完整的引导词＋"在催眠漂浮结束之后,你的睡眠得到改善……"(就是访谈中发现的问题)。可以使入睡时间变短、睡眠质量提高、醒后精力充沛。

(2)疼痛为主的:完整的引导词＋"在催眠漂浮结束之后,你的某个部位得到缓解,身体得到迅速的恢复,身体越来越健康了。"某个部位就是具体疼痛的部位,但是不能说疼痛得到缓解。

(三)催眠漂浮体验

在正式体验之前,漂浮师需要带领体验者参观熟悉漂浮舱,介绍洗浴设备的使用方法。漂浮师还需要简单介绍漂浮过程中,可能会遇到的常见问题和注意事项。

催眠漂浮的具体操作方法,就是体验者在漂浮的过程中,漂浮师通过放松引导结合相应的指令来使其达到最理想的体验效果。放松引导的方法有很多种,笔者这里提供的范文,是笔者自己经常使用的,体验者反馈效果也很理想的一个版本,仅供参考。当然,漂浮师可以结合自己的实践经验和体验者的实际需求来自己总结、制定自己的催眠引导词。

1. 漂浮催眠完整引导语

现在我们开始做放松训练。

现在开始放松你的头发,你感觉到你的头发变得越来越放松,越来越舒服了。

现在开始放松你的头皮,你感觉到你头皮的肌肉变得越来越放松,越来越舒服了。

现在开始放松你的额头,你感觉到你额头的肌肉变得越来越放松,越来越放松了。

现在开始放松你的眉毛,你感觉到你的眉毛变得越来越放松,越来越柔软了。

现在开始放松你的上眼皮,你感觉到你上眼皮的肌肉变得越来越放松,越来越放松了。

现在开始放松你的下眼皮,你感觉到你下眼皮的肌肉变得越来越放松,越来越放松了。

现在开始放松你的眼球,你感觉到你眼睛的眼球变得越来越放松,越来越透明了。

现在开始放松你的鼻子,你感觉到你的鼻腔变得越来越通畅,越来越舒服了,你感觉到内心当中的紧张、焦虑、不安的情绪,都随着你的呼吸,逐渐被排到身体之外去了。

现在开始放松你面部的肌肉,你感觉到你面部的肌肉变得越来越放松,越来越舒服了。

现在开始放松你的上嘴唇,你感觉到你上嘴唇的肌肉变得越来越放松,越来越放松了。

现在开始放松你的下嘴唇,你感觉到你下嘴唇的肌肉变得越来越放松,越来越放松了。

现在开始放松你的牙齿,你感觉到你的牙齿变得越来越放松,越来越放松了。

现在开始放松你的舌头,你感觉到你的舌头变得越来越放松,越来越柔软了。

现在开始放松你的喉咙,你感觉到你的喉咙变得越来越通畅,越来越舒服了。

现在开始放松你的耳朵,你感觉到你的耳朵变得越来越放松,越来越灵敏了。

现在开始放松你的后脑勺,你感觉到你后脑勺的肌肉变得越来越放松,越来越舒服了。

现在开始放松你脖子周围的肌肉,你感觉到你脖子周围的肌肉变得越来越放松,越来越舒服了。

现在开始放松你的肩膀,你感觉到你的肩膀变得越来越放松,越来越舒服了。

现在开始放松你的大胳膊(上臂),你感觉到你大胳膊的肌肉变得越来越放松,越来越舒服了。

现在开始放松你的小胳膊(前臂),你感觉到你小胳膊的肌肉变得越来越放松,越来越舒服了。

现在开始放松你的手掌,你感觉到你的手掌变得越来越放松,越来越柔软了。

现在开始放松你的十个手指,你感觉到你的手指变得越来越放松,越来越灵活了。

现在开始放松你的脊椎,你感觉到你脊柱的脊椎,从上到下,从左到右,从里到外,一节一节变得越来越放松,越来越舒服了。

现在开始放松你胸部的肌肉,你感觉到你胸部的肌肉变得越来越放松,越来越放松了。

现在开始放松你腹部的肌肉,你感觉到你腹部的肌肉变得越来越放松,越来越舒服了。

现在开始放松你臀部的肌肉,你感觉到你臀部的肌肉变得越来越放松,越来越舒服了。

现在开始放松你的大腿,你感觉到你大腿的肌肉变得越来越放松,越来越放松了。

现在开始放松你的膝盖,你感觉到你膝盖的关节变得越来越放松,越来越灵活了。

现在开始放松你的小腿,你感觉到你小腿的肌肉变得越来越放松,越来越舒服了。

现在开始放松你的踝关节,你感觉到你的踝关节变得越来越放松,越来越灵活了。

现在开始放松你的脚跟,你感觉到你的脚跟变得越来越放松,越来越舒服了。

现在开始放松你的脚掌,你感觉到你的脚掌变得越来越放松,越来越柔软了。

现在开始放松你的十个脚趾,你感觉到你的脚趾变得越来越放松,越来越灵活了。

现在开始全身整体的放松,你感觉到你的整个身体从头到脚,从上到下,变得越来越放松,越来越舒服了,你感觉到你的整个身体,开始慢慢地消融,慢慢地融到水里去了。

你的心灵自由了,你感觉到特别的畅快,特别的舒服。好!漂浮引导到此结束,请你静静地躺在漂浮舱中,尽情地享受漂浮带给你的快乐和愉悦。你被幸福包围着!

各种用途的催眠指令,是漂浮师根据自己长期实践经验总结制定的。下指令的具体方法和漂浮师的习惯相关。这里分享一些经验,供大家参考,同时也希望有识之士提出宝贵的意见。

2. 潜能开发催眠引导语　使用精简版的引导词,在全身放松以后,加入如下指令：

现在开始想象一团白色的光芒,白色的光芒照耀着你的大脑,在白色的光芒照耀下,你的大脑处在一种宁静、祥和的功能状态,你的脑细胞变得越来越活跃,脑神经细胞突触迅速增加,像藤蔓一样越长越快、越长越密,你的大脑整体功能得到了提升,你的记忆力得到了成倍的提升,你的理解能力得到了提升,你的智力得到了提高,你变得越来越自信了。

精简版的引导词就是,只念部位,稍作停留等待,或者加"好"。例如：

现在开始放松你的头发,好,(或者等两三秒)。

现在开始放松你的头皮,好,(或者等两三秒)。

现在开始放松你的额头,好,(或者等两三秒)。

现在开始放松你的眉毛,好,(或者等两三秒)。

3. 亚健康状态催眠引导语

(1)亚健康状态指身体虽然没有患病,却出现生理功能减退、代谢水平低下的状态。主要表现是疲劳、胸闷、头疼、失眠、健忘、腰背酸痛、情绪不安、做事效率低下等。因处于健康与疾病之间的状态,所以也叫第三状态。

白领阶层是亚健康状态的主要人群。紧张的工作和生活的压力,造成白领阶层人士生理与心理的双重疲劳。据我国一项专题调查显示,北京市高级职称的中年知识分子中,竟有高达75.3%的人处于亚健康状态。更令人担忧的是,有85%以上的企业管理者处于慢性疲劳状态或亚健康状态,这是由他们所处的特殊工作、生活环境和行为模式所决定的。

白领阶层社会生活节奏快、心理压力大,都市生活的繁杂,人际关系的复杂,难以避免的风险,意料不到的挫折,环境质量的恶化,生活不规律,特别是吸烟、酗酒、暴饮暴食、缺乏必要的运动,使很多人陷入亚健康状态。

(2)针对以上特点,催眠以能量补充为主要指令。

使用完整的催眠引导词,在"你的心灵自由了,你感觉到特别的畅快,特别的舒服。"之后,加入如下指令：

现在开始想象您正悬浮在无垠的宇宙太空中,一道白色的光芒通过您的头顶穿过您的身体照到您的脚心,在白色光芒的照耀下,您的身体开始迅速地补充能量,白色的光芒照耀着您的身体,在白色光芒的照耀下,您的身体充满了能量,您精神焕发,身心愉悦。白色的光芒净化了您的身心,白色的光芒提升了您的能量状态。您的身体变得越来越健康,您的肌肉变得强壮有力,肌肤变得充满光泽,您的情绪变得越来越稳定,您变得越来越乐观了,您对身边的人充满了吸引力,您更加自信了。

4. 神经症的辅助治疗引导语 神经症已经是疾病,首先建议患者到医院检查,服用药物治疗。而在药物治疗的同时,为了达到更好的疗效,辅以催眠漂浮治疗也是一种不错的选择。治疗是一个严谨的医学问题,使用的催眠指令,必须有医学理论的支持。我们的治疗思路主要是参考中医的情志理论、五行理论和辨证施治理论,再借鉴其他学科的治疗理论。神经症的治疗是一个古老而又常新的医学问题,从神经症的产生到现在为止,医学工作者一直在探讨、实践。

(1)恐怖性神经症:又称恐怖症,恐惧症,是以恐怖症状为主要临床表现的神经症,所害怕的特定事物或处境是外在的,尽管当时并无危险,恐怖发作时往往伴有显著的植物神经症状,患者极力回避所害怕的处境,他本人也知道害怕是过分的、不应该的或不合理的,但并不能防止恐怖发作。

治疗思路:《黄帝内经·素问·五运行大论》,"其志为恐,恐伤肾,思胜恐。"脾在志为思。那么对于恐怖症的治疗思路就是在肾和脾上做相应的调整。再依据恐怖症的临床表现是虚症,那么采取补法。五色对五脏,黑色入肾,黄色入脾。那么催眠指令就产生了:

现在开始想象,一团黑金色的光芒,黑金色的光芒照耀着您的肾脏,在黑金色的光芒照耀下,您的肾脏功能得到了加强。您的肾脏更强大了。现在开始想象一团金黄色的光芒,金黄色的光芒照耀着您的脾,在金黄色的光芒的照耀下,您的脾脏功能得到了加强,脾的运化能力得到了提升。

在这里特别声明使用光疗或者光能量补充方法时,一般说来不要单纯下黑色光的指令。

(2)焦虑性神经症:简称焦虑症,是以广泛性焦虑症(慢性焦虑症)和发作性惊恐状态(急性焦虑症)为主要临床表现,常伴有头晕、胸闷、心悸、呼吸困难、口干、尿频、尿急、出汗、震颤和运动性不安等症状,其焦虑并非由实际威胁所引起,或其紧张惊恐程度与现实情况很不相称。

治疗思路:头晕、胸闷、心悸、呼吸困难,与心、肺功能关系密切。口干、尿频、尿急、出汗、震颤和运动性不安,和植物神经功能紊乱相关。临床上还发现肠道问题也能引起焦虑症状,最明显的表现就是易激惹。主要调理部位为大脑、心、肺、大小肠。

催眠指令如下:

现在开始想象,一团白色的光芒,白色的光芒照耀着您的大脑,在白色光芒的照耀下,您大脑的整体功能得到了修复,您的植物神经功能迅速地调整、恢复,您的情绪越来越稳定了。现在开始想象,一团白色的光芒,白色的光芒照耀着您的肺,在白色光芒的照耀下,您的肺功能迅速恢复,您的肺变得越来越健康,越来越强壮有力了,您的呼吸越来越通畅了。内心当中的紧张、焦虑、不安的情绪都随着您的呼吸被排到体外去了。现在开始想象,一团红色的光芒,红色的光芒照耀着您的心脏,在红色光芒的照耀下,您的心脏功能得到了强化,您的心脏越来越健康、越来越强壮有力了,您的心脏供血功能稳定、良好,您的心率正常了。现在开始想象,一团白色的光芒,白色的光芒照耀着您的大小肠,在白色的光芒的照耀下,您的肠道越来越通畅,越来越健康,肠道的蠕动能力得到了增强。您的大小便功能得到了改善,您的身体越来越好了。

(3)强迫性神经症:简称强迫症,属于焦虑障碍的一种,是以反复的持久的强迫观念或/和强迫动作为主要症状,患者意识到这种强迫观念、意向和动作是不必要的,但不能控制。患者为这些强迫症状所苦恼和不安。患者虽体验到这些想法或冲动是来源于自身,极力抵抗,但始终无法控制,二者强烈的冲突使其感到巨大的焦虑和痛苦,影响学习工作、人际交往甚至生活起居。

治疗思路:《黄帝内经·素问·灵兰秘典论》记载"胆者,中正之官,决所出焉。"《黄帝内经·素问·六节脏象论》,"凡十一脏取决于胆也。"主要调理部位为大脑、心、肝、胆、大小肠。

催眠指令如下:

现在开始想象,一团金黄色的光芒,金黄色的光芒照耀着您的大脑,在金黄色光芒的照耀下,您的大脑控制功能得到了迅速的提升,您大脑对身体的把控能力越来越强,您越来越自信了。现在开始想象一团红色的光芒,红色的光芒照耀着您的心脏,在红色光芒的照耀下,您心脏的功能越来越强大,越来越稳定了,您的心脑功能得到了整体的提升,心与脑的配合越来越协调,越来越默契了。现在开始想象一团绿色的光芒,绿色的光芒照耀着您的胆,在绿色光芒的照耀下,您胆的功能得到了强化和提升,您变得越来越自信,越来越有决断力了。现在开始想象一团白色的光芒,白色的光芒照耀着您的肝,在白色光芒的照耀下,您的肝脏越来越健康,造血功能得到了提升,血液质量得到了提高。现在开始想象一团白色的光芒,白色的光芒照耀着您的肠道,在白色光芒的照耀下,您的肠道得到了净化,蠕动功能得到了提升。

下面举例说明:

例2:2018年7月4日下午13:00,漂浮师赵某正在为商界梁女士做催眠漂浮。梁女士42岁,最近面临很大的压力,具体压力的内容涉及个人隐私,不便透露,梁女士很纠结、很痛苦。下面是漂浮师给梁女士做漂浮的具体操作:

梁女士洗浴完后,平躺在漂浮舱中,并通过舱内扩音设备告知漂浮师已经躺好。

漂浮师:"梁姐,您戴好耳塞了吗? 如果您戴好耳塞了,我就要往舱内注入漂浮液了。"

梁女士:"耳塞,小赵,不好意思,我刚才忘戴了,您能给我开一下门吗?"

漂浮师:"好的,梁姐,舱门马上给您打开,请不要慌,慢慢起身。"

漂浮师通过控制平台,打开舱门,梁女士起身出舱,戴好耳塞,再次入舱平躺好,并告知漂浮师。(这里补充说明一下,为了保护体验者的隐私,漂浮师以及操作平台,与漂浮舱和洗浴设备之间是隔开的,也就是说,体验者和漂浮师在漂浮过程中,主要是通过扩音设备来沟通联系。)

漂浮师:"梁姐,接下来漂浮液注入的过程,可能会有一点点声音,请您耐心等待,过一会儿就好了。"

梁女士:"好的,小赵。"

漂浮师通过操作平台开始设置,漂浮时间 40 分钟,灯光模式为星光灯,背景音乐为钢琴曲。设置完毕后,漂浮舱内开始注水,5 分钟后,注水完成,漂浮倒计时开始。

漂浮师:"梁姐,漂起来了吗?"

梁女士:"漂起来了。"

漂浮师:"好,接下来,我给您做一个引导吧!"

梁女士:"好。"

漂浮师:"先做呼吸训练,在这个过程中,闭紧嘴巴,用鼻子呼吸,我说呼气,您就用鼻子往外排气,我说吸气,您就用鼻子往内吸气,我说自然呼吸,您就按自己原来的呼吸方式呼吸,一定要跟着我的节奏,听明白了吗?"

梁女士:"听明白了。"

漂浮师:"好,现在开始做呼吸训练,呼气……呼气……吸气……吸气……吸气……呼气……呼气……吸气……好,自然呼吸。"

漂浮师:"现在我们开始做放松训练。

现在开始放松你的头部,你感觉到你头部的肌肉变得越来越放松,越来越舒服了。

现在开始放松你的额头,你感觉到你额头的肌肉变得越来越放松,越来越放松了。

现在开始放松你的眼部,你感觉到你眼部的肌肉变得越来越放松,越来越放松了。

现在开始放松你的鼻部,你感觉到你的鼻腔变得越来越通畅,越来越舒服了,你感觉到内心当中的紧张、焦虑、压抑、不安的情绪,都随着你的呼吸,逐渐被排到身体之外去了。

现在开始放松你面部的肌肉,你感觉到你面部的肌肉变得越来越放松,越来越舒服了。

现在开始放松你脖子周围的肌肉,你感觉到你脖子周围的肌肉变得越来越放松,越来越舒服了。好! 漂浮引导到此结束,请您静静地躺在漂浮舱中,尽情地享受漂浮带给您的快乐和愉悦。您被幸福包围着!"

梁女士:"好。"

在梁女士漂浮的过程中,漂浮师一直通过控制台显示屏,观察漂浮舱内各项指标,如水温、氧气量等。时间在一分一秒的过去,整个过程都是安静的。当漂浮倒计时显示还有 12 分 10 秒的时候,忽然听到梁女士很大的一声呼气,好像要把压抑的东西从身体清除出来一样。然后就又回归平静。整个过程漂浮师一直在盯着控制台的显示屏。随着倒计时的结束,漂浮体验完成,漂浮舱开始回收液体。

漂浮师："梁姐,漂浮马上就要结束了,您现在可以慢慢地活动一下您的四肢,等漂浮液回收完毕以后,您抓紧旁边扶手,慢慢起身,注意脚下可能有点黏滑,然后出舱再次洗浴就可以了。"

梁女士："好的,太感谢您了,小赵。"

大约5分钟后,漂浮液回收完毕,梁女士出舱洗浴。半小时后,梁女士容光焕发、精神抖擞、面带笑容,整装出现在漂浮师面前,漂浮体验结束。

梁女士对漂浮师说,她在舱内想了很多最近一直纠结她的事情。最后,终于想明白了,看着满天的星光,她感到宇宙太伟大了,自己太渺小了,自己一直纠结的那些东西,让自己的人生失去了光彩,她要放下,她要……

总结分析:尽管漂浮前漂浮师会反复告知体验者要戴好耳塞,然而,实际中部分体验者还是会因为各种原因而忘记戴耳塞。所以,在体验者入舱之后,漂浮师需要询问确认。对于类似事项,比如让体验者不能戴金属物品进入漂浮舱等,最好也要确认。本例中梁女士一直纠结一些现实问题,需要一个好的思考环境,所以,漂浮师在头部放松引导完成以后就结束了引导。完整的引导词可能会让她瞌睡。当然,不引导也可以,不过大量案例反馈如果不引导,40分钟的漂浮时间会显得太短。恰如其分的引导会让体验者更快地进入状态。漂浮倒计时12分10秒时出现的那次大声呼气,和漂浮体验结束后梁女士的话语中透露的信息,反映出梁女士在漂浮体验中完成了思想的转变。本案例中没有加入治疗指令,就是要给体验者一个自我思考的空间,实现自我智慧的提升。

(四) 催眠漂浮后访谈

在漂浮体验之后,很多体验者都有倾诉的欲望,所以,在漂浮之后,最好给体验者一个倾诉的空间。通常,漂浮师只要静静地倾听,适度地回应,做一个很好的倾听者,和体验者一起分享他们的感悟就可以了。当然,漂浮师在倾听的过程中如果发现了很好的切入点,也可以给体验者进行适当的心理咨询,具体情况需要漂浮师自己把握。

漂浮体验后的访谈,最好控制在20分钟以内,这样体验者既得到了情感的宣泄,漂浮师也可以通过共情来巩固漂浮的疗效。倾听、共情、关注、支持就是漂浮后访谈的主要技术手段。如果在催眠漂浮体验中漂浮师给予体验者治疗指令,那么漂浮师还可以借助漂浮后访谈来强化暗示,达到更好的治疗效果。

下面举例说明:

例3:2018年5月18日下午15:30,金女士体验漂浮,漂浮师李某接待并为其提供漂浮服务。金女士年龄45岁,职业教师,家中亲人刚过世(医疗事故),最近3个月一直心情压抑,情绪低落。好友推荐来做漂浮,金女士漂浮后洗浴完毕来到会谈室。下面是漂浮师和金女士的对话。

漂浮师："金姐,漂浮以后,看您容光焕发,气色好多了,怎么样,跟我分享一下您此刻的感受吧!"

金女士："小李,这次体验真是太美好了! 谢谢您,让我有这样一次难忘的体验。漂浮太伟大了!"

漂浮师："金姐,您太客气了,得到您的认可是我们最大的荣幸。"

金女士："说实话,刚开始有点紧张,在您的放松引导之下,很快就进入了一种无我的状态,我开始重温生命的历程,体验着种种感动,在整个过程中,我的内心是平和的、宁静的,我感悟到了生命的伟大意义,对于母亲的离开终于能够释怀了,谢谢漂浮给了我这种重生般的体验。"

漂浮师："金姐,太好了,恭喜您对人生有了新的领悟!"

金女士："在母亲离开的这3个月,我一直沉浸在对她的怀念之中,母亲为了我们含辛茹苦,我们现在生活条件好了,她却匆匆走了,我的内心充满了遗憾和愧疚,我不知道该和谁去诉说这些,我经历过很多不眠之夜,本以为随着时间的推移,内心的伤口会自愈,没想到自己越陷越深,工作没心思,家庭也没精力照顾,自己的人生完全沦陷了。虽然,也曾努力告诫自己要振作起来,可是,真的很难做到。"

漂浮师："嗯!"

金女士："在来做漂浮之前,我是抱着试试看的态度,毕竟,我的心结我自己清楚,可是,自己就是走不出来。在漂浮中,自己的身体跟着引导,完全放松之后,我和自己做了一次意味深长的内在对话,我和自己重温了生命的历程,升华了对母亲的爱,我终于放下了,一切的安排都是最好的! 我觉得我的人生该开始新的旅程了。真的感谢您,感谢漂浮!"

漂浮师："金姐,听了您这些发自肺腑的感慨,看到您气色的转变,得知您真的走出来了,我真心地替您高兴!"

金女士："谢谢!"

金女士这时留下了喜悦的泪水,是自己重生后的喜极而泣。漂浮师递上了纸巾。

金女士："小李,我一定会给我的朋友推荐漂浮的,这个体验太美好了。"

漂浮师："金姐,谢谢您,正是有像您一样的热心人支持和勉励,才使我们的漂浮事业蒸蒸日上!"

总结分析:漂浮后访谈的目的,主要是给体验者一个诉说的空间。本案例中金女士猝然遭遇了人生的重大打击,亲人离世,情绪低落,心情压抑,这是典型的创伤后应激障碍表现。给她一个可以宣泄自己内心情感的空间是最好的治愈方法。漂浮师不需要太多的说教,让她把自己内心的体验和感受淋漓尽致地表达出来就好了。本例中,由于涉及个人隐私,内容做了相应的删减和调整,但主要意思已经明了,示范的作用已经达到。

漂浮体验后的反馈,对于漂浮师来说是很重要的,一个漂浮师的成长,离不开这些体验者的真实反馈。漂浮师的经验就是从这些点点滴滴的过程中积累起来的。善于利用这些资源,在这些经历中成长,是一个合格漂浮师的必备素养。

第三节　如何提高体验者的感受性

引导是提高漂浮催眠体验感受性的关键,对于漂浮师来说,正确引导体验者是一项必备技能。

在大量的漂浮案例中,体验者最关心的问题是体验的感受。而体验者感受方面的差异,除了与其自身个体素质差异相关之外,漂浮师所采用的漂浮方案和引导方法,也是影响感受性的重要因素。漂浮完全可以在不引导的情况下进行,而且,也有很好的体验性。因为最初的漂浮就是倡导无声、无光、无重力、无干扰的。然而,在实际体验当中,体验者往往反映,开始紧张,慢慢进入状态了时间到了。也就是进入漂浮状态的过程变长了,体验感受的部分相对变短了。漂浮体验的最理想时长是 40~90 分钟,时间太长了,体验效果就会打折扣。

引导的目的就是尽快让体验者进入状态,就是为了让体验者有更多的时间去享受漂浮,享受漂浮给他带来的惊喜。如果,体验者很长时间进入不了状态,在里边无所事事,那么真不敢说漂浮是一种享受。

一、把握原则

1. 初次漂浮最好引导,有助于抵消体验者对漂浮的兴奋或恐惧导致的不适,更快进入漂浮体验状态。

2. 如果体验者主动要求不用引导,可以不引导。

3. 引导要把握好时机和节奏,当体验者已经进入状态,就可以停止。

4. 引导是为了让体验者更好地感受漂浮、体验漂浮,而不是为了引导而引导。

引导就是一种暗示,一种积极的暗示。有的体验者喜欢音乐,就给他加入背景音乐,因为漂浮舱是个特殊的环境,音乐的选择和音量的高低,最好征求体验者的意见。大部分的体验者可以通过背景音乐加引导词达到完美的体验效果。

二、漂浮引导词使用方法

至于引导词应如何使用,作者结合实践经验在这里给出如下参考建议。

1. 对于比较急躁的体验者,可以采用纯音乐的引导方式。如果需要做催眠,那么就用精减版的引导词,在引导完以后,加入相应的催眠指令。最后一定要给予体验者祝福,加上"你被幸福包围着!"。

2. 对于心里纠结的体验者,用标准版的引导词,引导到头部放松完成即可。例如:

现在开始放松你的头发,你感觉到你的头发变得越来越放松,越来越舒服了。

现在开始放松你的头皮,你感觉到你头皮的肌肉变得越来越放松,越来越舒服了。

……

现在开始放松你脖子周围的肌肉,你感觉到你脖子周围的肌肉变得越来越放松,越来越舒服了。好!漂浮引导到此结束,请你静静地躺在漂浮舱中,尽情地享受漂浮带给你的快乐和愉悦。你被幸福包围着!"

3. 对于性格相对内向、温和的体验者,可以给予背景音乐加完整的引导词。

三、漂浮引导案例分析

下面是实践当中对体验者进行引导的具体案例,仅供参考。

案例一(表 7-2)

姓名:王某　性别:男　年龄:18 岁　职业:学生　婚姻:未婚

表 7-2　案例一记录

漂浮次序	日期	漂浮引导方式	漂浮时长	漂浮反馈
首次	2017 年 8 月 27 日	无	1 小时	无
第二次	2017 年 11 月 14 日	音乐、灯光	40 分钟	舒服、轻松
第三次	2017 年 11 月 23 日	音乐、灯光	30 分钟	身体松弛、很愿意漂浮、出来高兴、乐了
第四次	2017 年 12 月 8 日	音乐、无光	30 分钟	安静
第五次	2017 年 12 月 15 日	无	30 分钟	松弛、安静、想以后做些什么

总结分析:本案例中,在第一次体验时,漂浮师没有给体验者任何引导,体验者体验完反馈一般,间隔了大约 3 个月才在漂浮师的建议下又做漂浮。漂浮师根据体验者以前的反馈信息做了调整,采用了背景音乐加灯光,过渡到无光,再过渡到不做引导。漂浮时长从 1 小时调整到 40 分钟,最后固定在 30 分钟。从漂浮体验者的反馈中,看到体验者的体验感受性发生了微妙的变化,进入状态越来越快,感受性越来越好。最后开始进入自我探索的状态。所以,漂浮师接待体验者的过程是一个动态灵活的过程,不能生搬硬套,一成不变。漂浮师的目的是尽快找到适合体验者的方案,在执行中微调达到体验者体验目标的效果最大化,实现漂浮师和体验者的双赢。

案例二（表 7-3）

姓名：王某　　性别：男　　年龄：21 岁　　职业：厨师　　婚姻：未婚

表 7-3　案例二记录

漂浮次序	日期	漂浮引导方式	漂浮时长	漂浮反馈
首次	2018 年 3 月 5 日	音乐	1 小时	热
第二次	2018 年 3 月 7 日	音乐、放松引导	40 分钟	这次比上次做得好

总结分析：本案例中，漂浮师先是给体验者以背景音乐做引导，时长设置 1小时，体验者体验完后，反馈只是热，漂浮师仔细询问体验者后得知，体验者并没有按照漂浮师的指导，平躺在漂浮液中，而是双手支撑在漂浮舱的内部边沿上，像浴缸泡澡一样支撑了 1 个小时。时隔 1 日后，体验者再次做漂浮，漂浮师除了嘱咐一定要平躺在漂浮液中，还给予了体验者放松引导，漂浮时长设定成 40 分钟。漂浮结束后，体验者反馈就变好了。体验者由于背景文化的不同，对于漂浮的理解也不同，本例中，体验者把漂浮当成了泡澡，所以，漂浮师让他平躺在漂浮液中，他就不会执行。事后漂浮师仔细询问，才知道真相，体验者改变体位以后，感受性变好。给我们的启示是，漂浮师一定要对体验者在漂浮前访谈中深入了解，然后做好相关的说明。这里也提醒漂浮师，对于反馈不好的体验，一定要耐心仔细询问体验者，找到原因加以改善。

案例三（表 7-4）

姓名：张某　　性别：男　　年龄：19 岁　　职业：自由职业　　婚姻：未婚

表 7-4　案例三记录

漂浮次序	日期	漂浮引导方式	漂浮时长	漂浮反馈
首次	2018 年 4 月 7 日	音乐、放松引导	40 分钟	头有点仰、脖子有点不得劲、放松了
第二	2018 年 4 月 8 日	音乐、放松引导	40 分钟	手抱头后很舒服，很放松很享受

总结分析：本案例中，漂浮师在首次就给予体验者放松引导，体验者在漂浮完成后的反馈中，提到自己放松了，至于身体、脖子等部位的轻微不舒服属于正常反应，漂浮结束之后就消失了。漂浮师也给体验者做了耐心的解答。第 2 天，体验者又来做了 1 次漂浮，体验感受性明显提升。

四、体验者心得分享

在本章最后，作者摘录了一些体验者的反馈，与读者分享。同时也希望广大漂浮爱好者能分享你们的漂浮体验。

1. 盘某,女,公务员,32岁,2018年2月25日。体验到3次专注力高度集中状态,虽然时间很短暂,但感觉特别好,特别珍惜。

2. 魏某,女,教师,30岁,2018年2月25日。自由自在,像小鱼在水中游泳。空间有点小,总碰壁,全身放松。

3. 焦某,女,教师,42岁,2018年2月26日。像子宫,漂浮很放松,星空灯、舒缓音乐。颈椎不适(没放松,有颈椎病),想伸展,做一些舒展的动作(尽情释放自我)。

4. 胡某,男,企业主,38岁,2018年3月5日。漂浮前期有点紧张,刘医生很细心,让我不要紧张;大约10分钟,我完全放松了。整个过程感觉时间好短;漂浮后期,完全放松。漂浮完,冲洗完,全身发热,非常轻松。

5. 岳某,女,教师,55岁,2018年3月7日。很放松的感觉,医生每5分钟的通话,打消了开始的疑惑,有机会还想做更深的了解,非常安全、非常舒适。

6. 苏某,女,教师、咨询师,39岁,2018年3月1日。轻易就能进入深入的放松,身心舒展,返璞归真,如同回到母亲子宫般,又如徜徉于太空中的轻盈,最后放水的过程中如太空飞船逐渐着陆,最后水将排尽时,如同躺在阳光沙滩般舒适,右手居然不受大脑控制地在地上轻轻由下往上滑动,一定是自己身体的需要,能够让身体自己说话的体验很好。

(刘丙宾)

参 考 文 献

1. 谢华. 黄帝内经白话释译珍藏本 [M]. 北京: 中医古籍出版社, 2000.
2. C. Alexander Simpkins, Annellen M. Simpkins, 自我催眠术激活你的大脑 [M]. 贾艳滨, 王东, 译. 北京: 人民卫生出版社, 2012.

第八章 漂浮疗法中的音乐治疗

音乐治疗作为一门独立的学科已有一段发展历史,但将漂浮疗法与音乐治疗结合是集音乐、漂浮、心理学的一种新兴的治疗模式,本章将从漂浮疗法结合音乐治疗的界定、漂浮疗法结合音乐治疗的原理、漂浮疗法结合音乐治疗的干预、漂浮疗法结合音乐治疗的方法技术,以及漂浮治疗中的音乐治疗模式等角度入手,全面阐述漂浮疗法与音乐治疗结合的意义及作用,并为漂浮治疗师提供科学的治疗技术指导。

第一节 概 述

在漂浮设备中配套音响系统,实现在漂浮治疗的开始、结束阶段播放相应的音乐来配合训练,音乐与漂浮的作用结合并产生叠加。训练中结合标准的音乐治疗模式,采用引导想象、主动创造、强化呈现、音乐教育等技术,辅助营造的氛围能够使来访者更快、更容易达到所需要的人体指标值和所需的身心状态。另外,在解压放松模式下,利用视频投影模拟草原、大海、花园、天空等场景,漂浮师可以根据基线采集获得的用户心理特征状况,选择相应的不同的训练模式,以达到在舒缓的音乐中欣赏美妙的图像,获得放松体验,可以进一步缓解日常生活和工作所带来的紧张情绪,实现对自我调节能力的掌控。

一、漂浮疗法中音乐的定义

漂浮疗法的治疗中,治疗师可以通过漂浮仪中的音响设备实现播放音乐、语音对话等功能,通过以上功能,与体验漂浮的治疗者完成互动沟通,实现情绪疏导、放松训练、心理治疗等治疗过程。

在漂浮治疗中音乐的使用虽是关键点,但又不要过度界定。漂浮疗法中漂浮与音乐的结合要秉持漂浮为主、音乐为辅。当潜意识中的内容被音乐激活后,漂浮仪成为治疗者感觉安全之地,并激发表达潜意识内容更加觉醒的愿望。因此,考虑到音乐在漂浮治疗中所起的作用,其选用范围应较为宽松。

关于治疗中所使用的音乐品质,主要从以下几方面考虑:治疗对象有什么需求、治疗对象具备哪些特征、制订过程、初期的目标及完整治疗阶段等。在治疗中我们常常发现,治疗对象对音乐的接受能力千差万别,不是所有治疗对象在音乐方面都具有较高水平,或者对音乐的感悟有自己独到的见解。询问时会发现,绝大多数个体都会表示自己并不懂音乐,但仍然可以感受到音乐对于情感的影响。人类的情绪情感是一种对主观需要是否满足的内在体验,其包括愤怒、快乐、惊恐、焦虑等。而音乐恰恰对植物神经具有调节作用,不同类型的音乐,可以对大脑的主观体验起到不同程度的激活或抚慰的作用。因此,治疗中使用的音乐品质应该放宽标准,首要考虑的是使用音乐的效果和价值,选取品质高、好听的音乐,的确有助于治疗效果。但从治疗对象个体化角度出发,应该优先选取符合其需求的,符合其音乐的爱好和品味,能够引起治疗对象共频的音乐。另外,在音乐的选择上,要关注治疗对象的特征,比如,有的治疗对象没有准备好通过全面的漂浮体验来面对自己心理和情绪上的问题,这时可以先进行全面的音乐体验,来帮助治疗对象对自己的问题做好心理准备。

在治疗早期,治疗对象的多种感官因素可通过音乐激活。音乐作为一门艺术形式,可以满足对治疗对象的多重感官的刺激。治疗对象接收音乐是通过听觉,音乐刺激还能调动听觉通道之上的视觉、触觉等感官通道。因此在治疗开始阶段,漂浮师需要通过治疗对象对音乐的各种感官因素开始引导,逐渐地帮助治疗对象提高自我觉醒能力。因此,漂浮疗法中的音乐首先要考虑的是音乐使用的目标和价值,其次才考虑音乐的审美和品质等问题。

二、漂浮疗法结合音乐治疗的界定

漂浮疗法是一种放松疗法,该疗法可以使人的意识产生"空虚"或"空白"的效应,可使体验者消除焦虑、头昏、紧张等负面症状,得到充分放松。音乐治疗是一个系统的干预过程,其效果取决于很多因素,布鲁夏(Bruscia)在《定义音乐治疗》(1989)一书中指出,"在音乐治疗系统的干预过程中,治疗师运用各种形式的音乐体验,以及借助音乐发展起来的治疗关系,来帮助治疗对象达到健康的目的。"因此在治疗过程中,音乐刺激以及对音乐的反应更强调在听觉通道之上的视觉、触觉等感官通道。音乐可以与其他艺术形式重叠起来,音乐治疗也可以与漂浮疗法相结合。

实际上,在临床实践中,漂浮治疗与音乐体验是平行存在的,这两个过程并存的主要目的是解决问题,同时把效果延伸到日常生活中。在治疗过程中,漂浮与音乐的结合,创造一个理想的环境,意识进入"虚无"及"空白"的状态,这对消除精神症状,如压力、焦虑、抑郁、强迫、恐惧、头昏、失眠等有直接影响。在治疗中,治疗对象在漂浮仪中(或漂浮前),将有机会体验多种形式、多种风格、多种韵律的音乐。治疗对象对不同音乐的适应过程,其实与现实生活中所面临的复杂多变情况非常类似,如尝试新的选择、尝试变化等,而且在漂浮仪中产生的宁静,可以让身体与思想从紧张中慢慢恢复,在治疗中体验到的处理问题的能力,最终会泛化到日常生活问题上,从而提升个体的心理承受能力和社会适应能力。

漂浮疗法与音乐治疗的结合,首要考虑的焦点问题就是治疗对象的需要和问题,并且应该贯彻于治疗始末。治疗中常常遇到的情况是,治疗对象不具有深度挖掘问题、理解问题的能力,他们需要的是通过更多的音乐漂浮体验,发现问题、认识问题,有时候治疗对象还没有在心理和情绪上做好准备应对自己的问题,或者没有通过全面的音乐漂浮体验来面对自己问题的心理准备。在这种情况下,治疗师需要敏锐的观察力,循循善诱逐渐地帮助治疗对象提高自我体验的能力,并引导治疗对象深度思考自己的问题或者困扰,这样,当治疗对象走出漂浮室时,会产生"脱胎换骨"的感觉。

第二节　漂浮疗法结合音乐治疗原理

一、漂浮与情绪

目前有些报道表明,漂浮疗法在一定程度上可以影响个体的情绪,特别是对缓解紧张、焦虑可以达到"立竿见影"的效果。俄亥俄州医学院的研究表明,定期的漂浮治疗可以降低心率、耗氧量,调节肾上腺皮质激素、促肾上腺激素等水平,以上激素均有明显的血管舒张作用,体内该激素的水平可以有效地调节血压。由此可见,定期的漂浮治疗可以达到治疗紧张症及有效减压的作用。而且,目前对漂浮仪的临床实践观察发现,漂浮治疗不仅有效地减少了人体与紧张有关的生物化学物质含量,而且还有一定的"维持效应",即生物化学物质含量在一次治疗以后仍能维持数天之久,也就是说,漂浮治疗提高了人体对紧张的承受力。

通常情况下,外界的信息和刺激相对输入更多,由此个体倾向于处理和应对外界的刺激,而忽略掉内源性的信息和刺激。但是当个体处于单一且安静的环境中时,外源性刺激减少,此时内源性刺激得到更多的关注,也易于超越某种注意的阈值,进入到大脑的信息加工系统当中被进一步分析和处理。因此,漂浮治疗给个体提供了一个更多地获得内源性刺激的环境,这个环境促使个体能够更加关注自己内心矛盾的解决,从而使个体更多的主观体验被意识或者感受到,所以漂浮治疗相当于一个安全的环境,给情绪的表达提供了场所。

二、音乐与情绪

音乐可以诱发情绪。Konecni 等研究指出,音乐能诱发个体产生深层的情绪或类似情绪的主观体验。2008 年,Juslin 和 Västfjäll 提出一种多重机制模型,该模型表明音乐唤起情绪的过程并非单一的诱发方式,其传递方式可能是多种多样、多条并存的。例如,当个体受到音乐刺激时,根据诸如个人和环境等的因素或多个不同途径而采用不同的唤起模式,或者是多条通路共同发生作用。因此,其提出了一个理论框架,并列举了音乐唤起情绪至少存在的彼此独立的6种机制,其中包括脑干反射、评价性条件反射、情绪感染、视觉意象、情景记忆、音乐期待。

1. **脑干反射**　音乐对情绪的诱发依靠脑干的反射完成,不同特征的音乐刺激被脑干接收,接着产生相对应的不同的神经信号。对于那些突然、高频、不和谐或快节奏的声音,会激活中央神经系统的活动,如脑干的网状结构、丘脑内核等区域的大脑活动,这将会使其不愉快感被唤醒,这充分反映了音乐会对最基本的感觉产生的情绪影响。

2. **评价性条件反射**　类似于条件反射,当一个中性刺激与其他正性或负性刺激反复配对时建立条件反射。例如,当经历快乐的事件时总是伴随同一首乐曲的出现,而后经反复强化,即使没有让人愉快的事件伴随发生,也产生愉快体验。

3. **情绪感染**　在听音乐的过程中,通过外在或内在"模仿"音乐的情绪表达,最后引发相同的情绪反应。根据研究报告,某些特定音乐对情绪表达有明显的影响,可以诱发听者产生同样的情绪,例如,当你听到悲伤旋律的音乐时,听众会在悲伤氛围中产生一致的情绪。

4. **视觉意象**　听众脑中的表象通常是情绪的"触发器",刺激物不仅有音乐,而且还有图像,听音乐时,刚好在头脑中出现了视觉影像,进而产生情绪。

5. **情景记忆**　音乐可以使听众对特定事件记忆被激发以产生相应的情绪。例如,运动员听到国歌的时候,有人就会回想起自己在赛场上竞技的情景,进而产生比赛进行中曾出现的相关情绪。但该机制目前仍存在争议,有研究指出,音乐可以唤醒记忆,从而有关的情绪也被唤醒,情景记忆是音乐情绪的重要来源之一,而其他研究则认为,情景记忆与音乐不太相关。

6. **音乐期待**　听者对音乐表达出的特点持有"期待",当听到的旋律与这种"期待"相违背、延迟时,会产生不同的情绪反应。由于音乐品质存在不同层次,欣赏音乐的能力也因人而异,因而会产生对音乐不同程度的期待,所以要理解或预测在某个特定环境的情绪反应是困难的。

以上是音乐唤起情绪机制的6种假说,关于其科学性一直存在争议,仍需要进一步的科学研究证实,但可以看出,音乐与情绪的关系并不是单一的,而是多层次的。音乐从诞生起,就是人类为了抒发自己内心世界,表达情感而制造出来的,它可以准确表达喜、怒、哀、惧这4种基本情绪,同时也可作为人类主观复杂情绪的体验,帮助人类提升个人情感,调节身心健康。

【专栏 8-1】

为了研究音乐与生理唤醒之间的关联,张伯源等(1983)随机选取30名受试者参与实验,其中男16人、女14人,均为大学生或大学工作人员。实验中采用两首不同乐曲作为自变量,在播放音乐的同时,记录受试者的皮肤电位反应和血管容积反应,以反映受试者的生理唤醒水平。一般情况下,个体汗腺分泌增加,会导致皮肤电阻值降低,而平滑肌收缩,将引起血管容积减小。因此假设个体的生理唤醒水平会受音乐所调动起来的情绪变化影响。实验前,先记录基线水平(受试者在安静状态下的皮肤电和血管容积)3分钟,实验开始,播放曲一(热烈欢快的军乐曲《北京喜讯到边寨》)10分钟。5分钟后要求受试者做出评价(填写问卷),紧接着第二次记录基线水平(受试者在安静状态下的皮肤电和血管容积)3分钟,随即播放曲二(抒情优雅的民乐曲《春江花月夜》)。结果显示,曲一、曲二的反应在皮肤电和血管容积指标中都显示出低于基线水平的趋势,表明两种不同性质的音乐作品都具有降低生理唤醒水平的作用。

三、漂浮与音乐

目前在关于漂浮疗法神经化学的研究报告中指出,漂浮治疗可以显著降低皮质醇和促肾上腺皮质激素等压力相关的激素分泌水平。通常,人们处于深度放松后,人脑肾上腺轴的活动会减少,皮质醇的水平会被认为是衡量肾上腺轴活跃程度的一个指标,它会在深度放松后下降,而漂浮后可以观察到明显的皮质醇下降,因而使得个体进入深度的放松状态。音乐可以达到类似的效果,据研究显示,音乐激活的只是副交感神经系统。人体在正常情况下,功能相反的交感和副交感神经处于相互平衡制约中,应激状态下,交感神经系统激活导致机体的生理唤醒水平上升(紧张),而副交感神经系统激活则相反,导致机体的生理唤醒水平下降(放松)。由此可见,音乐会让人进入一种放松的生理状态,同时感受到各种复杂的情绪起伏和变化。因此,漂浮与音乐从功能上来讲具有一致性,二者的结合是一个互相促进、互相补充的过程。

另外,潜意识内容被音乐激活的同时,来访者的"反应"也会被激活,漂浮仪就成为提供安全的环境。作为"刺激",音乐提供了多重感官的"输入",而作为"反应",漂浮提供了安全如回到"母亲子宫"般的渠道"输出"。每个人都具有早期的子宫经验,婴儿在母亲子宫中可以得到最大的安全感,而此时也同样存在音乐元素的刺激,即母亲的心跳和羊水流动的声音。基于这样早期亲子间连结经验中的音乐元素,音乐可以重新激活被子宫和母亲拥抱时的那种安全感。实际上,当声波强度低于130dB时,人体感受不到声波在空气中传导振动,但身体可以在液体和固体中感受到这种声波振动。这种振动可通过人体的神经系统,神经传导通路、骨骼-听觉器官-听神经传导通路,最终上传到中枢神经系统,使得人体感受到声波的振动。而漂浮治疗仪刚好提供了适合声波传递的环境,其中含有一定化学成分的漂浮液,可以促使个体更好地感受到传播的振动的声波。与此同时,音乐不仅提供听觉的刺激,同时还涉及视觉、触觉等,特别是在漂浮仪中,当音乐响起,我们不仅对音乐的声音发生反应,同时我们还可以通过漂浮溶液的传递感受到音响的振动,以及感受到音乐"刺激"所激发的头脑中视觉存储的表象,正是由于漂浮与音乐的结合可以激活多重感官的特点,使得它成为治疗中的一个理想的工具。

漂浮与音乐的结合,更好地激活潜意识,进一步帮助防御减低。试想一下,一个人由于外伤形成的瘢痕,会想要再看到吗? 心理创伤也是如此,而且越是严重的心理创伤被隐藏得越深,也就越难被发现。来访者进入漂浮舱后,漂浮师通过调弱或熄灭灯光,用塞子塞住耳朵后,来访者进入并漂浮在特制的漂浮液中,此时个体的状态犹如"感觉剥夺",视觉、触觉、味觉等暂时消失,在这样一个与外界隔离的环境中,漂浮师可以通过指导语或特定的音乐(仅治疗开始阶段)对来访者适当进行指导。来访者漂浮在与体温相当、温暖的漂浮仪里,身体与思想会很快从紧张中释放出来,此时选取恰当的音乐配合治疗,来访者的潜意识中的内容更易于被音乐所激活,由此可见漂浮于音乐的结合,将有利于帮助来访者降低防御,激活潜意识。

音乐可以对情节和情绪甚至具体事件进行瞄定。瞄定之后我们可以观察音乐引导下的漂浮体验,深入了解来访者对眼前及未来可能遇到情况的心理加工方向和程度。加上在漂浮治疗中,来访者处于深度放松状态,此时个体的意识状态会由于漂浮设备的特殊环境设置,被自然地引导出来,这个过程中来访者可以不需要治疗师语言等暗示来引导,就能感受到身心的释放,从而激发自我的内在力量而得到治疗。

第三节　音乐在漂浮疗法中的基本功能

一、物理功能

音乐的治疗功能可以通过声波所产生的物理效用而发挥作用,实现从心理、生理等方面对个体产生积极的影响。当音乐这种有规律、弹性的机械波作用于人体时,人们不仅会对相应的旋律、音调等产生反应,通过与人体内部生物节律产生共振,音乐还能促进机体新陈代谢等变化。研究表明,人体内主要的化学物质"酶"的活性会受到一定频率范围声波的影响,如低于 1 000Hz 频率的共振将会激活人体内大多数酶的活性,因而对人体的代谢、免疫等功能产生影响。细胞是人体的基本单位,通过细小的微振方式维系着人体功能的活动,是人体血液循环、新陈代谢、消化吸收等复杂功能实现的重要因素。声音的传播作为一种振动的传递,会对同样由振动系统构成的人体功能产生影响。当两者共振时,人体会分泌一种生物活性物质,这种物质会通过调节血流和神经兴奋性,让人富有活力、朝气。根据国外研究,音乐会让人产生压力下降、呼吸减慢、心率降低、皮温升高、皮肤电阻下降、肌肉紧张降低、血管容积增加等影响。从生理学角度看,人脑活动时伴有的生物电变化,会出现节律性、持续性的电位变化。不同类型的音乐通过波段能调节人脑电波的振幅,从而调动和其相应的生理、心理状态。比如,对于普通人来说,聆听压抑悲伤的音乐,容易触发人的相同的心理感受,进而激发 θ 波、β 波,甚至是 δ 波。但是当对同样的人播放其最能接受欣赏的音乐时,能有效平复此人的紧张、焦虑和忧郁,此时 α 波得到强化,而 θ 波、β 波和 δ 波则相应变弱。既往研究显示,人脑在正常状态下时,脑波的基本节律是平静、舒缓的,这时脑电波主要是 α 波;而当人处在紧张、亢奋和激动的状态时,对应的脑电波是 β 波;0~3Hz 的脑电波为 δ 波,是人在婴幼儿时期、智力不健全、成人昏昏欲睡时才出现的脑波。因此,音乐可以通过声波的振动、频率和节奏所产生的物理能量,适当引起生理共振,从而改变人的呼吸、心率、血压、脑电波等,以达到内脏和机体的稳定和谐,促进机体的内稳态。

二、激发情绪功能

生活中我们观察到,不同的音乐会唤起个体不同的情绪体验,音乐是通过什么途径对人的情绪产生影响呢? 从生理学角度来看,声波经过听觉的外部器官耳鼓膜后,引起振动并通过听小骨传到内耳,并刺激耳蜗内的听觉感受器,产生神经冲动。最后,通过传递到大脑皮层的听觉中枢,形成听觉。大脑听觉中枢不同位置收到神经冲动会产生不同体验。人的交感神经会随着外界刺激而被激活,进而产生如惊恐、愤怒、紧张、快乐或兴奋等情绪。当机体产生情绪时,来自外周感官和内脏组织的感觉冲动沿着神经纤维上行,然后脑干的网状结构被激活,而网状结构的功能是在情绪状态改变时产生广泛的生理唤醒。外部刺激以信号的方式由网状结构进入下丘脑,并在这里被整合,形成基本的情绪分类。此后感觉信号一方面上行传导到大脑皮层进行评估;另一方面下行反馈到外周器官组织和内脏组织,产生情绪的各种生理反应。由此可见,听觉神经纤维传递的神经冲动,是沿着复杂的通路先到达中继站,然后刺激自主神经系统整合中枢 - 下丘脑,由此产生情绪的生理反应,并不是直接进入大脑皮层。

另外,日本音乐美学家 Watanabe 认为,音乐与情绪展开具有极高的相似性。比如,音乐与情绪都随着时间而展开,都是非物质、非视觉的,而且都具有内在的动力一致性特征。不管是倾听还是表演音乐,都能够感受到随着音乐的展开人的情绪也逐渐展开,并最后聚集或者释放。通过这种音乐与情绪展开的呼应,人们可以感受到音乐对我们个体所产生的影响。当人们聆听各种不同的音乐作品时,往往会受到音乐作品的影响而出现不同的情绪体验,音乐对人的情绪存在巨大影响。例如,一些节奏鲜明、旋律欢快的音乐会让人情绪变得高昂、感觉精神振奋;而一些旋律舒缓、悠远,节奏缓慢平和的音乐,通常可以使人变得平静、安详、情绪稳定。音乐可以通过不同类型的作品唤醒人类主要的情绪类型——喜、怒、哀、惧。由此启示，作为治疗师，工作中应该遵守"同步原则"（ISO principle），先要确认音乐与目前来访者情绪同步，通过音乐产生共鸣，通过逐渐改变音乐的特点，以逐步改变来访者的情绪状态。

三、激发潜意识

潜意识（subconsciousness）是奥地利精神科医生、心理学家弗洛伊德所提出，是指人类心理活动中不能被认知或没有认知到的部分，是人们"已经发生但尚未进入到意识状态的心理活动"。通常情况下，潜意识中的内容是人们无法从基本的认知中所察觉的，但它却深深地影响着个体意识层面的种种体验。比如，我们在意自己和他人的形象，通过观察总结生活中每项活动的意义，还有那些重要的快速判断和决定，以及我们本能体验中所采取的行动。精神分析学派认为，潜意识在日常所完成的工作，是人类生存和进化过程中不可或缺的一部分，这些活动会影响我们，但是因为意识不到而无法控制。在精神分析理论中指出，人们常常因为潜意识中的冲突、矛盾、不和谐而出现恐惧、不安、焦虑、抑郁等各种心理困扰。而精神分析学派的处理方法就是将潜意识内容带入意识中，把隐藏在潜意识中不被人知的内容显露出来，进入到意识层面而被个体所察觉，从而获得控制，摆脱困扰。由于被压抑到潜意识中的心理内容通常是不被社会规范和道德标准所接受的，因此要想将潜意识内容意识化就面临很多的阻力。音乐的优势在于它可以绕开人的理性，直接激发潜意识内容，无论是"音乐引导想象"，还是"即兴演奏"，都是在音乐的引导下，将无法用语言表达的内心世界呈现出来。

第四节　漂浮疗法结合音乐治疗的干预

一、干预方法

在漂浮治疗活动中，漂浮与音乐的结合要区别于单纯的音乐治疗方法。传统的音乐疗法主要使用各种形式的音乐，作为工具或手段来达到治疗目的。而漂浮疗法则不相同，漂浮师主要是利用漂浮仪作为基本的治疗工具，音乐只是其治疗中可以借助的一种辅助手段，需要漂浮师格外注意其中的主次关系。漂浮疗法的干预过程中，漂浮师可以借助音乐活动来达到一定的治疗目的，治疗过程中，音乐和漂浮师的作用可能同时存在，但是作为决定如何选择漂浮治疗中音乐的人，漂浮师的干预作用更加重要。综上所述，音乐和漂浮师是相互配合、相互促进，使用中注意漂浮为主、音乐为辅，达到漂浮和音乐共同发挥作用的理想状态。

漂浮疗法与音乐相结合过程中，漂浮师和音乐的干预相互补充。如通过聆听音乐的方式对来访者进行干预，同时，漂浮师通过其本人使用语言或肢体语言来进行干预，其对于这些不同干预媒介的使用，主要取决于诊断性访谈阶段对来访者问题的了解,以及在解决问题阶段实施的干预方案。这里再次强调,漂浮疗法中使用音乐出于来访者自身的特点,或者出于音乐本身功效的考虑,如音乐可以针对来访者的生理、情绪、智力、行为、社会等产生一定影响,选择恰当的音乐作为工具来辅助干预。漂浮师可以借助音乐的旋律、节奏、速度等不同特点,对来访者的情绪、感知觉、运动能力、精力状态等进行干预,其中,漂浮师可以通过语言的形式针对来访者观念、精力提振、情绪调节等进行干预,也可以不涉及漂浮师本人的语言或行为,完全通过音乐来达到干预效果,但这种形式需要在漂浮师预先适当的心理干预进行之后才能实现。

Bruce(1989)提出,音乐治疗干预的方法可以分为 10 类,如共情、调整、联系、表达、沟通、反应、探究、影响、动机、肯定。漂浮疗法中,音乐与漂浮的结合可以参照音乐疗法中的主要干预方法,并结合漂浮疗法自身特点,采用以下干预方法:

1. **共情(empathy)** 在治疗过程中,漂浮师要设身处地进行体验、融入来访者的心境,选择使用符合心境的音乐与来访者的体验同步或产生共鸣,从而达到感受和理解来访者情绪、情感的目的。

2. **调整(adjust)** 漂浮师通过自身的语言或非语言行为,借助来访者对音乐体验或由此产生的反应,达到矫正来访者的生理、情绪、精神、行为等方面调整的需要。

3. **联系(connection)** 漂浮师帮助来访者感受漂浮后对自我的体验,这种体验不能局限于自己外部的感受,更重要的是挖掘来访者自己内部的体验,借助音乐的形式对来访者自我的体验进行对比、联想或联系。这些联系可能会发生在情绪、情感,形象、记忆,思想、态度、信念、行为,人群、物品、事件,发生的环境、情境等之间。

4. **表达(expression)** 漂浮师帮助来访者通过音乐这种媒介对自己的内部体验进行外化、表达、宣泄、投射或记录。表达的方式可以选择音乐、语言或其他形式。

5. **沟通(communication)** 漂浮师与来访者分享思想、观念、情感,交换信息。沟通的干预可以在音乐的引导下进行,沟通的内容可以与音乐有关,或者直接分享来访者自身的体验,漂浮师与来访者分享思想、情感和交换信息,甚至直接指出来访者的错误观念。

6. **探究(exploration)** 漂浮师帮助来访者发现问题、寻找问题的根源,帮助来访者对自身问题或有待改善的情况进行审视,发现问题,并审视自己的资源及可以改变的现况。在此过程中,可以借助音乐媒介化解矛盾,缩小漂浮师与来访者的心理距离,通过来访者自己的资源,对可能的选择进行评价,或选择解决方法。

7. **影响(influence)** 漂浮师可以不通过自身沟通,只借助音乐体验直接的影响,引发来访者健康状态的改变,达到干预目的。包括刺激、指示、引导、建议、说服、引发或强化特定的反应等。

8. **动机**（motivation）　借助音乐，或来访者自由选择音乐的形式配合漂浮治疗，激发来访者参与治疗的积极性。

二、干预层次

漂浮疗法可以应用的领域较为广泛，就目前研究报道显示，其生理上的作用主要包括改善睡眠、治疗心身疾病、降低高血压、增进食欲等；心理上的作用主要包括减轻压力、改善情绪，甚至治疗神经症等；教育的作用主要包括提高学习力、提高问题解决能力等。因此，在漂浮与音乐结合的治疗过程中，应根据不同的目的选择不同的干预层次，并且不同的应用方式在不同的应用领域中可能处于不同深浅的干预层次。Bruce（1989）根据音乐干预与健康的相关程度、在音乐治疗中的角色和深度，将音乐干预分为4个层次：辅助水平、加强水平、强化水平和首要水平。漂浮疗法中借助音乐的力量达到干预效果同样需要界定不同的干预层次。就目前的临床实践来看，可以分为以下两个层次：支持水平、强化水平。这种干预层次的区分对于临床应用十分重要，这促使漂浮师在应用中明确应用的目标，也促使我们应该从不同视角来分析音乐在漂浮治疗过程中的作用。

1. **支持水平的结合**　一般要实现干预目标，漂浮治疗过程中以音乐作为辅助手段，而不是通过直接的内省或心理分析的方式来实现。漂浮与音乐支持水平的结合目的是促进来访者参与和体验治疗过程，消除陌生、紧张、焦虑、不安，从而更好地参与到漂浮治疗中。此层次结合的重点基于"此时此地"的体验和可观察的行为。要增强正常的心理防御机制，打破错误或不良的心理防御，促进自我行为的控制能力，提供可靠的安全感和促进改变的力量。强化来访者的自信和自尊感。在了解问题访谈阶段，漂浮师与来访者一同探讨寻找"此时此地"符合来访者心境的音乐，然后在治疗中把来访者置于符合内心体验的音乐中，打破内心孤立无助的状态，以音乐的形式对来访者的内心提供支持，并使得紧张焦虑的情绪得到安抚。治疗中如何结合音乐，以及何时结合音乐要有严格的计划方案，在结合过程中，漂浮师可以对来访者进行指导、支持，并提供安慰和建议，结合的时机可以选择在进入漂浮仪之前，或者刚刚进入漂浮仪的前期，音乐尽量不要伴随整个漂浮过程，因为可能会干扰漂浮的个人体验。在这一层次，不同程度问题的来访者都将可能得到改善，特别是对于紧张焦虑状态、情绪低落状态、心理严重退行等问题的来访者，甚至更严重心理问题的来访者，将受益于漂浮与音乐的结合治疗。

2. **强化水平的结合**　在这种整合水平上，漂浮师通过音乐引发对关键潜意识矛盾的认知，在漂浮中促进对深层的恐惧和矛盾的理解，最终促使人格转变。结合中，音乐伴随漂浮师与来访者的语言交流，将音乐体验推向更深层次，引导来访者更多的暴露个人的思想、情感、观念等，侧重于帮助患者重新建立自己的价值体系和行为模式。在治疗过程中,音乐主要是针对情感和思想观念来进行安排,并成为语言讨论过程的主题。此时需要注意,结合的时机可以安排在进入漂浮治疗仪前,或者离开漂浮治疗仪之后。治疗强调个人的思想、情感和观念等问题的暴露,重点集中在对情感的认知、问题的创造性解决方案和不良行为的变化,以及促使不良行为的改变。更可以跨过认知层面,通过加深心理分析和宣泄层次的领悟,促使来访者真实的改变,甚至人格的转变。这一层次的结合存在一定的风险,要求漂浮师必须接受过高级水平的心理治疗训练和一定时间的专业督导。

第五节　漂浮疗法结合音乐治疗的方法技术

一、治疗的形式

一般来讲,漂浮疗法结合音乐治疗的方式特别适用于某些心理问题的治疗,如改善来访者的情绪、提振精神状态、童年创伤和人际关系等问题。通常,我们用漂浮治疗来实现自我意识和内省的、情感的宣泄,矛盾情感的解决,并改变思想、价值观、行为模式等。另外,从更深层次来看,也包括解决来访者潜意识矛盾在内的人格改变。由此,漂浮疗法结合音乐治疗既可能针对明确的外显问题,又可能针对潜在的内隐问题,因此,治疗的形式考虑从不同角度出发,在良好的来访者与漂浮师关系的基础上,除了漂浮体验,结合音乐体验。与此同时,适当的语言引导也发挥一定作用。

通常,漂浮疗法结合音乐治疗的方法属于心理治疗理论模式。常见的理论模式包括心理动力学派、行为主义学派、人本主义学派、格式塔学派,以及认知学派。

二、治疗的技术

漂浮疗法结合音乐治疗从实践经验看,该方法是与音乐治疗的接受式和再创造式两者的结合。所谓接受式音乐治疗(receptive music therapy),是通过心理咨询、心理治疗伴随聆听音乐来实现;而再创造式音乐治疗(recreative music therapy)的方法则不同,其要求来访者要主动参与,通过参与各种音乐活动形式来输出(包括演唱、演奏等),从而实现治疗。

从既往的相关研究和实践来看,漂浮疗法结合音乐治疗主要考虑以下两种治疗形式:

1. 漂浮疗法结合接受式音乐治疗技术

(1)第一种,音乐引子(主题式)。

第一部分:在做漂浮之前,邀请来访者一起欣赏一首音乐,并适当引导,如"或许它会让你有所启发"。可以通过选择歌曲的方式来确定讨论的主题和讨论的方向,来访者选择的歌曲一般可以透露出其情绪状态或心境。讨论的主题可以围绕其所选择的音乐开始,避免直接的问答引起来访者的阻抗,如果来访者选择的音乐是一首歌曲,可以针对歌词的内容进行话题的引申,也可以通过探究其对歌词的理解和认识来判断其是否存在错误认知或认识误区,进而明确接下来的工作重点。特别提醒漂浮师,来访者对一种音乐风格或歌曲的喜爱通常可以反映出其深层的心理需要或人格特点,因此漂浮师可以通过分析、探究来访者所选择的不同风格、形式的音乐来了解和发现来访者的深层需要或心理问题。

第二部分:音乐体验后,带着大脑中出现的场景进入漂浮仪中继续漂浮治疗。

(2)第二种,音乐伴随。

漂浮治疗结束前使用音乐扰动。

选择音乐有两种方式:①在初诊接待后,根据来访者情绪状态,直接选择播放同类型的音乐。②让来访者自行选择预备好的各种类型的音乐。

2. 漂浮疗法结合再创造式音乐治疗技术

第一部分,漂浮前进行基本的信息采集,要求来访者选择自己喜欢的音乐活动形式,并告知在漂浮后可能要进行的音乐创造。

第二部分,进入漂浮仪中体验漂浮治疗。

第三部分,离开漂浮仪后,深刻体验此时的感受,并选择喜欢的音乐活动表达形式来进行音乐创造。

第六节　漂浮治疗中的音乐治疗模式

一、引导想象

音乐引导想象(music guided imagination,GIM)技术是由 Helen Bonny 博士最早创立的,用于药物成瘾行为的研究,核心是将音乐与想象相结合,通过音乐使来访者达到意识转换状态。传统的 GIM 疗法包括 4 个部分,分别为导入、引入、音乐引导想象、想象结果讨论,整个技术完成将持续约 2 小时。漂浮疗法结合音乐治疗时,可以采用音乐引导想象这种治疗模式,首先,要求来访者讲述基本信息,漂浮师帮助来访者梳理问题,找到核心问题;其次,来访者进入漂浮仪中体验漂浮,通过漂浮疗法的方式让来访者达到心身放松,甚至进入意识转换状态;再次,漂浮师播放预先准备好的音乐,进入音乐引导想象,再次过程中漂浮师可以适当地通过语言对来访者以支持;最后,来访者离开漂浮舱,恢复到意识状态下,此时与漂浮师讨论想象内容和治疗体验,帮助来访者更快达到治疗效果。

二、主动创造(鲁道夫 - 罗宾斯模式)

鲁道夫 - 罗宾斯(Nordoff-Robbins)音乐治疗学派是由保罗·鲁道夫(Paul

Nordoff)和克莱夫·罗宾斯(Clive Robbins)两个人共同创建的。保罗·鲁道夫是美国的一位作曲家和钢琴家,克莱夫·罗宾斯是英国的一位特殊教育专家,他们在一起合作长达 17 年,直到 1975 年鲁道夫逝世,鲁道夫与罗宾斯将各自的方法与治疗框架结构、理论和实践的方法相融合。Nordoff-Robbins 音乐治疗是一种主动式的治疗方法,其治疗理念同人本主义理论相一致,相信人的内部学习过程可以创造出自我表达,自如地做出选择,以及发现自我的优势和弱势,治疗师通常使用钢琴或吉他,通过包括即兴演奏的创造性过程来达到治疗的目的。治疗对象可以在没有经过特殊训练的情况下进行各种即兴演奏,包括各种鼓、锣、钹和木琴、铝板琴等。

漂浮疗法结合音乐治疗时可以采用鲁道夫 - 罗宾斯音乐治疗模式,"音乐"作为中介调节,此种模式要求漂浮师具备一定的乐器演奏能力,或者漂浮师的声音也可以作为一种音乐表达形式,来访者进行漂浮治疗之后,使来访者的内部动力得到提升,此时漂浮师再创造的音乐促进来访者的音乐表达,以达到帮助来访者发展出更多和更大范围的自我表达能力。接下来,漂浮师不断利用即兴演奏的音乐来配合、伴随、促进来访者的情绪及潜在的内心力量。

三、音乐教育

奥尔夫音乐教学法由著名的德国音乐家卡尔·奥尔夫于 1926 年创立,主要是用于儿童音乐教育。在奥尔夫音乐教学法中,最初主要使用人类最自然的乐器——嗓音,后来逐渐又发展出了以各种打击乐器为主的一整套乐器,这些乐器是从非洲的木琴发展而来。奥尔夫教学的核心是音乐的基本要素,如音节、音调、音色等存在于说话、舞蹈甚至运动,而不拘泥于我们所认为的传统音乐。奥尔夫认为,课堂中的音乐应像原始部落文化的音乐一样,不应该独立存在。这些音乐不应当是被写成乐谱,然后严格地按照乐谱去演奏,相反,它应该是一个在即兴中充满变化的过程。漂浮疗法结合音乐治疗时可以结合奥尔夫音乐教育的理念,如在相应治疗活动中,可通过教授来访者歌曲,用于调动来访者情绪,降低心理防御,为漂浮治疗营造良好的心理氛围。

(王　琳)

参 考 文 献

1. Kjellgren A, Sundequist U, Norlander T, et al. Effects of flotation-REST on muscle tension pain [J]. Pain Res Manag, 2001, 6 (4): 181-189.
2. Jacobs GD, Heilbronner RL, Stanley JM. The effects of short term flotation REST on relaxation: a controlled study [J]. Health Psychol, 1984, 3 (2): 99-112.
3. Bood SA, Kjellgren A, Norlander T. Treating stress-related pain with the flotation restricted envi-

ronmental stimulation technique: are there differences between women and men [J]. Pain Res Manag, 2009, 14 (4): 293-298.

4. Konečni VJ. Does music induce emotion? A theoretical and methodological analysis [J]. Psychology of Aesthetics, Creativity, and the Arts, 2008, 2 (2): 115-129.

5. Juslin PN, Sloblda JA. Music and emotion: Theory and research [M]. New York: Oxford University Press, 2001.

6. Kallien K, Ravaja N. Emotion perceived and emotion felt: Same and different [J]. Musicae Scientiae, 2006, 10 (2): 191-213.

7. Plutchik R. Emotions and imagery [J]. Journal of Mental Imagery, 1984, 8 (4): 105-111.

8. 曾臻. 音乐艺术与情绪情感的相通特性 [J]. 上海音乐学院学报, 1994, 4: 17-20.

9. 翟伟, 杜革术, 孟雨竹. Bobath 结合调神止痉法针刺、体感音波治疗缺血性脑卒中肢体痉挛 27 例 [J]. 湖南中医杂志, 2018, 34 (7): 105-108.

10. 吴幸如, 黄创华. 音乐治疗十四讲 [M]. 北京: 化学工业出版社, 2010.

11. 倪原, 赵博, 刘朝辉, 等. 音乐-低频电磁振动生理信息反馈治疗系统设计 [J]. 生命科学仪器, 2012,(6): 52-57.

12. 梁少清. 音乐疗法在产妇分娩护理中的应用现状 [J]. 中国临床护理, 2014, 1: 79-81.

第九章　漂浮疗法与正念冥想

正念作为一种心理干预手段,在当今世界已被广泛使用,其普及率也在不断增长。支持正念干预的理论表明,正念水平与冥想时长呈正相关,进而改善情绪状态。但是冥想并不是发展正念的唯一方法,漂浮治疗提供了一个可以激发和发展正念的环境,使得两者可结合使用,增强了放松的状态与水平。

漂浮与正念的最大区别在于如何达到放松的过程,这是漂浮与其他放松技术的最大差异。通常,任何一种放松技术,都是通过主动干预,来促使认知和情绪发生变化。但是主动干预的结果,并不一定都能获得放松。而漂浮疗法的核心就是放松反应,人们无需使用任何放松技术,就能体验到身体的变化。本章围绕正念冥想与漂浮治疗间的异同,向人们解释了"为什么可以结合使用""如何结合使用"以及"结合使用后会发生些什么"的问题。

第一节　漂浮疗法与正念冥想结合使用的理论依据

一、正念冥想的发展背景和作用机制

1. **压力管理的必要性**　压力作为一种有价值的生物进化资源,曾被用来对周遭的威胁或捕食者做出适当的反应。虽然在现代生活中,我们已不再需要面对过去的危险环境,但人类进化的速度,显然没有文明演变的速度快,以至于我们每天还会做出或大或小的应激反应。压力对人类而言,是通过感知与认知系统对生存情境中存在的不可控或不可预测的信息做出的应激反应过程,它对人的生理和行为均会产生一定影响。压力本身并没有好与坏的定义,也就是说它并不一定具有破坏性,如工作和学习中偶尔出现的压力反而会推动人们取得一定的成绩,增强人们的生存韧性。然而,任何形式的压力一旦强度过大,或耗时过长,就会产生破坏性,对免疫系统和大脑产生直接的负面影响。压力的过度激活也会在行为反应上表现出来,有时甚至会引发身体的灾难性后果。

压力过大会导致我们产生情绪和行为问题,如焦虑、抑郁、失眠、暴饮暴食、烟

草或酒精滥用、过度运动、拒绝社交、休学或暂停工作，为此带来的另一个结果是依赖于抗焦虑药、促睡眠药等精神类药物，来企图应对生活，并且不可避免地需要承担药物可能带来的副作用。

在压力转化为应激反应的过程中，人体肌肉骨骼系统、自主神经系统和神经内分泌系统起着关键作用，它们间相互协调使人体从应激状态过渡到放松状态，这个转化过程对于那些很难过渡到放松状态的患者而言，具有重要意义。应激包括急性和慢性应激两种情况。如处在广泛性焦虑和惊恐障碍发作期的患者，就无法自发完成应激转化，而慢性疾病，如慢性疼痛或抑郁障碍的弥散期人体，则会持续性制造内源性压力，阻止机体完成向放松状态的过渡。

从古至今，为有效应对压力而出现的方法不计其数，在当今社会中除了饮食和锻炼等自我调节形式，人们还通过学习识别消极与积极压力的差异、自我认知调节与情绪管理的科学手段进行调节，对长期维持人体内在稳定性是非常必要的。对需要对抗长期压力引发的慢性疾病患者而言，心理调节手段尤为重要。慢性疾病患者因长期处于应激模式，身体时刻与消极作用相伴，这使得生理应激系统始终处于激活状态，再加上引起"战或逃反应"的神经激素持续分泌，导致最初来自外部的压力源，转变成了内在的焦虑和抑郁等情绪反应，对人体各大系统产生有害影响。

2. 替代疗法的发展　在临床治疗中，越来越多的实证研究证明药物单独使用和与传统心理治疗技术结合使用，对人体心理和生理的健康干预均有好处，这使之后的替代疗法得以迅速发展。美国于 2013 年的统计数据显示 40% 的美国人使用过替代疗法，这反映了其普及程度之广。除此之外，在西方社会，曾被归类为替代疗法的瑜伽、太极拳和冥想等技术，如今已发展成为主流医疗手段，被列入到了医疗保险体系中。

日常精神生活的发展需求将压力管理产品推向了当今社会主流文化最前沿，这些能够帮助人体增强放松反应的产品和服务是人们抵抗自身免疫系统疾病、心血管疾病、神经退行性疾病和行为障碍的保障。放松反应是许多替代疗法的理论基础，它通过减少自身代谢活动、降低心率和降低血压来减少压力激素皮质醇对身体的负面影响。在心理治疗框架中该理论也显示出了其积极地应用价值。

3. 放松反应理论的出现　不同类型的放松技术是否有效，常通过测量该技术干预人体后产生的特定的心理和生理变化来评估，该过程被称为放松反应（relaxation response，RR）。与之对应的是压力反应（stress response，SR）。放松反应与即刻发生的生理变化有关，包括交感神经活动减少、新陈代谢减缓、心率和血压及呼吸频率降低。放松反应的积极面体现在更好的睡眠质量、更少剂量的酒精摄取、更低的精神药物需求，以及在压力状态下增强的自我控制感和效能感等方面。

获得放松反应的方法从古至今有成百上千种，其中许多方法已经存在了数千年,有一些则是在 20 世纪 70 年代后发展起来的,如自主训练、生理疗法和生物反馈疗法,它们都属于需要人为诱导和触发放松反应的技术。当然,药物也能触发放松反应,如镇静类药物,但仅靠药物单独治疗就能成功干预应激相关疾病的临床案例非常少。

4. 正念冥想是引发放松反应的有效方法　有效的减压技术如正念冥想,正是通过在应激和放松间搭建"可流动的水渠"来实现状态的转变。赫伯特·本森(Herbert·Benson)在 1972 年将放松反应过程引入到了正念冥想的概念中,以描述通过正念冥想引起的生理变化。他的定义如下:"放松反应是与'战斗或逃跑'的压力反应截然相悖的反应,特征是新陈代谢、心率、血压和呼吸频率下降,大脑活动减少,注意力和决策功能提升,与压力相关的基因活性发生变化"。

正念冥想因其放松效果而得到了推广,从它引发的生理效应来看,放松反应不是正念的核心过程而是最终结果。并且越来越多的证据表明皮质醇水平也与正念冥想水平相关,定期执行正念冥想,大大降低了原有的皮质醇水平。为此,正念冥想被视为一种有用的自我心理调节工具,不仅可以用来预防慢性压力对大脑和身体的长期影响,避免抑郁、焦虑和慢性疼痛的发展,还对机体维持整体平衡起着重要作用。

放松反应过程包含 4 项生理变化:心率、呼吸频率、血压和耗氧量。赫伯特·本森对此提出了能成功唤起放松反应的四要素:安静的环境、专注的目标物、被动的态度、舒适的姿势。其中"专注的目标物"和"被动的态度"是关键要素。所有要素都围绕一个共同目标设定——最大程度降低刺激源对人体感官的干扰,这与正念冥想中强调的防止思维卷入的过程不谋而合,目的是将思维从面向外部的、逻辑化的、注意力分散的意识中转移出来,进而关注内在。另一个与正念机制一致的是"被动的态度",赫伯特·本森把这个过程描述为"让它自然发生",这是引发放松反应的最重要因素。1997 年一项对中度高血压患者进行的研究显示,正念冥想有效地降低了他们的血压水平,报告分析了在放松过程中,副交感神经系统被激活,从而减少了与压力相关的应激反应,这一研究进一步支持了正念冥想的干预能够引起放松反应。

正念冥想的目的不仅仅是放松,其本质是将过度的行为应对策略(即当压力大时,我们倾向于付出主观努力,并把注意力集中在问题上)转向以平静和顺势而为的行为模式。换言之,正念冥想侧重于运用内在平静而非主观努力。当压力导致的注意力分散不可避免地带走了努力建立起来的内在平静时,人们需要带着觉察和耐心的态度重新获得内在的专注,以此循环往复,这个过程通常会遇到很大的困难。以前的研究表明,最需要获得放松的人也是最难放松下来的人,他们在放松训练中常常感到沮丧。许多不同的放松技术如冥想、太极拳、瑜伽和气功往往需要长期大量有规律地练习才能逐步看到效果,否则就会在实施过程中频繁发生分心,也就无法觉知内部感知觉的细微变化。

为了成功触发放松反应,有两个主要因素是非常必要的——减少感官刺激和减少身体运动。

二、漂浮疗法的作用机制

1. 冥想并不是唯一激发和发展正念的方法   正念冥想可以引起放松反应,反过来放松过程又可以增强正念状态,这使得正念冥想在现代社会环境下越来越被人们所接受和熟知。尽管正念冥想已发展成为最常见的放松技术,但唤起放松反应的技术绝不局限于这一种。

漂浮疗法是一种可以帮助患有严重压力问题的人,实施放松的安全有效的心理治疗技术,并且近些年已作为一种康复治疗手段应用在临床上。这是因为康复治疗的关键阶段,在于生理响应能否从应激向放松转化的康复早期,如果早期应激状态的持续时间过长,康复计划的实施节点就会延后,那么就有可能错过最佳康复机会。漂浮治疗缩短了唤起放松效应的时长,使得康复治疗得以顺利进行。

已有的研究显示,与正念冥想技术一样,漂浮治疗也同样引起血压和皮质醇水平的降低,它也是唤起正念状态的另一种工具。不同的是,它不需要人们事先进行大量技术性训练,或是在治疗过程中使用任何主观的努力。赫伯特·本森在放松反应四要素中提出的"安静的环境"和"舒适的姿势"的要求在漂浮舱环境中能够轻松实现。

人们不需要使用任何技术就能达到正念冥想状态。换言之,人们不需要像其他放松方法那样,使用控制策略来左右我们的认知,从而实现正念。

2. 漂浮疗法中的正念机制

(1)皮质醇的变化:应激反应会带使皮质醇水平升高,同时升高的皮质醇又进一步导致应激增强的连锁反应,这些生理变化值通常通过测量皮质醇水平的变化得以被观测。而放松反应与应激反应的生理响应模式相反,皮质醇水平的变化反而成了验证放松反应的生理检测指标。目前的研究已经证实,漂浮治疗对皮质醇水平的变化有着积极作用。特纳(Turner)和法恩(Fine)在1983年进行了这项研究,目的是对比不同治疗环境下的生理放松效果。

研究者随机分配了12名受试者进行两组实验,一组是漂浮放松治疗组,另一组是非漂浮放松治疗组。两个组之间的差异在于实施放松模式的环境,漂浮治疗组使用漂浮室环境,受试者先在漂浮舱内进行漂浮治疗,出舱后再在躺椅上进行休息放松。非漂浮治疗组在噪声低于30dB的房间内仅使用躺椅进行休息放松,治疗前后分别检测皮质醇水平。该研究的目标不在于考证放松反应的实时效应,而是聚焦于治疗结束后的生理常态化差异。因此,研究者在治疗结束后的四五天内,对每组受试者都进行了两次随访,结果显示漂浮治疗组的皮质醇水平明显低于非漂浮治疗组,且同时低于基线结果。跟踪随访还发现了漂浮治疗对皮质醇的调节有持续性影响。这一项研究为漂浮治疗可以通过唤起正念机制中的放松反应来减少生理压力奠定了早期的科学依据。

(2)专注与认知状态:另一个能折射正念机制的因素是漂浮治疗引发专注状态。由于作用于感官输入的外部刺激被隔离,漂浮者的生理压力感受性达到最低值,这为自我关注提供了机会,注意力的焦点从"外"转向"内",但这个在漂浮治疗中看似容易的转换在正念冥想中往往要依次经历外部环境观察、身体部位扫描、内在思维觉知的过程,且各环节依赖性极强,在任何一个环节出现注意力分散都会导致该过程需要再次启动。

虽然正念的导向是让思维顺其自然,但其实现目标的程序却不可避免地使用了控制策略,这在学习正念冥想的初始阶段尤为明显。

正念冥想的学习者需要在一个安静的环境下,通过闭上双眼来保持对内在感觉、情绪和思维的专注,而不是关注外部环境,即创造一个没有干扰的物理环境。这与正念冥想主张顺其自然的核心理念相悖,即内在觉知的专注效果,依赖于控制策略实施的熟练程度。但漂浮疗法能将顺其自然的理念发挥到极致。由于注意力极少受到感官刺激的影响,漂浮过程中不需要使用控制策略,使漂浮者能全然专注此时此刻的经验,这给内在觉察和认知转变创造了可塑条件,这一点正是赫伯特·本森在放松反应研究强调的最关键要素——"被动的态度"。

三、两者结合使用的优势

1. 漂浮舱中的冥想状态　很多人有使用多种放松技术的经验,如瑜伽、针灸、按摩、气功、芳香疗法、呼吸训练法、认知训练、放松带、生物反馈疗法、渐进式放松、冥想、瑜伽冥想等。在这些放松技术中,冥想及基于瑜伽形式的冥想技术,引发的放松水平与漂浮治疗最相似。但即便如此,体验过漂浮治疗的人,会更倾向于选择漂浮治疗,而不是冥想相关的技术。其中最主要的原因是,人们运用冥想法达到放松状态要困难得多,不停运转的思维很难从周围环境中减慢或暂停下来,即便选择在家冥想,当声音干扰出现时,意识上的主动忽视,依然无法阻止它对冥想进程的影响。其次,如果是坐着冥想,特别像是在瑜伽冥想中专用的莲花坐姿,长时间保持同一姿势,使得注意力很难从这种不适感中转移开,特别是对于初学者而言。此时你不得不改变状态,调整身体让冥想得以持续,但中断让专注受到进一步影响而不得不重新启动冥想程序。

相反,在漂浮治疗中完全不需要经历这个过程,由于漂浮舱提供了宁静的环境,身体上任何部位都远离了压力作用,身体感知的焦点不再转向外部环境,漂浮者能够更多地专注于自己的思维,这令自我觉察有机会得以在此时发生。

同样,与漂浮疗法结合使用,对比单独使用有着截然不同效果的另一种放松技术是"渐进式放松法"。人们一般使用引导音频或自我暗示的方式,通过规律呼吸和有意识的关注对身体部位进行逐一放松。该技术的效果与冥想和漂浮治疗不同,即便顺利达到深度放松也不会进入冥想状态,只有当其与漂浮疗法结合使用时,才能出现正念冥想中的内在专注状态。

2. **漂浮舱中的正念水平**　漂浮治疗与其他放松技术相比,既存在相似性又存在差异性。相似性在于漂浮治疗的过程也是获得身心放松、机体能量恢复、提高自我觉察力的过程,差异性在于在通往提高自我觉察力目标的过程中,漂浮治疗通常会经历3个认知变化阶段:常规思维、创新思维和自由思维。虽然这在正念冥想的训练中也会体验到,但由于冥想技术高度依赖于人,所以不是每个练习者都能在创新思维和自由思维阶段有所收获。

前两种思维形式在日常生活中最常见。运用已经获得的知识经验,按照现成的方案或程序来解决问题的思维叫作常规思维,也叫习惯思维。人们通过重新组织已有的知识经验,以新颖、独特的方式解决问题,从而产生出新的问题解决方案或思维成果的思维形式叫作创新思维,也就是我们平时常说的创造性思维。而自由思维,是把想法当作来去自如的浮云,不陷入思维陷阱,目的是觉察自己当下想法的出现与消失,接受"想法就是想法",因此也叫观察性思维。

这些不同的思维形式与当下身体感知到的放松程度有着密切联系。牛津大学的马克·威廉姆斯(J.Mark G.Williams)研究了正念练习与现实刺激间的联系,他在2010年发表的《正念与心理过程》(*Mindfulness and Psychological Process*)一书中描述了大脑运行模式的两种可能性——概念(以语言为基础)及感知过程,思维的注意力不是被外部刺激作用下的眼、耳、鼻、舌、身所捕捉,就是停留在思考、计划、分析、记忆、比较、判断、梦境等内部概念化的过程中。漂浮治疗的特殊环境,帮助漂浮者培养出认知模式转换的能力,以此发展进入更广阔的意识空间,这种意识既不归类于感知,也不属于概念,而是跳出定势思维后的自由思维。

正念冥想在放松的感觉上与漂浮治疗最相似,但漂浮被认为是能将放松程度达到最大化的技术,这甚至削弱了在漂浮舱中对时间的感知能力,促进正念水平的发展。

第二节　漂浮疗法与正念冥想结合使用的实践过程

漂浮疗法与正念冥想能否相互结合使用呢? 下面是一种尝试。

一、准备与目标

(一) 身心准备

1. 放松的姿势

(1)后脑勺低于颈椎高度。

(2)下巴自然上抬至高于前额。

(3)双腿自然张开而非保持并拢姿势。

(4)双臂按照自己的舒适程度随意摆放在身体两侧,或是掌心朝上放在头部两侧。

2. 平衡的姿势

(1)对身体自发的警觉状态保持觉察。

(2)如果身体紧张,肌肉就无法放松,通过张力试图达到平衡状态,如首次漂浮时颈椎无法放松下垂在漂浮液中一样。这会提高警觉而分散注意力。

(3)感受浮力为身体提供的足够支撑。

(4)允许能量的自由流动。

(5)保持脊柱的自然曲线。

(6)注意当感知觉发生变化时,自己身体姿势是否也发生了变化。

(7)双手在漂浮过程中的位置取决于舒适敏感度。

(8)姿势如果感觉不适,必须要意识到是哪个部位不舒服,并使自己回到肌肉放松的平衡感上来。

3. 放松的态度

(1)身体的长期紧张状态阻碍了自我觉察力的产生,打破这种形式是漂浮治疗与正念冥想的目标。

(2)随着紧张感的削弱和放松感的增强,我们可以获得深层次的意识。

(3)允许紧张感存在,不与之对抗,是获得持续放松的重要态度。

4. 顺其自然的态度

(1)静止能使身心体验到平静,但它并不意味着僵硬不动。

(2)感受在漂浮舱中的浮力、身体的感觉和呼吸的频率,对这个过程保持觉察但不控制。

(3)随着放松程度的增加,你的内心对话会渐渐模糊。

(二)目标实现

1. 身心整合

(1)随着漂浮时间的延续,身体肌肉的放松和大脑思维的模糊将在某个时刻重合。

(2)身心整合的意义不在于完成正念冥想或是漂浮治疗,而是一个自我成长和改变的过程。

(3)身心的变化在漂浮治疗全程中可能是不稳定的,也许有时又会退回到原点,但只要保持顺其自然的态度,允许和接收自身情绪状态的变化,便能在变化中应对自我的周期性迷失。

2. 超越生活

(1)将漂浮治疗的影响扩展到生活实践中。

(2)漂浮治疗的正念冥想过程是改变思维定势的过程。

(3)在生活中融入放松、灵活应变和顺其自然。

（4）通过关注刺激对自身感官的作用程度来提高觉知。

（5）让放松进入日常生活中，这意味着尽可能以最简单的方式做正在进行的事情。真正的放松来自思维。

（6）自由思维意味着让自己更深刻、更真实地感知到自我，这不同于以往对外界事物和人即刻作出的无意识反应或者投射。

（7）心理灵活性会随着时间的推移而逐步得到强化，最终带来生活质量的提高。

二、整合技术的干预过程

1. 进入漂浮　一般情况下，在最初的 10 分钟左右漂浮者还不能放松下来，这时候要允许自己的身体尝试任何探索，如脚部可能会碰到漂浮舱的边缘，或者水滴可能会落在脸上，允许这个过程发生，保持开放的态度。

同时，尝试通过身体姿势的调整来获得舒适。比如把头发散开浮在液面上，避免束发后产生的不适感干扰注意力。在去除身体知觉的干扰因素后，进入到身体扫描环节，通过"微调"实现持续放松。

2. 身体扫描　即便漂浮者在多次漂浮后，身体已经适应了漂浮舱内的环境，但身体在刚入舱的 10 分钟内，有可能依然保持着抬高于液面的姿势，本能地试图不让身体沉浸下去，这个部位通常在颈部和腿部特别明显。此时，通过身体扫描技术来放松身体的所有肌肉尤为重要。

漂浮者闭上眼睛，按照一定的顺序（从头到脚或从脚到头）逐个扫描并觉知不同身体部位的感受，透过身体与空气以及漂浮液的触感来觉知身体的每一个部位。身体觉知能力的增强可以帮助漂浮者处理情绪，同时使注意力从思维状态中转移到对身体的觉知上来。

3. 呼吸练习　漂浮者调整身体至舒服的姿势，闭上双眼，体验当下此时此刻的想法、情绪状态和身体的各种感觉。将注意力慢慢地集中到呼吸上来，注意腹部的起伏变化，随着呼吸频率，快速地做一次身体扫描，注意身体的感觉。如果此时身体某处有异样的感觉，将注意力停留在这个部位上，并对这种感觉进行命名。

使用三段六步式呼吸法：

第一步：首先将意识带到腹部。把手放在小腹上，注意在你吸气时腹部的膨胀感，观察腹部和手随吸气而微微被抬起。

第二步：呼气，感觉腹部逐渐放气，且腹部和手随着呼气而渐渐下沉。

第三步：以这样的方式呼吸几次，注意腹部的起伏。同时关注吸气时肺部膨胀的变化。

第四步：呼气时，让肺部先下沉，紧接着腹部下沉。

第五步：经过以上的几次呼吸后，再进行深吸气：腹部先上升，紧接着肺部上升，然后感受到肺部全部膨胀起来。

第六步：最后呼气时释放肺部和腹部的所有气。

在整个漂浮过程中使用这种呼吸方式有助于保持漂浮者的注意力集中和身体放松。

4. 想法命名　想法命名的目的是觉察自己当下的念头的产生与消失，接受"想法就是想法"。先进行几分钟呼吸练习，将专注力引导至对当下出现的念头的观察上，并对这些念头进行命名，就像贴标签一样，如"沮丧""烦恼""想象""规划""评价""自卑"等。

5. 探索困难　学习与不愉快的情绪相处，感受情绪的升起及消失。核心是关注当下，学会以不加评判的、接纳的、好奇的角度，来觉察此时此刻发生在体内外的客观体验，整个过程保持开放和接纳的态度。

6. 结束漂浮　在漂浮治疗的结束阶段，漂浮者能感觉到身体随漂浮液的下降而慢慢地下沉，这时需要将注意力集中在身体背部，注意背部与漂浮舱底接触的感觉，注意身体移动时各个部位的温度，注意头部、颈部、背部、脚步等部位的各种感觉。整个过程自然地呼吸，不加控制。

结合正念冥想的漂浮治疗在开始阶段由一名专业的漂浮师以语音引导的方式对漂浮过程使用话筒进行指导，漂浮者在经过一段时间的定期练习后，就能脱离漂浮师自行漂浮。最终将漂浮治疗下的正念状态扩展到日常生活中，如行走时、进食时、处理任务时等，因为漂浮治疗的过程不只是技能的掌握，更是行为习惯的养成。

第三节　漂浮疗法与正念冥想综合干预后的身心变化

一、身心体验

对于大部分漂浮者而言，漂浮的主要目的是让身体从紧张疲惫转换至放松状态，他们一般使用以下词汇来形容这种转变：愉快、祥和、轻松、平静、深度放松、积极、精神焕发等。"没有束缚"这个词也出现在一些访谈中，就像一位受访者反复强调的，真正的放松状态等于思维自由。漂浮时获得的放松，与日常生活压力形成鲜明对比，在漂浮舱中人们会完全平静下来，没有人对你作要求，没有人会打扰你，时间也会在此时停滞。

漂浮治疗中的一个有效因子在别处很难找到，那就是身体的重量感消失了。这意味着，在大多数情况下，你不会像日常生活中那样时刻感觉到自己的存在。受访者用不同的词汇来形容：舒适、美好、奇妙、轻盈、安全。随着重力感的消失，身体变得更加自如，这也是漂浮治疗能使全身肌肉得到放松的一个原因。

其次，如果身体某处存在疼痛感，在漂浮过程中会变得特别明显。这是因为漂浮时注意力不再分散到外部环境中,与体温相适的漂浮液也让身体触感降到最低,这种深度放松导致对身体各部位疼痛感知的增强。因此在日常生活中没有被关注到的疼痛区域此时会特别明显。一些有趣的漂浮事例中凸显了这种差异性,一些受访者在描述身体重力感时形容离开漂浮舱时有像离开游泳池一样的"超重"感,随后在沐浴后被疲劳感取代,但在漂浮治疗结束后的数天中疲劳感依然会存在,同时与之相伴的是身体的轻盈感,温暖、镇定、舒展、精力充沛。

二、思维转换

在漂浮治疗中会出现一些不同的思维模式,且具有特定的顺序。但是,并不是每个漂浮者都会经历全部转换。经历何种思维转变,取决于漂浮者在漂浮舱中体验到了何种程度的放松。思维转换包含第一阶段的常规思维、第二阶段的创新思维和第三阶段的自由思维。

第二和第三阶段的思维转换,有时会混合发生,创新思维有时在第二阶段出现,有时会在第三阶段的自由思维中出现,这是由于放松状态和认知水平有极强的相关性,深度放松带来了正念水平的升高,其中常规思维对应较低的放松水平和较高的思考频率,除了一种情况,那就是首次漂浮治疗,这个过程的思维内容主要以适应新环境的新奇体验为主,思维内容可能是令人兴奋的探索,也有可能是对漂浮液是否能如期承载自己身体的紧张和担心。不管是何种情绪,都是在对新环境的适应中产生的,适应性的漂浮治疗根据个体差异的不同,一般需要 1~3 次,之后漂浮治疗进入正式阶段。

1. **常规思维阶段**　在第一阶段,思维往往紧随着刚进入漂浮舱后的音乐和灯光开启,这一阶段的思维特点是内容多、出现频率高,有时仅在漂浮治疗开始时出现,随着放松的深入,随即转换至第二思维阶段,但有时也会延续整个漂浮过程。一个很重要的决定性因素是漂浮频率和漂浮时长。另外,生活中的压力水平也对这个过程产生作用。在此阶段中,漂浮者的思维与日常生活中的习惯思维没有什么差异,问题、愤怒、压力、冲突、今天或昨天早些时候想到的事情、在媒体上看到或听到的事情、人们讨论引发自己关注的话题,都会是这个阶段思考的内容,也会涉及漂浮者自己的行为策略和计划。

我们的大脑时刻在运转着,不是在关注着周遭发生的一切,就是在思索着关于自我的一切。当漂浮者躺入漂浮舱中并闭上眼睛时,他的感受可能发生了翻天覆地的变化,从一个充满感官刺激的环境,过渡到了一个绝对静谧的空间,所有的应激源都被隔离了,注意力模式从外界应激物聚焦到了自身,这也就解释了为何这个过程中的脑电经检测处于最活跃的状态。

2. **创新思维阶段**　随着放松程度的逐步增强,第一阶段的思维频率逐渐降低,意想不到的想法和创造性的解决方案在这时候出现,替代了常规思维。受访者对这两种认知模式有这样的描述:"在漂浮过程中,我的大脑会出现两种思维,一种情况包括许多日常性的想法,另一种则几乎没有任何想法。"对另一些人来说,进入这个阶段会比较困难,因此漂浮者在第一阶段的思维内容是否被觉察和关注就显得尤为重要。

当第二阶段的创意思维出现时,漂浮者通常能感受到愉快和积极的情绪反应,与常规思维过程不同的是,这一阶段通常伴随着音乐和灯光的消失,漂浮者的想法天马行空,不再使用逻辑思维模式,身体记忆和情绪被激活,图像意识随机升高,类似于在入睡前发生的情境。在这一阶段,大量的新创意会涌现而出,如同一位受访者描述的那样:"当常规思维变慢时,意想不到的解决方案会像泡沫一样从脑子里冒出来"。

那么,这一阶段的思维变化也会在其他阶段出现吗?有时,当漂浮者处于正念冥想状态时,会激发出觉醒的意识,随即各种想法就开始碰撞。漂浮者将此过程形容为"很像做梦的时候"。还有漂浮者叙述到,他从未想过简单的事情会在漂浮治疗过程中办到,仅仅结合正念呼吸,问题的解决方案就可以浮出水面。

创新思维阶段可以是为日常问题提供的解决方案,也可以是漂浮者在过往经验中从未出现过的全新的想法,一般都是围绕生活问题产生的。但有时也会出现一些意料之外的思维,如关于工作、家庭和孩子的事务,或者跟本人毫无关联的转瞬即逝的想法,甚至不是想法,像是更多的经历或是某种梦境的状态。这些体验对漂浮者在结束治疗后进一步自我觉察和成长性探索有着积极意义。

3. 自由思维阶段　对大部分人来说,漂浮治疗是结合了各种不同形式的技术导向深度放松状态,但也有不少人表示,思维会在某个时刻消失,如单纯使用传统的正念冥想一样。漂浮治疗在这个阶段的特点是,漂浮者的身体放松状态更深入,有意识的思维被无意识的思维所取代,甚至连对放松感受本身的思考都停止了,真正进入冥想状态。

进入更深层次的正念水平,会激发漂浮者对新状态的适应和认知的转变,这里需要提及的一个重要前提,漂浮者有着想要摆脱与客观现实世界相关联的僵硬思维,希望从专注于因果逻辑关系的思维,向自由思维转变,这就需要在漂浮治疗中结合运用正念冥想中通过有意识地关注当下此时此刻的存在状态,而不是演绎思维得以实现。

三、丧失时间感知

丧失对时间的预测感知,是漂浮治疗后被反馈较多的普遍现象。漂浮者通常认为自己漂浮的时长要短于实际时长。这是因为,在漂浮治疗中时间的快速流逝,似乎取决于漂浮者在这个过程中体验到了多少乐趣。当深度放松阶段来临时,时间的感知能力便开始变得模糊,漂浮者评估时间的能力降低,似乎那一段时间消失了,所以通常听到的反馈是漂浮治疗结束得太快。

但也有相反的情况,认为漂浮时间远远超过了预设时间。如果漂浮者头脑里有许多的念头导致他无法真正达到放松,那么他就会期待漂浮治疗快点结束。但在大部分情况下,漂浮者都会因错误感知漂浮治疗时间意外缩短,而期望下一次漂浮时可以延长时长,这也是大部分人在之后的漂浮治疗中都主动要求增加时长的原因。

四、经历放松困难

1. 放松困难　在漂浮治疗中体验舒适和放松感的同时也会遇到障碍,如无法放松。一个很大的原因是日常生活中的多刺激模式与漂浮舱中的无干扰环境形成了巨大的差异,这使得漂浮者在治疗初期很难适应。试想,日常生活中的大部分时间里人们的大脑都在不停运转,工作任务、孩子的学业或是其他家庭事务等占据了"大脑内存"。当一个人很少有时间让自己的思维慢下来去思考和探索自我本身时,认知僵化便有可能形成,即在特定刺激条件下产生的固定思维和行为的机械化模式。

理论上来说,从永无休止运转的思维过渡到安静的思维,应该会带来很大的认知变化,但如果日常压力非常大,或者人们对生活目标设定要求过高,即便他的漂浮动机是想要获得平静,但因为思绪杂乱且挥之不去,使得他无法让自己过渡到思维暂停的阶段。再者,漂浮舱内的无刺激环境使得人们唯一能"听"到的就是自己头脑里的"声音",虽然摆脱这些"声音"的同时,也常常伴随着自我觉察过程的发生,但由于漂浮者过于试图摆脱这些"声音",导致他们的大脑越发难以安静,认知变化也就不会发生。如果认知转变始终未在漂浮治疗过程中实现,那么漂浮者每次经历的情境差异感知,反而会成为漂浮治疗中循环往复的障碍。但是,一旦漂浮者体验到了思维放缓,那么他们的认知转变速度也将超过常态放松技术效应。

2. 打破局面　赫伯特·本森的放松指导与正念冥想相结合的原则也适用于漂浮治疗,两者的放松反应具有相同的特征,体现在脑电的变缓和血压、心率的下降。

一般在正念冥想开始前会设定一个此次正念的主题,如身体扫描或者正念进食,之后进行的每个环节会始终导向这个目标,通过暗示法引导认知发生转换,不难发现,这个过程很容易使用认知控制策略,使人们的注意焦点从身心体验中移开。

目标设定的过程与以往的经验有关,这些经验储存在记忆里时常会在应激条件下被唤起,促使我们一次又一次地强化这种感受。和正念冥想相同,很多漂浮者也会在漂浮前,设置明确的漂浮目标,这反而使其变成障碍。如最常见的放松任务,往往是那些对放松需求最强烈的人,成为放松执行最困难的人。人们执着于努力的念头,促使他们过度使用向外的心理控制战略,这与放松反应的结果是背道而驰的。只有当自我开始关注到脑海中此时此刻的感觉、经验和想法时,放松才会变得容易。

这其中的心理学理论模型来自经典条件反射定律，又叫巴甫洛夫定律，闻名于他的著名实验。在实验中他发现狗把铃铛的响声与食物分配联系了起来，在即便没有喂食动作的情况下，只要铃铛声响起狗也一样作唾液分泌的行为反应。漂浮舱环境就相当于巴甫洛夫实验中的铃铛，唾液分泌的反应就相当于对漂浮治疗中深度放松的渴望和重现过往愉快经历回忆的动机。这样就形成了一个漂浮治疗背景下的经典条件反射模型，并且这个模型是在漂浮者不依赖于任何其他放松技术，仅在没有声音和光线的漂浮舱环境内建立起来的。引发放松的是情境本身，而不是任何一种技巧。

五、进入催眠状态

近年来，越来越多地使用功能磁共振成像（fMRI）、正电子发射断层扫描（PET）、脑电图（EEG）对大脑可塑性神经机制的研究发现，正念冥想与催眠之间有着紧密的联系，但对漂浮治疗的研究涉足甚少，这主要是对检测设备防水性的特殊性要求。但我们可以通过一些已有的现象学研究找出三者间的共通性。

催眠、正念冥想和漂浮治疗都强调注意力和思维自由，三种技术的运作目标都旨在通过人们培养自我觉察力来理解和调节情绪的变化，从而减轻压力作用于身体的负面影响，提高免疫系统水平。只是这个共同的目标是通过不同的方式实现的。在催眠技术中，催眠师语言指导下发生的认知融合起着中心作用，在冥想中起关键作用的是建立脱离社会环境的自我独立性，两者常常需要依赖于指导师共同完成。相比之下，漂浮治疗是由漂浮者独自一人在严格受控的环境中完成，这个环境不仅严格控制了温度、声音、灯光等感官刺激，也削弱了社交刺激，这就是为什么很多定期催眠和冥想的人，在体验漂浮治疗后会表达出出乎意料的感慨："我从来没有在任何时候体验过类似的放松，感觉身体消失了，只有想法在流动"。同时，他们对漂浮过程能如此轻易地出现催眠状态也惊叹不已，因为似乎没有做出多少努力，只是走进漂浮舱躺在漂浮液上而已。

催眠状态的特征是，它既不属于清醒状态，也不在睡眠状态，而是一种短暂的梦幻感觉的体验，可以说经历漂浮治疗的过程就是一场催眠体验的过程，深度放松的身体让注意力转而进入内在的潜意识空间。在这个状态下，人们有可能出现一些意象视觉体验，一般由一些彩色的云状或无形状的图形构成，包括不规则的几何图形、人物、面孔、动物、物体、自然场景等。也会出现一些听觉感知如撞击声、人物名字、单词或短语、无意义的句子、人物对话、对自己的陈述，以及人们对当前问题的思考性陈述等。尽管当时这些内在影像的活动很强烈，但与催眠技术中发生的催眠后遗忘现象一样，漂浮者事后难以记住这个过程的内容，这个催眠体验的过程一般发生在漂浮治疗进入思维转换的第二和第三阶段。

六、宁静的意义

在日常生活中如果想要去除过多的视觉刺激,可以通过随时闭眼来完成,但听觉刺激的去除却不能通过耳朵自我关闭来实现。漂浮舱是去除环境刺激的有效工具,舱内设置有多种音乐模式,如自然环境声、轻音乐、冥想乐、放松指导语等,给人的感觉平静柔和,并且漂浮者可以自己控制音乐模式,或关闭音乐单纯享受宁静。有冥想经验的漂浮者一般会更倾向于在绝对静谧的环境中进行放松和正念冥想,因为其提供了传统正念冥想所不具备的宁静。在这样的环境下,尤其是在漂浮者完全沉浸在无声环境时,认知与身体感知会变得更加敏锐,这为身体与内在的连接和创意灵感的涌现创造了条件。

无声漂浮环境对刚开始进行漂浮练习的人来说也许会有些困难,就像前面所说,从嘈杂环境一下进入无声环境的落差,可能会让人的思维活动不减反增,这时候漂浮者常有的反应是思考自己该做什么和不该做什么,但随着漂浮治疗的持续,这一阶段会很快过去,思维会渐渐慢下来。

定期漂浮对普通人来说还可以提高听觉敏感度。很多漂浮者描述当他们离开漂浮舱回到日常生活中时,体验外界声音的感觉变了,变得更容易辨别声音。相反,高度敏感人群时常因为日常生活中的各种感官刺激而产生高于一般人的紧张和焦虑感,为此他们的第一反应常常是回避,漂浮舱的宁静可以让他们的感官压力得到缓解,从而转换外界环境下的应激反应,这给他们的生活带来了积极影响。

七、漂浮治疗结束后的变化

现代社会发达的媒体信息和电子产品,增加了人与人之间的社交往来,但纵观近几十年,人们花在传统社交上的时间大大减少了,无聊或注意力分散变成常态。因此,宁静不仅是通往自我救赎的道路,也给社会环境带来了美好。漂浮舱中的宁静意味着有机会可以通过探索自我、提升创造力和获得深层意识状态来丰富自己生命的价值,通过宁静给予人们时间和空间去反思,这过程本身就是创造需求的过程。

对于漂浮是否改变了生活这一问题,每个人的回答都不同,揭示差异的因素之一是人们漂浮了多长时间,另一因素是漂浮者选择了何种漂浮模式。一般而言,漂浮的次数越多,生活中变化也越明显,即便是还没有发现生活变化的漂浮者,也会将漂浮治疗作为身心放松的新途径,用来替代或者与其他放松技术一起使用。

漂浮对生活的最大影响是带来了情绪调节的变化,漂浮者往往会观察到自己比以往更能停留在平静状态,而不是时而太兴奋、时而太激动或太生气。在一项追踪一年的漂浮治疗报告中,漂浮者描述了这种变化——在各种情境下产生的恐惧感和不确定感逐渐消失了,我们拥有了保持能量水平恒定的能力。研究表明,漂浮治疗改变了体内的激素水平,获得了内、外在环境的平衡。

另一个变化是认知的变化,漂浮者变得可以区分哪些才是人生中值得争取、哪些又是不那么重要可以放弃的事情。这让他们扫除了许多自我设定的障碍,生活变得更加轻松,人生价值也显得更清晰,这与正念冥想的目标一致——在提升生命质量的过程中,一个重要的维度是关注此时此刻的存在。

总而言之,越来越多的证据表明,漂浮治疗结合正念冥想是一种更有效的身心自我调节方式,人们用它显著地改善了自身的健康和生活质量,这不仅是因为压力是一种主观上令人不快的现象,还因为它对大脑产生负面影响,降低免疫系统功能,产生一系列的心理行为问题。在压力管理技术发展的背景下,漂浮疗法代表了一种新的方法,不仅帮助人们持续关注自我质变过程,更重要的是人们自此拥有了独立于任何一种技术的减压工具。

附表

附表1　感觉加工敏感性量表(SPSS)

请根据您个人常见情况,依靠直觉对以下每一题做三选一的选择:

题号	内容	选择
1	我患有过敏症,并常复发。	
	我可能有点过敏,但不严重。	
	我没有过敏症。	
2	别人觉得适合的温度(热/冷),我常觉得无法忍受。	
	别人觉得适合的温度(热/冷),我常感觉不适但可以忍受。	
	我对温度的感知和大部分人一样。	
3	我无法忍受强烈的阳光或光线,以至于每次都想要避开。	
	强烈的阳光或光线偶尔让我眼睛感觉不适,但不会避开。	
	我对强烈的阳光或光线没有太大反应。	
4	我非常怕疼。	
	我可以忍受比较多的疼痛。	
	常人觉得无法忍受的疼痛我觉得不疼。	
5	我常闻到别人闻不到的气味,而且对这个气味有反应。	
	我能闻到别人闻不到的气味。	
	我很少注意到周围的气味。	

续表

题号	内容	选择
6	周围环境必须完全安静,我才能持续看书。	
	我能在类似工作环境的微弱噪音下持续看书。	
	即便环境嘈杂,我也能持续看书。	
7	我非常挑食。	
	很多食物的口味让我受不了。	
	我几乎吃任何食物。	
8	即便衣服好看,但若质地不舒服我就完全不会穿。	
	衣服如果好看,即便质地不舒服,我还是会考虑穿。	
	好看的衣服我就穿,不会受到其他因素的影响。	

附表 2　知觉加工敏感性量表(PPSS)

请根据您个人的状况回答以下问题,如果您觉得符合您的状况,请选"是",不符合请勾选"否":

题号	内容	选择	
1	我通常比别人更容易注意到环境中细微的变化。	是	否
2	在我小时候,父母或老师评价我是个很害羞敏感的人。	是	否
3	别人的情绪很容易影响我。	是	否
4	我很容易就能在头脑中想象出一幅画面。	是	否
5	如果我面临和别人竞争,或者受到别人的关注,我就会心情紧张、发挥不稳定,表现比平时差很多。	是	否
6	花时间独处对我是必要的,会让我感到自在和放松。	是	否
7	身旁的人常觉得我很情绪化或过度反应。	是	否
8	我紧张或压力大时,容易腹痛、胃痛或拉肚子。	是	否
9	我在忙碌时常会有种想躲起来或逃离当下环境的冲动。	是	否
10	我极力避免去人多的地方,如购物商场、游乐场、体育馆,如果非要去,会感觉到极度的不适。	是	否
11	社交容易让我疲惫。	是	否
12	我很容易感觉到动物和植物的生长状态。	是	否
13	不论工作和社交有多繁忙,我都必须把个人生活优先安排好,否则会陷入心烦或混乱的情境。	是	否
14	预感到冲突即将出现,我会提前逃跑或者消极应对。	是	否
15	我能轻易感知到他人的心理状态。	是	否
16	我很容易哭泣。	是	否

(陶凤霞)

参 考 文 献

1. Hayes SC., Follette VM. Linehan M. Mindfulness and acceptance: Expanding the cognitive behavioral tradition [M]. New York: Guilford Press, 2004.

2. Forgays, DG, Forgays FKŽ. Creativity enhancement through flotation isolation [J]. Journal of Environmental Psychology, 1992, 12: 329-335.

3. Jonsson, K, Kjellgren A. Promising effects of treatment with flotation-REST (restricted environmental stimulation technique) as an intervention for generalized anxiety disorder (GAD): A randomized controlled pilot trial [J]. BMC Complementary and Alternative Medicine BMC Complement Alternative Med, 2016, 16: 108.

4. Kennedy, H, Reed K, Wamboldt MZ. Staff perceptions of complementary and alternative therapy integration into a child and adolescent psychiatry program [J]. The Arts In Psychotherapy, 2014, 41 (1): 21-26.

5. Spence, SH, Sharpe L, Newton-John T, et al. Effect of EMG biofeedback compared to applied elaxation training with chronic, upper extremity cumulative trauma disorders [J]. Pain, 1995, 63 (2): 199-206.

6. Suedfeld P, Ballard EJ, Murphy M. Water immersion and flotation: From stress experiment to stress treatment [J]. Journal of Environmental Psychology, 1983, 3: 147-155.

7. Suedfeld P, Borrie RA. Health and therapeutic applications of chamber and flotation restricted environmental stimulation therapy (REST)[J]. Psychology and Health, 1999, 14: 545-566.

8. Suedfeld P, Eich E. Autobiographical memory and affect under conditions of reduced environmental stimulation [J]. Journal of Environmental Psychology, 1995, 15: 321-326.

9. Takahashi T, Tetsuhito M, Hamada T, et al. Changes in EEG and autonomic nervous activity during meditation and their association with personality traits [J]. International Journal of Psychophysiology, 2005, 55: 199-207.

第十章 漂浮疗法中的整理法

本章将介绍如何在漂浮疗法中实施整理的手法,以完成对人体在漂浮后进一步放松、疏通、调理,从而达到更为良好的效果的一个重要步骤。

第一节 整理法概述

一、起源

整理法源于中医古时之导引《一切经音义》:"凡人自摩自捏,伸缩手足,除劳去烦,名为导引。"长沙马王堆出土的西汉帛画《导引图》描绘的 44 种导引姿势图就有捶背抚胸、按腰等动作图形。《素问·上古天真论》说"上古之人,其知道者,法于阴阳,合于术数,饮食有节,起居有常,不妄劳作,故能形与神俱,而尽终其天年,度百岁乃去"。《黄帝岐伯按摩十卷》是我国最早的推拿按摩专著,史料表明,推拿按摩在春秋战国之前已形成医术,秦汉时期前后盛行。后世养生家则发展为自身推拿以保健养生。

二、发展

早在 3 000 多年前就有《黄帝岐伯按摩十卷》记载很多推拿按摩方术。《金匮要略》有载,若人能养慎,不令邪风干忤经络,适中经络,未流传脏腑,即医治之。

魏晋隋唐时期,古人提出,每日必须调气补泻,按摩导引为佳,勿以康健,便为常然,常须安不忘危,预防诸病。

金宋元时期,《圣济总录》提出养生法,凡小有不安,必按摩捋捺,令百节通利,邪气得泄。

明代有关论著较多,曹士珩《保生秘要》所载:坐定擦手足心极热,早晚摩两肋,耳根后腰,得康健。

清代的许多医著中常提及的养生要诀,如面常擦,鼻常揩,发常梳,耳常弹,腹常摩,足常搓,常做常健康。

整理法在推拿按摩的基础上,辅以常用手法,促进血液循环,疏通经络,同时调理现代人经常出现的身心不协调等诸多问题,是未来社会发展中非常突出实用的保健方法,也是漂浮疗法的必要环节。

第二节　整理法的基本原理

一、血液循环原理

气血是脏腑经络组织器官进行生理活动的基础。人体的一切组织都需要气血的供养和调节才能发挥功能。

通过整理法的不同手法和针对性的力度,在受术者身上有序操作,可以使皮肉筋骨、五脏六腑的气血更加调和,气机更加条达。

二、经络运行原理

经络是人体气血运行的通路,内属脏腑,外连肢节,通达表里,贯穿上下,像网络一样分布全身,将人体各部分联系成一个统一的协调而稳定的有机整体。

运用整理法的各种手法,可以疏通经络。手法作用于体表,可以引起经络反应,起到激发和调整经气的作用。并通过经络途径,影响所连属的脏腑组织的功能活动,从而调节机体的生理、心理状况,使百脉疏通,五脏安和,最终达到良好的保健效果。

三、心体同一的原理

人的心理波动与身体反应高度相连,当身体的肌肉放松下来时,内心也会感到舒畅。当心理轻松高兴时,身体也会感到舒缓。一个人的健康状态,一定是心空体松的状态。

运用整理法的放松手法,可以使皮肉筋骨慢慢放松下来,可以使僵硬的肌肉慢慢变得柔软,可以让肌肉间筋膜松下来,让各个组织器官恢复原本状态,恢复原始的调节能力。当身体变得柔软而放松的时候,心理也会慢慢变得平和,只有在心平气和的时候,人体才能达到心康体健的状态。

第三节　整理法的操作过程

一、整理法的基础手法

1. **摩法**　用指或掌在体表做环形或直线往返摩动为摩法。动作要领:沉肩垂肘,肘关节微曲,腕关节放松,摩动时,腕部连同前臂做缓和协调的环旋运动,动作轻快柔和,用力平稳均匀,手法频率为每分钟 120 次。摩法特点:刺激轻柔,和缓舒适,适用于全身各个部位,有放松身心、温通气血的作用。

2. **推法**　推法以指掌或肘部着力于体表一定部位或穴位上,做单方向的直线或弧形推移。动作要领:轻柔缓和,用力均匀,发力时脚站稳,腰发力,肩肘腕放松,施术者呼吸均匀平和,不可屏气,用力均匀沉缓,动作协调,缓慢移动。推法特点:刺激深透,行气活血,有松解肌肉僵硬的作用。

3. **梳法**　以手指张开,用指端于施治部位往返梳动,形如梳头,实为梳理。操作要领:施力深沉,沉而不滞,悬而不浮,持续均匀,并按一定顺序梳理,梳法多适用于头部。梳法特点:操作简便,有醒脑开窍、放松心神的作用。

4. **搓法**　搓法以双手掌面或掌指部,夹住肢体一定部位,双手相对用力,做快速搓动为搓法。操作要领:沉肩垂肘,悬腕,双手掌面挟持调理部位,前臂发力,通过腕部带动双手做快速搓动,同时自上而下地缓慢移动,动作轻快协调,连贯有节律。快搓慢移,用力宜均匀柔和,由轻到重,速度由慢渐渐快。搓法特点:刺激较为温和,适用于四肢,有调和气血、松懈痉挛的作用。

5. **捻法**　以拇指和示指指腹相对捏持施调部位,稍用力做对称的捻线状动作为捻法。操作要领:动作灵活有节律,着力均匀和缓,速度适中,捻法特点:刺激经络,适用于手指端或脚趾端,有疏通气血、缓和心情的作用。

6. **摇法**　施术者一手握持或夹住近端,另一手握持关节远端做和缓均匀的回旋转动,使关节被动运动为摇法。操作要领:被摇关节要放松,力量由轻到重,幅度由小到大,速度由慢到快。摇转幅度应在人体生理活动的范围内,操作时注意观察受术者表情,做到因势利导,适可而止,切忌使用暴力。摇法特点:适用于全身各个关节部位,有舒筋活血、滑利关节的作用。

7. **拍法**　以掌指部着力,五指并拢,微屈用虚掌反复拍打受术部位为拍法。操作要领:操作者肩肘腕放松,以指掌部着力,五指并拢微屈以手腕发力虚掌拍打施术部位。着力轻巧而有弹性,动作协调灵活,用力均匀频率每分钟 80~140 次,宜先轻后重,两手操作,有节律地交替拍打。拍法特点:刺激小而作用表浅,适用于全身各部位,有放松身心、消除疲劳的作用。

二、整理法的操作顺序

准备工作:先请受术者漂浮后更换整理服,与受术者简单交流身体的基本状况,有无基础病,最近有无手术以及心情有无重大波动,让受术者收摄身心,准备接受整理法。

1. 先请受术者仰卧位,从头部开始实施整理法。

(1)头面颈部:施术者面向受术者头顶坐下,用 10 个手指指端从额头发际用梳法梳理到枕骨,6~16 遍缓慢匀速梳理,接着分推前额,施术者用两拇指指腹从额头正中间分推至两侧发际 6~16 遍,分推眉骨从眉头分推至眉尾 6~16 遍,从鼻梁分推至两侧耳前,从嘴角分推至耳垂下,向右侧头推左侧的胸锁乳突肌,向左侧头推右侧的胸锁乳突肌。

(2)胸腹部:分推胸部,施术者双手从胸骨分推至肩部及腋下,掌摩腹部,用双手掌和示指以肚脐为中心顺时针摩腹 6~16 遍。

(3)手臂部:施术者一手扶肩部一手从肩部推向手指,6~16 遍,推完一侧推另一侧,搓手臂,施术者双手挟住受术者手臂从肩部搓向手腕,两个手臂分别搓6~16 遍。捻手指,分别捻到受术者 10 个手指的指端。摇肩,施术者一手扶肩部,另一手握住腕关节,摇动肩关节,力度以受术者能承受为准。

(4)下肢部:推下肢,施术者双手抱住大腿,从大腿上部推向脚踝及脚趾 6~16遍。捻脚趾,分别捻动受术者双脚 10 个脚趾端。屈膝摇髋,施术者站立于受术者腿侧,一手扶膝盖,一手扶踝关节,使膝关节自然弯曲,双手配合摇动髋关节。拍打下肢,施术者分别在受术者两侧腿部施拍法 6~16 遍。

(5)放松结束,最后施术者双手同时从受术者肩部用梳法轻梳到脚趾端,结束仰卧位整理。

2. 请受术者俯卧位进行整理

(1)头颈部:施术者用双手同时从受术者头顶到后发际施梳法 6~16 遍。从两侧耳后高骨推向两侧肩峰 6~16 遍。

(2)肩背部:推背部中线,施术者双手叠掌从颈下高骨推向尾骨 6~16 遍,(尾骨不可过于用力)。推背部两侧,施术者分别用双手掌从肩部推向臀部(力度适中均匀有力)。拍背部,双手在受术者肩背部施以拍法(背部肾区不可过力拍动)。

(3)腰臀部:分推腰部,施术者双手掌至于腰部中间分别从腰中间向两侧的腰部分推 6~16 遍。搓腰部,施术者用双手掌面挟住两侧腰部施搓法 6~16 遍。拍臀部,施术者双手掌在受术者臀部施拍法 6~16 遍。

(4)腿脚部:推后下肢,施术者用双手掌从臀部推到脚踝 6~16 遍。拍下肢,施术者用双手从臀部至脚踝施拍法 6~16 遍。摩足心,施术者一手扶足跟,另一手用掌心摩动受术者足心 6~16 遍。捻脚趾,施术者分别捻动受术者双脚趾端。

(5)放松结束,施术者双手同时从受术者肩部轻梳到脚趾,结束俯卧整理。

三、整理法的操作要领

整理法属于放松手法,虽然操作简单,但是做好是比较难的,必须遵循以下操作要领。

1. 基本要求　手法的基本要求是:持久、有力、均匀、柔和,从而达到渗透的目的。

(1)持久:指手法的动作要作用一段时间。

(2)有力：是指手法要有一定的力度，还要根据受术者的接受状况而调整。

(3)均匀：是指手法的力量、速度及操作幅度轻而不浮、重而不滞。

(4)渗透：是指每个手法施完后，均能使该部位的浅层组织和深层组织得到充分放松。

2. 施术者操作时形体的基本要求

(1)体松：即身体放松，要做到身体放松，首先是精神放松，要做到"松而不懈，紧而不僵"，全身放松即肩部放松，上臂放松，这样才能保证我们的手法是放松状态，施术者的两下肢一定要保持稳定与放松。

(2)体正：即身体正直，在手法操作中身体要保持正直，头正颈直，含胸拔背，塌腰敛臀，以保证脊柱无屈伸侧屈和旋转。同时，手法操作还应随时移动脚步以保证身体正直。身体的状态直接影响我们整理的效果。

(3)呼吸：施术者在操作时保持自然呼吸，不要憋气，做到"静心、缓和、深沉、匀速"。

第四节　整理法的实施关键

一、禁忌证

以下情况不能使用整理法：

1. 诊断不明的患者，特别是怀疑有骨折脱位脊髓损伤和骨病的患者。

2. 有出血倾向的受术者。

3. 醉酒、精神失常等与施术者不合作的受术者。

4. 有严重心肺疾病的受术者。

5. 有皮肤传染病、呼吸道传染病的受术者。

6. 受术部位皮肤有异常的患者。

7. 在软组织损伤早期肿胀较重的受术者。

8. 孕妇、经期妇女受术者的腰骶部。

二、整理法的实施体会

人体是一台神奇的机器，需要定期的维护和保养，以尽可能高效运行。我们的心态时刻影响着身体状态，不同情绪会对身体产生不同的影响。当我们能让身体放松下来时，心理就能安定下来，这对我们身体的平衡，维持生命健康有很好的帮助。在实际实施中，我能感觉到身体是一个强大的记忆库，储存着我们以前所经历的心理历程和身体损伤。我们只有用灵巧的双手施以正确的手法，让身体恢复自然状态，让身体找回本源的调节能力。整理法可以让我们从身体最外层开始放松，最终达到人体上下左右内外的整体平衡，保持健康身心。

第五节　整理法的应用研究与推广

一、整理法的应用研究

在当今发达的资讯和各种电子产品侵占着我们的时间和身体的时候，很少有人可以安安静静地和自己相处，也没有了休息能力，这对我们的健康极为不利。现代人的亚健康状况不断增多，普遍是心理不平衡的状态。漂浮疗法能够有效地助人心态平衡，整理法更能锦上添花。

整理法是在中医推拿手法的基础上，以放松手法为主的简单易操作的方法。整理法可以在漂浮之后，进一步放松我们的身体。整理法轻柔、和缓、逐步逐层放松我们的身体。当身体完全放松下来时，气血也会变得四处通达，微循环、淋巴循环都会为我们提升排毒能力。人体自我调节能力是非常强大的，但是我们在忙碌的过程中，往往破坏了自己的调节能力。所以，我们必须用整理法放松身心，让我们学会聆听身体的声音，感觉身体的变化。我们身体的直觉是最真实的信息表达，人体不是简单的各个器官组织在一起的集合产品。人体的某一部位的疾病，通常也会影响其他部位的健康。所以我们需要用整理法从整体出发，放松从头到脚的皮肤肌肉，让身体得到休息，让心理得到平静，心平气和地保持身心康乐。

二、整理法的推广

整理法以手法为主，手法的熟练程度和专业程度直接影响着整理的效果，这就要求施术者能够钻研练习。当代社会普通的健康问题中，以身体僵硬、精神紧张为主，整理法能发挥很大的作用。但是漂浮师必须有决心练习，正如《医宗金鉴》中所讲，一旦临证，机触于外，巧生于内，手随心转，法从手出。做到心与手合，心与意合，上下连动，内外同频。整理法必须经过专业培训，精准指导，宁缺毋滥。从源头教学开始，把基础筑牢，不求快，但求稳。整理法将有非常显著的实用价值。

（徐兴东）

参 考 文 献

1. 曹仁发. 中医推拿学 [M]. 北京: 人民卫生出版社, 1992.
2. 于天源. 按摩推拿学 [M]. 北京: 中国中医药出版社, 2015.
3. 佚名. 黄帝内经 [M]. 北京: 中国画报出版社, 2012.

第十一章 漂浮师的工作内容与技术要求

第一节 漂浮师的基本要求

一、职业规范

1. 职业道德

(1)漂浮师在从业时,应遵纪守法、遵守基本职业道德准则,在工作中建立并执行严格的道德标准。

(2)各级执业漂浮师,应注意加强自身的修养,不断完善自己,提高自己的生理和心理健康水平。

(3)不断学习本专业以及所需的有关知识,促进自身专业发展,提高专业服务水平。

(4)漂浮师应明确了解自己的能力和专业职责的界限,不做超越自己能力和职责范围的事情。

2. 职业守则

(1)具有正确的专业思想,对漂浮疗法的性质、作用和价值有较明确和深刻的认识,愿意以专业知识和技能为客户服务,提高客户健康水平,促进身心康复。

(2)秉承人文关怀精神,遵守行业道德行为规范,有良好的服务精神。

(3)保持务实、严谨的科学态度。对工作负责,有计划、有条理,精益求精,对人对事正直、诚实。

(4)提升自身的心理素质,对客户保持同情心和耐心,充分理解客户的困境,设法帮助改善;尊重、鼓励其充分发挥潜能,促进康复。

3. 法律与伦理要求

(1)严守保密原则:漂浮师在初次接待及其他必要的时候,向客户说明保密原则。这既是职业道德的要求,也是漂浮治疗本身性质所决定的。

1)遵守保密原则的重要性:对客户尊重;治疗的诚信;避免伤害客户;使客户获得安全感;建立良好的咨询关系。客户需要知道所有访谈的内容都是被保密的,才能建立基本的信任关系,才会感到安全。

2)需要保密的内容:漂浮治疗过程中所有的内容;漂浮过程中与客户接触过程中观察、感受到的信息。在没有征得客户同意的情况下,漂浮师不得随意透露,也不得随意打探与客户治疗无关的个人隐私。

3)保密例外:经客户平等协商同意;司法机关办案要求提供;出现针对漂浮师的伦理或法律诉讼;治疗过程中出现违法问题及可能;虐待;可能对他人造成伤害或死亡威胁,客户患有危及生命的疾病等。遇有以上情况时,漂浮师应该将泄密程度控制在最小范围。

(2)遵循工作伦理:漂浮治疗具有心理治疗的一些特征。遵循良好的伦理关系给漂浮师和客户双方都提供安全感。工作伦理是契约,也是守则。

避免双重关系。双重关系可能对治疗产生一些负面影响。在漂浮室外放下漂浮师的身份,而进入漂浮室的工作场合,就只有工作关系,治疗结束后再回到各自的特定身份。

非评判性观点,非指导性原则。指漂浮师与客户是相互独立的两个人,各自的价值观和生活态度方式可以不一样,漂浮师没有权利把自己的价值观强加给任何人,也不把自己的价值观改造谁,甚至对别人进行批评指责。这是漂浮师工作的基本伦理。

区别漂浮治疗与其他治疗的关系。漂浮治疗有独特的工作方法和特征,其与心理治疗、心理咨询、中医治疗、中药泡浴、推拿按摩、音乐疗法等都有交叉和相通之处,但绝不是它们的简单相加,需要漂浮师在工作过程中不断探索、融会贯通、学习提高。

二、基础知识

1. **漂浮治疗基本知识**　漂浮治疗就是让受试者十分轻松地漂在漂浮舱中,有效地限制外界环境的刺激,全身可以进入一种深度的放松,意识进入"虚无"及"空白"的状态,肌肉可以达到深度放松,对消除紧张、焦虑、头昏、抑郁、强迫、恐惧、头昏、失眠等症状有"立竿见影"的效果,且有"维持效应"。在此环境下,辅以其他治疗手段,提高和增强治疗效果,使之疗效最大化。

2. **心理学基础知识**　漂浮治疗是应用心理学的一个分支,漂浮师应该掌握一些必要的心理学基础知识。

心理学包括基础心理学与应用心理学两大领域,其研究涉及知觉、认知、情绪、思维、人格、行为习惯、人际关系、社会关系等许多领域,也与日常生活的许多领域——家庭、教育、健康、社会等发生关联。心理学还与神经科学、医学、哲学、生物学、宗教学等有关,因为这些学科所探讨的生理或心理作用会影响个体的心智。实际上,很多人文和自然学科都与心理学有关,人类心理活动其本身就与人类生存环境密不可分。

3. **医学基本理论**　漂浮治疗属于交叉学科、应用学科。需要用到医学基本理论,也是通过科学或技术的手段处理生命的某种疾病或病变的一种学科,促进客户恢复健康。它是一个从预防到治疗疾病的系统学科,需要学习一些基础医学、临床医学、预防医学、保健医学、康复医学等理论知识。

4. **中医学基本理论**　中医学理论的基本特色是"整体观念"和"辨证论治",既能揭示脏腑的阴阳变化规律、沟通与天地阴阳变化规律联系,又能揭示疾病的证候规律的理论体系。中医还可以通过中药、针灸、艾灸等治疗方法,帮助人体驱除病邪,恢复正气。

漂浮疗法在传统中医学的基础上开拓了新的领域。通过漂浮相关技术,可以缓解客户的亚健康状态,如疼痛、紧张、焦虑、抑郁、失眠等。漂浮师了解和掌握基本的中医理论对丰富完善自己的治疗体系非常有效。

下面就各级漂浮师标准进行一定的解析与说明,以标准为依据,更进一步把有关问题加以澄清与解释,帮助漂浮师更好地开展工作。

第二节　初级漂浮师

表 11-1　初级漂浮师标准

职业功能	工作内容	技能要求	相关知识
一、漂浮操作	1. 漂浮禁忌与流程讲解 2. 漂浮舱的检查与准备	1. 正确操作漂浮舱 2. 熟悉常见问题的处理	1. 漂浮舱的基本原理 2. 漂浮疗法的基本知识
二、漂浮服务	1. 完成漂浮疗法全过程 2. 处理漂浮中的问题	1. 对漂浮者的观察能力 2. 与漂浮者的共情能力	1. 心理健康知识 2. 心理疏导的方法
三、漂浮评估	1. 血压、体温等检测 2. 问卷选择与档案记录	1. 相关体检能力 2. 心理评估能力	1. 体检基本知识 2. 心理评估基本知识

一、初级漂浮师的工作内容

(一) 工作方向

初级漂浮师主要进行单独漂浮体验,通常安排的治疗是每周 1~2 次,每次漂浮 45~60 分钟,持续 8~16 周。主要技术操作方向是减压、保健、休闲、美容、养老等。完成治疗后,视情况可以继续延长 8 个月以上。

1. **减压**　现代人工作节奏快,生活压力大,容易出现焦虑症、抑郁症等心理疾病,失眠就是职场白领常有的症状。通过漂浮可以有效缓解客户的心理压力。沉浸在漂浮舱内,可以使人心旷神怡,置身幸福愉快之中而忘记烦恼,改善睡眠。

2. **保健**　初级的漂浮治疗,可以预防由工作、生活、环境等引起的一些心理疾病,或由心理因素引起的躯体疾病。还可以直接提高个体的心理健康水平,预防个体不健康心理和行为的发生。

3. **休闲**　漂浮作为一种新兴科学文明的休闲方式,可以有效地促进能量的储蓄和释放。在非劳动及非工作时间漂浮,可以获得身心调节与放松,达到生命保健、体能恢复、身心愉悦的目的。它包括对智能、体能的调节和生理、心理功能的锻炼,是一种时尚的心灵体验。

4. **美容**　漂浮治疗作为一种新兴的、专业的、科学的、系统的养生调理手段,无需摄入额外的营养物质,就能达到激发人体自身内在的潜能,唤醒生命密码,产生生理、心理的平衡和谐,达到预防疾病、增强体质、颐养生命和美容驻颜功效,排出体内毒素,不失为一种促进身心健康的综合的养生、保健、美容的系统方法。

5. **养老**　21世纪的中国已经进入老龄化社会。老龄化和养老问题是当今世界也是当下中国的一个热点与敏感问题,具有很高的社会关注度。老年人的生理和心理健康都是大家关心的问题。漂浮治疗作为促进心身健康的新方法,一定可以在养老行业里占据一席之地。

(二) 工作内容

1. 准备工作

(1)合理区分接待室、访谈室与漂浮室等的功能

1)接待室:接待室供客户访谈和漂浮前等候。应当有明显的专业特点,张贴必要的指示牌、卫生许可证、收费标准、漂浮须知、工作流程等。张挂从业漂浮师的照片、资质、专业特长。通常为女性客户提供女性漂浮师,男性客户可自由选择。

2)访谈室:漂浮前的访谈应保密。访谈室的私密性与保密性,会影响到客户对漂浮师的信任与开放程度。影响保密性的因素很多,包括隔音是否良好、进出漂浮室与接待室的门是否分开、是否安静。客户、漂浮师应当处于访谈室的不同空间位置,至少配备两三张舒适的有靠背和扶手的椅子,可以让人很快放松。同时受到空间、音响、气味的影响,在布置访谈室的时候,均需加以注意。

3)漂浮室:保持漂浮室清新干净的空气和通风状态,没有异味,有助于漂浮疗法的实施。为客户进行漂浮治疗时,通常会配备舒适的座椅。漂浮室内有专用的淋浴间,漂浮舱及淋浴间面积要大于 $10m^2$;备有耳塞、浴帽、毛巾、梳子、一次性内衣供漂浮使用。

4)漂浮舱:漂浮舱应专业、恒温、安全、可靠,符合国家标准。舱内备有辅助设施(如浮枕)供客户选择;备有一杯清水或毛巾,如果漂浮液进入眼睛可以冲洗。

所有设备都应服从于漂浮治疗,所有的器材和装饰都应该是漂浮治疗所必需的,而不应起干扰作用。

(2)检查漂浮舱工作状态

1)熟悉所用类型漂浮舱的操作使用程序。

2)对水质、水温进行必要的测试,确保是客户最为舒适的温度。

3)了解必要的设备维修知识,对设备及各控制开关等的运行状态进行必要的检查。

(3)认真整理漂浮师仪态、心态

1)服饰整洁庄重,但也不刻意装扮自己。过分的打扮和化妆,或服饰奇异,会分散客户的注意力,还可能会给客户带来负面影响。

2)坐姿端正、态度平和。与客户交谈时,保持正常社交距离,保持正常的交谈位置。接待客户时,态度应当平和、诚恳、不卑不亢。

3)如漂浮师工作前遇有特殊情况,造成心态不平和、处于应激状态和情绪不稳,应暂停,将工作交由其他漂浮师,或待心情平复后再开始工作。

2. 操作服务

(1)漂浮前,对客户进行必要的教育。

1)介绍安全措施:如安全进/出舱、安全特性和应对措施。

2)患有禁忌证或刚病愈的客户:如传染性疾病、服用某些药物或酒精影响者,不允许进入舱内。

3)提出漂浮卫生建议及要求:如不得随地吐痰、擤鼻涕、大小便或其他任何方式污染漂浮液。在进入漂浮舱前都应该排清大小便,进行淋浴和洗发。

(2)简要说明漂浮治疗的性质

向客户介绍如下内容:漂浮治疗的适应证、禁忌证;漂浮治疗如何进行;漂浮治疗不能解决什么;客户应有的权利与义务;确认漂浮师的执业资格、了解收费标准、终止治疗的原因。

(3)严格按步骤完成漂浮全过程:根据客户的要求决定是否关灯,是否合上舱盖。有些患者第一次有些恐惧可以晚些关灯,或不关灯。选择并实施治疗方案;讲结束语;淋浴,穿衣;漂浮后整理。

3. 整理与记录

(1)漂浮后整理:客户出舱后,询问客户的舱内主观感受,并进行梳理,如想到了什么,感悟到什么,身体可能的痛、触、痒、麻等感觉要尽快整理出来。

出舱后辅以整理法,对漂浮过程中产生的各种不适具有良好的疗效。

对客户进行漂浮后健康跟踪,并提出一般性食疗、健身和养生建议,给其相应的健康指导。

(2)漂浮记录:在漂浮治疗中,通常只对漂浮前的基本情况登记在册,详细情况另外作为保密资料记录,严格按保密原则处理。

1)漂浮记录的内容:客户的一般背景资料(姓名、性别、年龄、民族、职业、职务、文化程度、婚姻状况、联络方式等);漂浮师对客户的一般印象;需要解决的问题及类型：是躯体问题还是心理问题、成长发展问题、婚姻情感问题、工作生活问题还是人际关系问题等；身体检查：包括血压、脉搏以及心理测量的结果等。

2）漂浮记录的要求：漂浮师应当养成每次漂浮后记录和反思的习惯。有效保存客户的资料，当客户中断一段间后，再次前来时，对客户资料有案可查。漂浮记录应该详细、认真，并记录每次漂浮过程的反思，也便于漂浮师在实践中不断成长，从成功、中断或失败的案例中学到很多东西，提升漂浮技能。

3）漂浮记录的方式：客户的基本资料记录、每次漂浮的过程记录、漂浮阶段的小结记录、漂浮中断或终结时的记录。

（3）访谈记录：漂浮过程中，未经客户同意不能录音和录像。只能作简单记录，在头脑中事先梳理好框架和条理，然后在治疗后追忆，不致漏掉信息。

1）对客户的印象：漂浮师对客户的外观印象、语言反应、状态等情况的感受和情绪体验等；客户在漂浮室内外的变化等，如是否迟到或提前、着装及变化、情绪状态等。

2）访谈内容：客户主诉的内容、现实问题及对工作生活的影响；客户对漂浮治疗的理解和期望值；访谈时的内容、气氛、语气、情绪等。

3）客户漂浮前后的感受：包括身体方面的主观感觉、情感体验和对生活工作的变化。

4）漂浮师自己接案中成功的经验、存在的问题、失败的原因、改进的方向等。

二、初级漂浮师的技能要求

1. **准备**　漂浮师接待客户的第一印象，对治疗效果有重要影响。

接待客户要注意提前做好准备，放下手中其他的工作，全身心地投入到工作状态，心无旁骛，保持良好的姿态和状态。

接待客户前，不饮酒或食用气味很大的食物（生大蒜、大葱等），不服用兴奋剂、镇静剂等药物。

2. **接待**　使用礼貌的接待方式和语言，注意言语和非言语交流技巧的使用。

不抽烟，不做多余的"下意识"动作（如玩弄手中的笔、轻敲桌面、抖腿或身体等）。

交谈中集中注意力，认真倾听或发问。站在对方的角度，倾听他的诉求，了解他最为困惑的问题。

用包容性的态度全然接受客户，给他心理上的支持，让他能感受到漂浮师对他的接纳、支持，这样有利于建立良好的咨访关系。

判断客户是否属于漂浮治疗工作范围，如果不属于及时转介。

3. **处理一般情况**

（1）熟练运用漂浮指导语：第一次接待客户的时候，必须使用标准的漂浮指导语，并签下知情告知书。后续接待时，可以简化这个过程，但是发现客户有违反的现象和迹象,必须及时提醒客户遵守相关规定。

(2)根据客户要求,正确选择背景:漂浮的背景包括音乐、灯光、薰香、舱盖关合,都应该在漂浮前根据客户的喜好选择。例如,有的客人需要背景音乐,有的客人需要完全安静,对各种不同背景音乐的选择,也可以根据客户而有所不同,因人而异。

(3)熟悉常见问题的处理方法:在漂浮过程中,一旦有各种异常现象出现,必须立即采取必要措施,防止意外发生,制止危害扩大。初级漂浮师通常解决如下几类问题:漂浮舱遭遇污染;客户提出不合理要求;客户身体出现异常等,要能随机应变,根据不同情况,采取相应措施。

三、初级漂浮师应掌握的相关知识

1. 漂浮舱的消毒过滤　初级漂浮师应该熟知漂浮舱的工作原理、控制流程、工作方式等基本知识,对漂浮舱一般故障能够排除,还要了解漂浮舱的消毒过滤,打消客户对健康卫生的顾虑。

漂浮舱的消毒和过滤系统是十分重要的设备组成部分,通常都配置溴、氯或过氧化氢等的消毒程序,并辅以紫外线和臭氧消毒。为防止漂浮液刺激皮肤,其剂量也得到了严格控制。前后两个客户漂浮的间隔时间中,漂浮液已经在设备的储液罐中得到了全面消毒。不仅对漂浮液,还对储水罐、漂浮舱内外壁都进行了全面的消毒设计。在过滤系统方面,由于七水合硫酸镁分子较大,设计上采用了PP棉＋碟式过滤器＋磁化过滤系统。漂浮液每次的消毒后原则上应达到了饮用水标准。

2. 漂浮治疗基本知识　漂浮可使受治疗者的大脑释放出“内啡肽”,从而对减轻疼痛有很好的作用。漂浮可增强大脑右半球的功能,增加暗示感受性,增加空间想象力与创造力,人称之为“心理生物学中的开山斧”。对漂浮前后学生的学习能力的研究发现,受试者学习效率大为改善,思维更清晰、感觉更敏锐,记忆力大大提高。因此,漂浮对大中小学生的学习、对于运动员技能与心理训练有极好的帮助。

3. 心理咨询基本技术

(1)沟通和建立良好关系的技术:如果不能与客户建立良好的沟通和合作关系,则漂浮师的所有建议和方案都不会起到干预的良好效果。因此,建立和保持漂浮师和客户双方的良好沟通和相互信任,有利于提高对客户治疗的效果。影响人际沟通的因素有许多,其中包括心理学、社会学、文化人类学、生态学和社会语言学等方面。其注意点包括以下几项:

1)消除内外部的“噪音”(或干扰),以免影响双方诚恳沟通和表达的能力。

2)避免双重、矛盾的信息交流,如工作人员口头上对当事者表示关切和理解,但在态度和举止上却表现出漫不经心。

3）避免给予过多的保证，尤其是那种"夸海口"，因为一个人的能力是有限的。

4）避免应用专业性或技术性难懂的言语，多用通俗易懂的言语交谈。

5）具备必要的自信，利用可能的机会改善客户的自我内省、自我感知，纠正客户的不合理信念。

（2）支持技术：心理支持，不是支持客户的错误观点或行为，而是对客户的观点和行为表达无评价的理解。初级漂浮师的支持技术主要包括两方面：

1）无条件接纳：指对客户的状态表示理解，如既接纳客户积极、光明、正确的一面，也理解其消极、灰暗、错误的一面。既接纳和自己意见一致的一面，也理解和自己不完全相同的一面。既接纳自己喜欢、赞同的一面，也理解自己厌恶、反对的一面。既理解客户的价值观、生活方式，也接纳其认知、行为、情绪、个性等反应。即接纳客户的大多数状态，称为中性接纳。但是在这其中，若遇到原则性的问题，漂浮师是有权利也要表明与说清自己的观点。

2）共情：通过共情，设身处地地理解客户，把握客户的内心世界。通过共情使客户感到自己是被理解、被接纳的，从而促进工作关系的建立。通过共情，鼓励客户进行深入的自我探索，促进自我表达，促成客户深入、全面、准确地认识自我，促进双方彼此的理解和交流。

4. **其他** 有关人体的基本知识、人体检查的基本过程应该有所了解。

第三节 中级漂浮师

表 11-2 中级漂浮师标准

职业功能	工作内容	技能要求	相关知识
一、漂浮访谈	1. 诊断性访谈 2. 不同人群的漂浮干预	1. 诊断访谈能力 2. 对不同人群的分析能力	1. 心理干预的知识 2. 生活方式的健康知识
二、漂浮干预	1. 催眠干预 2. 音乐干预	1. 催眠技术 2. 音乐疗法	1. 催眠的理论 2. 音乐疗法知识
三、漂浮整理	1. 整理 2. 康复	1. 整理手法 2. 康复技术	1. 整理理论 2. 康复知识

一、中级漂浮师的工作内容

（一）工作方向

中级漂浮师主要进行综合漂浮治疗，将漂浮和心理干预或整理各种手段结合起来,如心理访谈、催眠、生物反馈、音乐、薰香、整理法等。主要技术操作方向是神经症、心身疾病、运动康复、青少年潜能开发等。完成治疗后,视情况可以继续持续 6~12 个月。通常安排的治疗是每周 1~2 次,每次漂浮 20~40 分钟,持续10~14 周。每次漂浮之后应辅以其他手段。

1. **心理干预** 指运用心理咨询的方法,对出现中度、轻度神经症或心理适应方面问题,提供心理干预的过程。常见的漂浮心理访谈开场一般就是客户叙述漂浮体验,但是漂浮体验并不是访谈的重点,只是一个开场,一般漂浮师都会发现,客户在开始几次的心理访谈中,更多的谈论漂浮的直接感受;而后面的心理访谈才会逐渐提到自己心理问题。通常漂浮后的心理访谈会更适合,这是因为漂浮让客户更加放松,大大降低了客户在访谈中的心理防御机制。

2. **心身医学** 是研究心理因素同人体健康和疾病之间关系的科学,是医学的一个分支,也可以说是研究人类健康和疾病中的生物、心理以致社会因素相互关系的科学。漂浮疗法对于心身医学中的问题,有着非常好的作用。许多心身疾病的治疗,可以将漂浮疗法作为其辅助手段之一。

3. **运动康复** 运动康复是新兴的体育、健康和医学交叉结合的前沿学科。目前我国健身康复人才紧缺的局面,使漂浮行业在这方面大有可为。为适应社会对健康及康复的需求,漂浮疗法也在研究漂浮与运动康复的关系。通过系统掌握运动康复与漂浮的基本理论、技能、方法和相关知识,成为具有一定发展潜力及创新精神、具有较强实践能力的漂浮师,也是中级漂浮师发展的一个重要方向。

4. **青少年潜能开发** 人的潜能是无限的。而绝大多数人一生也只用了不到5% 的潜能,有 95% 的潜在能量被浪费。其原因有三,一是意识对潜意识的压抑;二是心理定势的消极作用;三是人格力量的不足。

青少年正处于成长、发展阶段。在漂浮状态下,大量的实际案例证明,对青少年的创造力、智力等潜能开发大有裨益。

(二) 工作内容

1. **访谈** 漂浮过程最常用的是直接访谈治疗形式。漂浮治疗效果的产生,除了漂浮使身体放松,还依赖于访谈过程中四种机制起到的催化作用:一是漂浮师的主动共情与治疗技术水平。二是客户的认知与领悟能力。三是治疗过程中的训练与学习。四是促进自然愈合与成长。

2. **干预** 心理干预的主要目标之一是让客户学会面对困难和挫折的一般性方法,这不但有助于渡过当前的困难和挫折,而且也有利于以后长远的生活适应。

漂浮师在干预过程中的主要作用在于启发、引导、促进和鼓励,而不是提供现成的公式。其主要职能是:①帮助客户正视困难;②帮助客户探索可能的应对和处理方式;③帮助客户获得新的信息和知识;④帮助客户回避一些应激性境遇;

⑤避免给予不恰当的保证;⑥督促客户接受帮助和进一步的治疗。

3. 评估 漂浮效果的评估不一定要等到漂浮全疗程结束才进行,在每次漂浮后都可以评估,甚至在漂浮过程中就可以不断地观察评估漂浮效果,及时对漂浮进行调整。但是对每次的漂浮后效果进行评价,会显得更全面,更重要。

(1)漂浮的评估内容:评估内容应该围绕客户的漂浮目标展开,只有实现客户的漂浮目标,才是漂浮效果的直接体现。比如说客户希望通过漂浮减肥,那么通过一段时间的漂浮治疗后,体重减轻的量,就是直接的漂浮疗效。如果说客户的漂浮治疗目标是降低焦虑,那么通过量表和自评评估,客户的焦虑程度如果降低到原来的 50%,就说明漂浮对客户产生了积极影响,有一定的效果。

(2)漂浮评估的维度

一是自评。这是评估效果最直接最有效的指标。尽管这一指标非常主观,但是每个人对自己是否疲惫、焦虑、抑郁等本身就是一个非常主观的评价。如果评估客户是否需要治疗或改变,或者经过漂浮后,是否得到了缓解或改变,客户最有发言权。

二是他评。客户周围人,包括漂浮师和客户的重要他人(家人、朋友、同事等)的评价和反映。认为客户在行为、认知、情绪等生理、心理方面有哪些变化和改善。

三是功能测评。客户的社会功能、生活状态、内心冲突、人际关系功能是否得到恢复和缓解。

四是量表测评。客户漂浮前后一系列量化指标测量结果的比较。如体重、血压等体检指标,心理测量的量表分数得到了改变,就直接表明漂浮取得了成效。

以上评估维度或指标可以单独使用,也可以综合使用。为了避免出现偏差,应尽可能从多个维度进行评估。

二、中级漂浮师的技能要求

1. 诊断能力 诊断性访谈,需要倾听客户的深层内心世界,从客户的叙述中了解他的目标和现在的状态。

倾听是为了获取资料,了解真相,得到回应,然后有针对性地给予治疗。倾听包括三个境界。在第一个阶段,只听到话语的字面意思,只听到表面的话语声音。在第二个阶段,可以听到很多话语背后的内容,包括语气、身体、情结、感觉、行为、所在环境层面给出的回应。在最高境界上的聆听,才可能听到不仅仅是话语和回应,而是听到对方深层的内心世界。

由此可见,中级漂浮师的聆听并非仅指一般我们日常习惯地用耳朵去听,而是接纳回应的意识和能力。

2. 干预能力 中级漂浮师应可以协助客户不断领悟,抵达自己的潜意识,进而发掘每个人的潜能,助人自助。

(1)聚焦:在漂浮师的引导下,寻找客户当下最需要解决的一个问题,可以清晰描述的目标。

(2)清洗:进入淋浴室之前,在漂浮师的指导下,对自己进行一次身体的清洗。

(3)静心:进入漂浮舱后,塞好耳塞,全身放松躺在漂浮液中,在漂浮师的引导下进入漂浮状态,也可以用客户学过的冥想等自己习惯的方式全身放松,集中思想于一个问题。

(4)无我:进入漂浮状态后,可以尝试把内心里所有的念头都释放出来,不约束它,不执着于它。无论哪一个念头先冒出来,都给它自由,让它自由驰骋、变化变形,保持自己。

(5)回归:从漂浮舱出来后,把在漂浮舱中的感受记录下来,对一些奇妙的感受和想法及时进行整理和解读。

进行漂浮治疗这一套程序之后,通常可以显著达成目标。

在中级漂浮师的能力中,最为重要的能力是掌握催眠治疗与音乐治疗的技术。

3. **评估能力** 中级漂浮师的评估能力主要体现在两个方面,一是对评估方法的选择上,二是对评估结果的运用上。评估方法有观察法、投射法、作品分析法、心理测量法等,但是如何选择、使用、参考判断非常重要,需要在实践中不断积累经验。其他如整理与康复技术见相应章节。

三、中级漂浮师应掌握的相关知识

1. **心理障碍与健康知识** 心理障碍一般说来,主要包括重型精神障碍、轻型精神障碍、人格障碍与精神发育迟滞。了解各个疾病的发病原因、临床表现、处理办法与预防,对于中级漂浮师是必要的。

对于健康领域的相关知识,应该了解医学的一般知识。可通过边学习、边成长的办法,即有了问题,通过不断查阅资料、请教督导和专家等多种方法,让自己更多地了解相关医学科学知识。这在漂浮治疗中是重要的,毕竟来访者中,相当多的人是有躯体疾病的。但是要注意一点,不能替代医生的作用,诊断要由相关医生做出,漂浮师万不可不懂装懂。谦虚地请专业人员做专业的事,漂浮师要懂得这个道理。

2. **心理干预技术** 中级漂浮师在漂浮过程中要使用心理干预,特别是音乐治疗,而心理干预必须通过正确的方法实施,正确的方法应该来源于正确的理论。

中级漂浮师应该充分系统地学习心理咨询的主要理论、方法和技巧。其中催眠治疗技术、音乐治疗技术最为重要。其他如冥想技术、整理法技术也应有所了解与掌握。

第四节　高级漂浮师

表 11-3　高级漂浮师标准

职业功能	工作内容	技能要求	相关知识
一、漂浮培训	1. 教育与培训 2. 综合运用现代技术	1. 制订教育与培训计划 2. 熟悉现代高科技技术	1. 教育心理学 2. 互联网、大数据知识
二、漂浮督导	1. 技术分析与质量监督 2. 帮助下级漂浮师个人成长	1. 漂浮技术督导 2. 熟悉个人成长技术	1. 心理督导知识 2. 个人体验与成长理论
三、漂浮审查	1. 漂浮方案审阅 2. 漂浮疗法会诊	1. 漂浮智能平台查阅、评审 2. 漂浮平台会诊技术	1. 漂浮科学研究 2. 漂浮研究扩展

一、高级漂浮师的工作内容

(一) 工作方向

对漂浮师的教育与培训,是高级漂浮师的重要工作方向。教育与培训是成人继续教育的一部分,是学校教育之后所有社会成员特别是成人的教育活动,是终身学习体系的重要组成部分。

(1)提高认识,创新观念:伴随着科技、经济的巨大进步,人们的生产方式、生活方式等正在发生深刻变革。未来的竞争是实力的竞争,实力的关键在科技,科技的关键在人才,人才的培养在教育。要通过继续教育为新世纪的发展准备人才,就应把继续教育放到战略性地位,并使其发挥作用,就要进一步解放思想、实事求是、用科学的理论、发展的眼光、超前的思维、求实的态度去观察、思考、研究、认识和指导继续教育实践活动,找到解决问题的新途径,创造出新成果,开拓出新局面。在当代科学迅速发展的情况下,大力开发人力资源提升其实践能力,以适应快速发展的形势,树立素质教育、终身教育的观念,增强压力感、使命感。

(2)优化课程设置,拓宽知识结构:在课程设置方面,贯彻"学以致用"的原则,不再重复低层次的技能和基础知识培训,围绕能力提升和漂浮案例督导,提倡多学科的跨学科课程以及反映最新科技成果的课程,实现文理渗透、理工综合,基础与应有相结合,使参加教育培训的人感到只要参加学习,就一定有收获,"用中受益"。通过教育培训,提高初级和中级漂浮师的整体素质,提升科技贡献率。

(3)严格管理监督,提供指导建议:教育培训的目标是建立起既适应市场规律,又符合漂浮师学习规律的运行机制,充分调动培训学员学习的积极性。一是训练机构里应当配备专职的训练指导建议系统,安排高级漂浮师指导学员见习,提升技能。二是需要给学员们在合适的时间里找到一个合适的实习点,这点需要高级漂浮师及时掌握更多的资源。

1. **督导与考核**

(1)督导:漂浮督导是高资历漂浮师对下级漂浮师提供的一种干预,也是提高初级和中级漂浮师漂浮技能的过程,并监督漂浮师向客户提供的专业服务质量。督导有三个性质:评价性;持续性;多目标性。

督导常用的三种方式包括个别督导、小组督导、现场督导。

(2)考核:制订考核标准。将考核标准量化、具体化、明确化;有时间限制和可操作性;有一定的弹性。①定性考核与定量考核相结合。②制订考核方法和程序。③确定考核目标和主体。④审查初级漂浮师晋升中级漂浮师,中级漂浮师晋升高级漂浮师的过程。⑤执行不合格漂浮师的淘汰制。

2. **理论与科研** 加强理论研究。合格的高级漂浮师首先应该是一名优秀的漂浮师。因为漂浮治疗是一门实践性非常强的学科,高级漂浮师不仅需要扎实的理论基础,更需要丰富的实践经验。

此外,高级漂浮师还需要一定的科学研究能力和教学经验,不断将最新漂浮理论与漂浮治疗的实践相结合。

(二) 具体工作任务

1. **制订培训方案** 漂浮师的进阶培训可以有多种形式,并可针对不同类型的对象。如,可以是为已经从事一段时间的漂浮师而举办的研讨讲习班,也可以是针对某个专题的研究课程,也可以是一个或数个漂浮技能的专项提升班。

因为同一个培训班里的学习对象水平参差不齐不可避免,培训形式和内容也就会影响到教学内容和方式。尽管如此,对漂浮师的培训方案里,仍然都应该包括教学和实践两部分。根据时间设计成一系列的分等级递进的体验过程,使所有参训的漂浮师都有机会获得所需要的提升。

2. **提升学员技能** 每个愿意参加培训继续教育,离开工作岗位来参加技能提高培训的学员都具备较高的内部学习动机。如何善加利用学员的学习动机,强化他们的学习热情,引导学员更好地提升职业技能,需要高级漂浮师在培训过程中充分运用教育心理学的一般规律,帮助学员们设立恰当的学习目标。

充分了解学员,了解他们已经有的知识和经验技能水平,严格遵循由易到难,由简到繁等循序渐进的原则,从日常经验和已学的知识体系中引进。及时纠正学员在学习中发现的错误,防止错误认识和动作巩固。及时反馈,对学员的学习态度、能力、掌握知识的情况、今后的努力方向等方面的评定等,高级漂浮师的教学水平对提升学员的技能影响深远。

3. **漂浮疗法研究** 目前,对漂浮疗法的研究已经取得了一些重要的成果,但是研究仍然较粗浅,尚有许多需要进一步完善的地方。例如,漂浮疗法对各种刺激的限制中,哪些是必须的,哪些不是必须的? 灯光对漂浮疗法的效果影响。漂浮治疗的常规程序还没确定,也就是每次治疗的时间、漂浮的间隔时间以及漂浮的总次数都是研究者依据各自的直觉确定的,还没有系统的研究显示每次漂浮的最佳持续时间。是否需要标准化、统一化? 漂浮时间过长会不会影响治疗的效果? 实践中发现,多次治疗后受试者有适应的趋势,后来的治疗效果不如前面的治疗效果显著。因此,研究者们面临的另一个课题是探索效果更佳又更省力的治疗模式。

此外,漂浮疗法对心理基本过程的作用目前尚不清楚,基于其可能起作用的各个领域的系统研究,如认知、情感、态度、感知觉等的研究还有待加强。

目前,研究者对漂浮疗法的了解还非常有限,对漂浮疗法的作用原理及可能应用领域的探索方兴未艾。随着研究的进展,人们对漂浮疗法将会有越来越清晰的认识,这种简单易行的方法将会在心理学研究及应用领域发挥更大的作用。

二、高级漂浮师的技能要求

1. **教育培训规划**　通晓教育培训的任务和教学的艺术,还要不断探索教育培训过程中的心理规律,遵循教学培训的基本原则。如客观性原则、发展性原则、教育性原则、理论联系实际原则和伦理性原则。

2. **个案督导能力**　所有的漂浮师在职业发展的过程中,都不可避免地需要得到不同形式的督导。而个案督导是职业发展的基石,高级漂浮师在督导个案的时候,如何选择和运用督导方法,督导的技能水平如何,会对被督导者的职业产生很大影响,甚至使被督导者感受挫折甚至厌烦。因此提高个案督导能力非常重要。

个案督导的首要任务是寻求一个有助于反省的背景或氛围,因此,需要提供适合的时间、空间,包括双方的心理空间,以建立在信任基础上的督导关系。

督导的形式有现场督导、远程电话督导。结构式督导和非结构式督导。自我报告与个人成长督导、录音和录像督导。其目的都是为了提高被督导者的思维,鼓励被督导者做出回馈,提升其对自己工作的反思能力。对于个人成长,应具备良好的知识与技能。

3. **研究创新能力**　为解决康复治疗技术中的难题,不断钻研,进行技术革新;具有团结合作精神,能与同事互助合作,在漂浮疗法团队中起到应有的作用。

具有较强的法纪意识,遵纪守法,能遵守有关医疗工作及康复治疗技术有关制度和法规。

有一定的教学辅导和参与科研的能力。懂得如何示范治疗操作和进行讲解;懂得漂浮疗法临床实用性研究的基本方法;能在指导下协助收集资料,进行试验性治疗等。

三、高级漂浮师应掌握的相关知识

1. **互联网、大数据知识**　高级漂浮师对互联网、大数据知识的了解并非为了成为一个专家,而是需要了解这些最新技术在漂浮疗法中被应用的可能性。

2. 个人成长理论　漂浮理论是西方现代科技的最新成果之一。作为高级漂浮师应具备指导下级漂浮师的能力与水平。个人成长是每一级漂浮师均要面临的课题,也是成为高级漂浮师需要特别掌握的知识技能。

3. 教育心理学理论　高级漂浮师不仅要不断增强自身的业务水平能力,还需要有一部分精力传帮带,协助下级漂浮师提升和成长。因此,对高级漂浮师的知识和能力要求有更多的要求。

一是教育心理学的知识。了解自己所教的学生,具有了解学生个性和学习情况的敏锐而精细的观察力,才能因材施教、对症下药。

二是研究处理教材技能知识。高级漂浮师在教学督导过程中,要有分析教材、处理教材的能力。要将新的教学内容和学员已有的知识经验紧密结合起来,结合漂浮科研的最新进展和学员已有知识体系,结合漂浮教材理论和漂浮操作实践,它们之间结合得越紧密,学员们就越感兴趣,越容易接受、保持和运用。因此,对教材的处理,需要遵循渐进分化和综合贯通这两个教学原则。

三是教学监控技能知识。教学监控是指培训过程中为保证教学质量,将培训过程本身作为意识的对象,不断地对培训全过程进行主动计划、检查、评价、反馈、控制和调节。提升教学监控技能主要从自身的动机、知识、观念、情绪情感等方面入手。既要关注教学内容安排设置是否科学合理,更要关心学员们学到了什么,哪些内容真正入心入脑。

(熊升东)

参 考 文 献

1. 胡佩诚. 心理治疗 [M]. 北京: 中国医药科技出版社, 2006.
2. 中国心理卫生协会. 心理咨询师 [M]. 北京: 民族出版社, 2012.
3. 邰启扬. 催眠术教程 [M]. 北京: 社会科学文献出版社, 2009.
4. 罗双凤, 叶安珊. 教育心理学 [M]. 北京: 中国人民大学出版社, 2010.

第十二章 漂浮疗法中的评估

漂浮疗法是心理治疗的一种,漂浮治疗师首先是一名心理治疗师,应当具备心理治疗师的基本知识和技能。心理评估就是心理治疗师应当具备的基本技能之一。因此,本章将从一个相对宽泛的视角介绍心理评估,同时关注心理评估在漂浮治疗中的实际应用。

第一节 心理评估概述

一、心理评估的概念及作用

1. **心理评估的概念** 心理评估(psychological assessment)是依据心理学的理论和方法对人的心理品质及水平所做出的鉴定。所谓心理品质包括心理过程和人格特征等内容,如情绪状态、记忆、智力、性格等。

2. **心理评估的作用** 心理评估在心理治疗和心理咨询领域有着重要的作用,心理评估是心理干预的重要前提和依据,同时心理评估也是心理干预效果判定的重要手段。

在心理干预前,治疗师采用多种心理评估方式,对来访者的心理特征和主要症状进行全面的了解,对来访者的心理问题或心理困扰的形成做出基本的假设,才能针对来访者的实际情况,提供针对性的干预建议。对于漂浮治疗师而言,漂浮治疗有着特定的疗效,有特定的适用人群。通过心理评估,漂浮治疗师确定漂浮治疗能够有效,才会将漂浮治疗推荐给来访者。

对比干预前后心理评估结果的变化,是判定心理干预是否有效的主要途径之一。在心理干预后,除了主观感受的变化,来访者看到心理评估数据的改善,能够提高来访者对于心理干预的信心,增强来访者康复的希望。

在医学的其他领域,如护理心理学、心身疾病的研究、健康心理学等方面,心理评估也发挥着很大的作用。无论是心身疾病还是由理化和生物学因素引起的躯体疾病,患者在患病前及发病过程中都会存在不同程度的心理问题或心理障碍,对这些问题的把握及了解对于做好心理护理工作是至关重要的。

掌握心身疾病的心理社会影响因素,是预防和治疗心身疾病的一个重要方面。而心理评估是探索心理社会影响因素和躯体疾病之间关联的重要手段。

维护和促进正常人群的心理健康也需要心理评估的帮助。借助心理评估方法,了解不同个体的心理特征,才能有的放矢地对不同人进行心理卫生方面的指导;借助心理评估方法,对不健康行为进行研究和评估,对于改变人们的不健康行为、促进他们保持自身的心理健康有很大作用。

心理评估在疾病的诊疗方面发挥着越来越大的作用。在精神科,判定患者的病态心理问题常需要借助于心理评估的方法如[明尼苏达多相人格调查表(MMPI)];在神经科,利用一些神经心理学的评估方法对于判定神经系统心理方面的功能障碍有特殊意义;而在儿科,鉴别儿童发育有无障碍、行为有无异常,以及智力是否有缺陷也常常需借助于心理评估的方法。

心理评估中所采用的数量化手段,是科学研究中的统计学方法所要求的,目前许多研究报告纷纷采用了心理测验和评定量表的方法。

漂浮治疗作为一种新兴的心理治疗方法,在探索自身疗效和适应证等各个方面,还有很多值得研究的内容。可以预见,心理评估将在漂浮疗法的研究中,发挥越来越大的作用。

二、心理评估的常用方法

1. **观察法**(observation method) 观察法是通过对被评估者的行为表现直接或间接(通过录像设备等)的观察或观测而进行心理评估的一种方法。观察法的依据之一是人的行为是由其人格的基本心理特征所决定的,因此是稳定的,在不同的情况下会有大致相同的反应。通过观察得到的行为表现和印象可以用于推测被观察者的人格特征及存在问题。当然,观察时的情境十分重要,实际上人的行为反应离不开对情境的确认和调适,即有什么样的情境就会有相对应的反应。

观察法可分为自然情境中的观察和特定情境下的观察两类。自然情境指的是被观察者生活、学习或工作中未被干扰下的原本状态。在自然情境下对被评估者进行观察有时是十分必要的,因为当事人或其周围的人所提供的情况很可能与实际情况不一致,而需要评估者在实际情境中进行观察,加以判断。

观察的另一种方法是特定情境下的观察。特定情境的含义有两个方面,一是平时很少遇到的、比较特殊的情境,如遇到大的灾难、身处战场、面临重大的考试或比赛等,在这样的情境下,一个人面临重大的考验,往往会表现出比较典型的、特殊的行为反应,对考察一个人的心理品质十分有意义。但这样的情境比较难遇,也较难控制。另一个含义是心理评估者人为设置的、可以控制的情境,在这样的情境下观察并记录被观察者的反应。此种方法使用较多,如对儿童行为的观察,以及对一些特定人群的行为观察,如入院的精神障碍者、需要司法鉴定的犯罪嫌疑人等。必须要注意到,除了一些特殊的情况,如被观察者有犯罪的嫌疑,或其不具备自知能力,一般被观察者需要被告知他(她)将要被观察,并获得他们的同意。对那些不具备自知能力的被观察者,评估者也需要告知其监护人或家属,获得知情同意。这是心理学的伦理道德规则所规定的。

2. **会谈法**(interview method)　也有称作"交谈法""晤谈法"等,其基本形式是评估者与被评估者面对面进行言语交流。会谈法是心理评估中最常用的一种基本方法。会谈的形式包括自由式会谈和结构式会谈两种。

自由式会谈的谈话内容是开放式的,评估过程气氛比较轻松,被评估者较少受到约束,使他们有更多的机会表述自己的想法。自由式会谈的不足是评估用时相对较多;如果评估者经验不足,可能导致会谈内容比较松散,评估效率较低;评估者的主观印象甚至偏见有时难以避免,会影响到会谈的结果评价,分析结果的过程中,需要对这个因素加以注意。

结构式会谈是评估者根据评估目的预先设定好一定的结构和程序,谈话内容有所限定,效率相对较高。一般可编制好一个评估大纲或评估表,在会谈时照此逐项提问,再根据被评估者的回答进行评定。在应用结构式会谈法时,评估者既可以根据自己的经验对被评估者的反应做出评定,也可以简单地依据一份详细的评估记录单记分。结构式会谈的最大优点是节省时间、效率高,但有例行公事的感觉,有时会使被评估者感到拘谨。

会谈是一种互动的过程,在会谈中评估者起着主导和决定的作用。因此,评估者掌握和正确使用会谈技术是十分重要的。会谈技术包括言语沟通和非言语沟通(如表情、姿态等)两个方面。言语沟通中包含了"听"与"说"。"听"比"说"更重要。"听"的过程同时也是观察的过程。评估者要耐心地倾听被评估者的表述,抓住问题的每个细节,还要注意搜集被评估者的情绪状态、行为举止、思维逻辑性等方面的情况,综合分析和判断,为评估提供依据。"说"也有许多技巧,如重述(verbatim play-back)、释义(paraphrasing)、澄清(clarifying)、概括(summarizing)、同感(empathizing)等。在非言语沟通中,评估者可以通过微笑、点头、注视、身体前倾等表情和姿势表达对被评估者的接受、肯定、关注、鼓励等思想感情,促进被评估者的合作,启发和引导,将问题引向深入。

3. **调查法**(investigation method)　调查的含义是当有些资料不可能从当事人那里获得时,就要从相关的人或信息来源那里得到。因此,调查是一种间接的、迂回的评估方式。有些资料即便可以从当事人那里获得,但真实性不能确认,也需要再进行调查以便印证资料的可信程度。调查方式除口头询问外,还可采用调查表(问卷)的形式进行。

根据调查的取向可分为历史调查和现状调查两类。历史调查主要是了解被评估者过去的一些情况,如各种经历、表现、所获得的成绩或惩处、以往的个性、人际关系等。调查的方式一般侧重于档案、书信、日记、各种证书、履历表,以及与当事人有关的人等。现状调查主要围绕与当前问题有关的内容进行,如在现实生活中的表现如何、适应能力等,以与当事人关系密切的人(如同学、同事、父母、亲友、老师、领导等)为调查重点。

尽管从周围的人那里获得信息是十分必要的,但有时忽视了信息提供者与被评估人之间的关系也会使调查的结果有很大偏差,影响最后的结论。在向相关人员进行调查时特别要注意这一点,间接的旁证也并不总是客观的。

4. 心理测验法(psychological test method)**及临床评定量表**   在心理评估中,心理测验占有十分重要的地位。尽管前述的方法应用普遍,但是都无法取代心理测验的作用。心理测验可对心理现象的某些特定方面进行系统评定,并且测验一般采用标准化、数量化的原则,所得到的结果可以参照常模进行比较,避免了一些主观因素的影响,使评估结果更为客观。

心理测验的应用范围很广,种类繁多。在医学领域内所涉及的心理测验内容主要包括器质和功能性疾病的诊断中与心理学有关的各方面问题:如智力、人格、特殊能力、症状评定等。为了让心理测验能够真正发挥应有的作用,测验的使用者应该严格依据测验手册正确使用和解释结果。关于心理测验的内容将在第二节详细介绍。

在目前的临床工作中,还有许多精神症状及其他方面的评定量表被大量使用。评定量表与心理测验有许多相似之处,如大都采用问卷的形式测评、多以分数作为结果的评估、以标准化的原则为指导等。但评定量表与心理测验的显著不同在于评定量表强调简便易作、使用方便,因此其在编制的理论指导方面要求并不严格,测验的材料也无须严格保密、允许出版发行,量表使用者无须经过特殊培训获得资格证明就可以使用,评定量表的应用也比较广泛。

三、心理评估的一般过程

心理评估的目的不同,其一般程序也有所区别。但无非是根据评估的目的收集资料,对资料和信息进行加工处理,最后做出判断这样一个过程。以临床心理评估为例,它与医学诊断的过程十分相似,包括:

1. 确定评估目的   首先要确定来访者或提出评估要求的人首要的问题是什么,进而确定评估目的。如要了解学习困难的原因就需要鉴别学生的智力水平或人格特征;要了解心情低落的原因,要进行抑郁情绪的评估、工作压力评估或者婚姻满意度的评估;在进行心理咨询时,首先要对来访者做出有无心理障碍的判定。

2. 详细了解被评估者当前的心理问题   特别应了解问题的起因及发展、可能的影响因素,被评估者早年的生活经历、家庭背景以及当前的适应、人际关系等。这与医学病历的书写包括主诉、现病史、既往史、家族史等内容相似,只不过心理评估关注的中心是被评估者的心理问题,所涉及的内容也更广泛。在这一过程中,主要应用心理评估的调查法、观察法和会谈法。

3. **对一些特殊问题、重点问题的深入了解和评估**　这个阶段是针对被评估者的评估目标,进行集中深入评估。这个阶段类似于医学诊断过程中的生理、生化检查。除进一步应用上述方法外,主要借助于心理测验的方法。

4. **将所收集资料进行分析、处理**　在这个阶段,要将重点探查的内容,与被评估者的整体信息进行整合,将来访者的问题放在他的整体背景中进行分析,做出结论。在这个过程中,评估者不能孤立地看待测验分数,仅仅根据测验分数就得出结论。必须考虑被评估者的整体背景条件。同样的心理测验分数,结合被评估者不同的生活背景,做出的结论可能有很大的差异。

在做出结论后,评估者还要写出评估报告,并对被评估者或其他有关人员进行解释,帮助他们理解评估结果,并利用评估结果确定下一步对问题处理的目标。

四、对评估者的要求

对评估者的要求包括专业知识和心理素质两个基本方面。此外,还包括社会、人文方面的知识、医学知识及经验积累等。

1. **专业知识**　临床心理评估者首先要具备心理学方面的专业知识、心理评估和心理测量学方面的专业知识以及特定心理测验的专门训练。目前,许多国家对临床心理学工作者已有严格的培训制度和专业上岗资格认可的制度,我国专业机构也在逐步推进这项工作。其次,评估者还应具备心理病理学(精神病学)的有关知识,能够鉴别正常与异常的心理现象,避免心理评估的误用。通过系统的学习和培训,心理评估者可以掌握这些专业知识。

2. **心理素质**　这方面的要求比较笼统,也不太容易通过培训获得,但却是十分重要的。心理评估者需要通过长期的学习、实践以及努力自我觉察,才有可能逐步提高这些素质。

(1)观察能力:这是心理评估中各种方法的共同要求。无论采用哪种评估方法,评估者都要观察和捕捉被评估者的细微表情变化,除面部表情外,姿势、语调等也不可忽视。评估者要根据被评估者的这些外部行为表现来推测评估过程中被评估者的内部心理活动,以便在做出评估结论时尽可能客观与准确。

(2)智能水准:心理评估者应具有较高的智能水准,因为在心理评估中评估者需要根据被评估者的表现,评估其内在的心理品质,需要较高的理解和推断能力。如果评估者自身的智能水平有限,则很难对更高水平的被评估者做出准确判断。

(3)自我认识能力:心理评估需要一定的推断,因此评估结论中有评估者的主观成分,容易受到评估者个人因素的影响,因此更应力求做到客观。评估者应当能够正确客观地看待自己,在评估工作中尽可能避免因为个人好恶、情绪状态等因素影响评估结果。只有正确地认识自己才有可能正确地认识他人、评价他人。

否则很难在评估中去除"偏见"的成分。

(4)沟通能力：心理评估是与人打交道，缺乏沟通能力或技巧则很难使被评估者敞开心扉，得到所需要评估的内容。沟通能力有一部分和个性有关，还有很大部分需要经验的积累和训练。此外，评估者对待被评估者的基本态度是非常重要的影响因素。对他人有兴趣、尊重、诚恳、接纳，方能成为好的心理评估者。

第二节 心 理 测 验

一、心理测验概述

患者去医院看病，医生通常要对患者的一些生理指标(如血压、血细胞数、尿蛋白含量等)进行测量，以判定是否健康。人的心理现象正常与否，也可以通过测量进行鉴别。所谓心理测量就是依据一定法则，用数量化手段对心理现象或行为加以确定和测定。

从语义上讲，测验(test)是名词，而测量(measure)是动词。心理测验是心理测量的一种工具。但在口语中，使用者经常将这两个概念互用，这并不影响对测验实质的理解。心理测验，也称心理量表，是由一些经过精心选择的，一般能较正确而可靠地反映人的某些心理特点的问题或操作任务所组成。受试者对测量内容做出回答或反应，评估者根据事先确定的标准对其回答或反应进行计分，得出结论。

关于心理测验的思想，应追溯到对人的个别差异的研究。我国古代有许多关于评定人的个性、才能等心理品质的观点。《孟子》一书中写道："权，然后知轻重；度，然后知长短。物皆然，心为甚"，指出了人的心理特征的可知性。我国民间的习俗"抓周"，通过观察儿童的兴趣所在，借以推断孩子的智愚、职业选择乃至贪廉等心理品质。中国的科举制度，被历史学家认为是心理测验的雏形。

但是，严格意义上的心理测验是伴随着科学心理学的诞生，特别是借鉴了实验心理学的方法和手段才出现的。1879 年心理学奠基人冯特(Wundt)在德国莱比锡建立了第一个心理学实验室，从事人的感知觉和反应时间的研究。他的学生卡特尔(Cattell)发现不同人的反应时间具有特征性差异，这启发他开始从事对人的个别差异的研究。英国心理学家高尔顿(Calton)对推动测验运动起了重要作用。1884 年他在英国国际博览会上建立了一个人类学测量实验室，测验了近一万人的各种生理、心理特质，为对人的个别差异的研究积累了大量资料。高尔顿的另一个贡献是将统计学方法用于心理测量。他的工作对卡特尔具有很大启示和影响。1890 年卡特尔发表了《心理测验程序》一文，首先使用了"心理测验"这个概念，并指出心理测验应当建立在统计学与实验室的基础上。

与此同时，由于社会需要的推动，使心理测验向着实用与普及的方向发展。

1905 年,法国心理学家比奈(Binet)和助手西蒙(Simon)受教育局委托,为甄别入学儿童的智力,编制了一个包括 30 个项目的智力测验量表,即著名的"比奈 - 西蒙量表"。这一量表的出现标志着人们对智力的鉴别进入了数量化阶段。比奈 - 西蒙智力量表引起了全世界的注意,很快被转译成许多种文字出版。美国斯坦福大学特曼(Terman)在其修订本中提出了智商的概念,对不同年龄的受试者衡量智力有了统一的尺度。

比奈 - 西蒙量表是一种个别的心理测验。第一次世界大战期间,为了能够大批筛选入伍的应征者,出现了可对许多人同时测量的"团体测验"。到了第二次世界大战,美国心理学家韦克斯勒(Wechsler)进一步提出了离差智商的概念。离差智商不再以一个人的实际年龄为参照标准,而是参照个体所在团体的平均水平来衡量个体的智力高低。后来许多心理测验的评分方法都是根据这一原理设计的。韦克斯勒还编制了适用于不同年龄阶段使用的一系列成套智力测验、记忆测验,在国际上广泛流行。

除了智力测验,针对心理的各个方面的测量也在全面发展,如记忆、注意、情绪、思维以及人格等方面。测验的方式也在逐渐扩展,例如 20 世纪 20 年代出现了墨迹测验,20 世纪 30 年代后出现了主题统觉测验(TAT)和多相人格调查表。此外,临床中还出现了许多评定量表等。到目前为止,国际上大约有上千种心理测验在应用。

二、心理测验的标准化

任何测量都是有误差的。所谓测量误差(error)是指与测验目的无关的因素所引起的测验结果不稳定或不准确的效应。心理测验是对心理品质的一种间接测量,相比对物体的直接测量,更容易受到测量误差的影响。测量误差会极大地干扰测量结果的正确性和可靠性。心理测验的误差主要有三方面来源:

1. **施测条件** 测量环境的好坏及各种条件是否一致,会给测量结果带来很大影响,显然,在一个嘈杂、有许多意外干扰、过冷或过热、照明条件很差的环境中测量,会使受试者的注意力不能集中,感到不适和厌烦。如果测量的时间标准不一致,有时限制时间有时又不限制,或者随意调换测验程序等,都可能使测量结果出现较大偏差。因此,测验应该在测验手册规定的标准测试条件下进行。

2. **主试者因素** 主试者是测验的主持人,前面提到的施测条件要靠主试者来掌握,测验的具体实施也要由主试者掌握。因此测量的准确与否与主试者有很大关系。主试者的主观因素会影响到测验误差,如主试者对受试者的偏好态度、对结果的预期等,都会影响受试者的反应;主试者的情绪好坏、疲劳程度以及前后对比效应等,也会影响到对评分标准的掌握。因此主试者需要经过标准化的训练,以避免这些干扰因素的影响。

3. **受试者因素** 每一个测验对象,除了被测量的特定心理品质之外,其他的心理品质也有着很大差异,这些无关的心理品质之间的差异,也会造成测验的误差。主要包括应试动机、测验焦虑、生理状态等几个方面。

由于众多的因素可能会造成测量误差,对测验结果造成影响,因此心理测验的编制者和使用者需要找到办法来尽可能减少误差。心理测验的标准化是减少测量误差,使测量结果可靠和有效的必要保证。标准化的目标是尽可能保证对于所有受试者而言,除了想要测量的心理品质外,其他所有条件都相同。

三、标准化心理测验的技术指标

误差会导致测验结果不稳定或者不准确,那么如何衡量一个测验受误差影响的程度呢? 我们可以通过标准化心理测验的技术指标来进行衡量。主要的技术指标包括:

1. **信度**　信度(reliability)是指一个测验工具在对同一对象的几次测量中所得结果的一致程度。它反映的是测量工具的可靠性和稳定性。在相同情况下,同一受试者在几次测量中所得结果变化不大,便说明该测量工具性能稳定,信度高。就像我们测量一个物体的长短,如果用钢尺量,则几次量得到的结果会基本一致,但如果用松紧带来量,则可能有时量长,有时量短。

2. **效度**　效度(validity)指一个测量工具能够测量出其所要测量对象的真实程度。它反映测量工具的有效性、正确性。如测量一个人的智力,如果选用的工具不是一种公认的智力测验量表,而是某门功课的考题,那么几次测量的结果虽然得分可能一致性较高(即信度高),但得到的却是一个人对某门功课知识的掌握程度而不是智力(尽管二者有一定的相关性)。所以对一个人的心理品质进行测量,首先要选用具有效度的工具。

信度和效度是一个测量工具好坏最基本的两项标志。信度、效度很低或只有高信度而低效度的测验,测量结果都不能反映欲测内容的实际水平。因此,每个心理测验工具编制出来后,编制者和使用者都要对其进行信度和效度检验,只有这两项指标都达到一定标准后才能使用。

3. **常模**　常模(norm)指的是常模群体的分数分布,而常模群体指的是由具有某种共同特征的人组成的一个团体,或是该团体的一个代表性样本。常模是解释测验分数的基础,有了常模,一个人的测验成绩才能通过和相对应的常模进行比较而得出是优是劣,是正常还是异常的结论。

由于人的心理现象较生理活动更为复杂,所受影响因素更多,所以同一种心理测验工具在不同国家、不同地区、不同人群中应用,要建立各自相应的常模,随着时代的变迁,还要定期修订,建立新的常模。

不同测验可能使用不同形式的常模。如智力测验的常模常采用正常人群正确得分的均数和标准差,对个人的智力进行评估时再转换成智商(IQ)的形式;而人格测验的答案无所谓正确和错误,人格测验的常模通常不是所期望的或正确的成绩,只是"典型的"或多数人的答案,采用较多的评估形式是 T 分数。此外常模的形式还有标准分(Z 分数)、百分位、标准九分、划界分等。关于这些分数的相互关系如图 12-1 所示。具体应用时要根据实际情况而定。

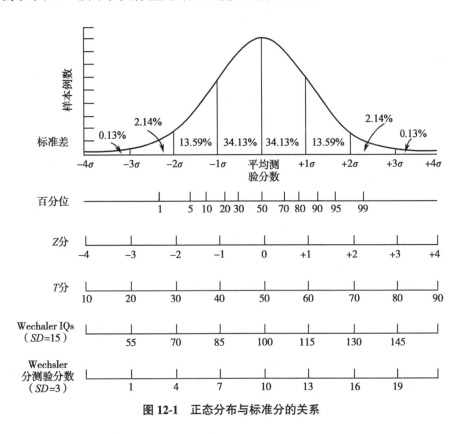

图 12-1　正态分布与标准分的关系

四、使用心理测验的基本要求

如果能够正确使用,心理测验有用且有效。在实践中,为了能够让心理测验发挥其应有的作用,测验的使用者必须谨慎,应坚持下述原则:

1. 标准化原则　测验的标准化涉及几个方面:一是在测验的编制过程中需要按照一套标准的程序建立测验内容、制订评分标准、确定实施方法;二是所编制的测验需要具备心理测量学的技术指标,并且达到一定标准;三是在测验实施过程中施测人员要严格按照测验的操作规程执行。对于测验的使用者而言,需要注意的主要是第三条,严格根据测验指导手册的规定使用测验,主要包括:采用标准化指导语,严格遵守标准时限,按照标准测验顺序实施测量,保证标准的施测条件,严格遵守标准记分方法等。

2. 保密原则　心理测验从理论的提出、工具的制订,都要经过大量反复的论证和修正,在实际应用时,还要不断修订常模和验证信度、效度。测验内容一旦泄露,必然会影响测验结果的真实性。因此测验的内容、答案及记分方法等内容必须严格保密,只有具备测验资质的人员才能掌握,决不允许随意扩散,更不允许在出版物上公开发表。保密原则的另一个方面是对受试者测验结果的保护,这涉及个人的隐私权。测验人员应尊重受试者的利益,测验结果只能告知受试者或其他相关人员(如儿童受试者的家长、监护人)。

3. **客观性原则** 心理测验的结果只能反映受试者在测验上的表现,这种表现说明了什么,需要参考受试者的实际情况做出解释。对结果做出解释时要遵循客观性原则,也就是要"实事求是"。如两个人接受智力测验,智商同样是 85 分,一个受试者是文化程度不高者,结合他的受教育程度和生活环境等条件,可考虑他的智力水平基本上是正常的;而另一个是某大学教授,测量时严格遵守了测验的要求,结合其他的表现,可以考虑该受试者的大脑有退行性改变的可能。此外,还要注意不要以一两次心理测验的结果下结论,尤其是对于幼小的儿童,更要注意这一点。总之,在下结论时不要草率从事,在做结果评价时应结合受试者的生活经历、家庭、社会环境以及通过会谈、观察法所获得的各种资料全面考虑。

五、心理测验类型

心理测验根据其功用、测验方法等可以有不同的分类。

(一) 根据功用分

1. **智力测验** 临床上智力测验主要应用于儿童智力发育的鉴定以及作为脑器质性损害及退行性病变的参考指标,此外,也有作为特殊教育或职业选择时的参考。常用的工具有比奈 - 西蒙智力量表、韦克斯勒成人和儿童智力量表、丹佛发育筛查测验(DDST)、雷文智力测验等。

2. **人格测验** 常用的量表有明尼苏达多相人格调查表(MMPI)、罗夏墨迹测验、主题统觉测验(TAT)以及艾森克人格问卷(EPQ)等。这些测验目前在临床上多用于某些心理障碍患者的诊断和病情预后的参考,也有用于科研或心理咨询时对人格的评价等。

3. **神经心理学测验** 主要包括一些个别能力测验,如感知运动测验、记忆测验、联想思维测验等。还有一些成套测验,以 H-R 神经心理成套测验为代表。这些测验可用于脑器质性损害的辅助诊断和对脑与行为的关系的研究。

此外,目前在临床和心理卫生工作中,还常用一些精神症状及其他方面的评定量表,如抑郁量表、焦虑量表、适应行为量表、生活事件量表、认知功能量表、生活质量综合评定量表、心身健康调查表等,这些量表对临床及科研工作等具有特殊的意义和价值。

(二) 根据测验方法分

1. **问卷法** 测验采用结构式问题方式,让受试者以"是""否"或在有限的几种选择上做出回答。这种测验评分容易,易于统一处理。人格测验如 MMPI、EPQ 及一些评定量表都是采用问卷法的形式。

2. **作业法** 测验形式是非文字的,让受试者进行实际操作,例如拼积木。多用于测量感知和运动等操作能力。对于婴幼儿及受文化教育因素限制的受试者(如文盲、语言不通的人)或有语言残障的人等,常采用这种形式。

3. **投射法** 测验材料缺乏严谨的结构和明确的意义,如一些意义不明的图像、一片模糊的墨迹或一句不完整的句子,要求受试者根据自己的理解做出回答,诱导出受试者的真实情绪或内心冲突。投射法多用于测量人格,如罗夏墨迹测验、TAT 等,也有用于异常思维的发现,如自由联想测验、填词测验等。

(三)其他分类

根据一次测验的人数,可分为个别测验和团体测验。根据沟通方式,可以分为言语测验和非言语(或称操作)测验等。

第三节　临床常用的心理测验

本节介绍临床常用的几大类心理测验。对于漂浮治疗师而言,这些测验目前的临床使用可能并不是很频繁。但作为一名心理治疗师,对这些临床常用测验有基本的掌握是非常必要的。随着漂浮治疗适用范围和研究方向的拓展,这些测验都将进入漂浮治疗师的工作领域。

一、智力测验

(一)智力的概念与智力单位

智力(intelligence)一词应用广泛,但不同的心理学家对智力的认识有较大出入,到目前为止尚无一个公认的标准定义。不同的心理学家编制的智力测验在结构方面也有很大不同。目前许多心理学家倾向于认为智力是一种潜在的、非单一的能力,它是一种知觉、分析和理解信息的复杂的混合体。智力与人的生物学遗传因素有关,但在发展过程中,后天环境及学习因素会促进或阻碍智力的实际发展及表现。智力也与人的生长、发育、成熟、衰老等生理状况关系密切。

智力测验衡量智力水平高低的方法,目前最常用的,也是人们较为熟知的是智商表示法。智商有两种计算方式:一种是"年龄智商",也称为"比率智商",是以一个人的年龄为参照标准来对智力进行衡量。年龄智商最早由是由美国心理学家特曼(Terman)在修订比奈 - 西蒙量表时提出的。年龄智商不适合用于成年人,在实际应用中会受到很大限制。后来韦克斯勒(Wechsler)在编制智力测验时发展了"离差智商"来取代"年龄智商"。离差智商的计算公式为:$IQ=100+15(x-X)/SD$。100 指每个年龄组的 IQ 均值为 100,标准差为 15;x 为受试者的成绩,X 为常模样本成绩的平均数,SD 为常模样本成绩的标准差。

(二) 常用的智力测验

1. 比奈智力量表　自 1905 年发表以来，比奈 - 西蒙量表经多次修订和转译，其中最有名的是美国斯坦福大学特曼的修订本 "斯坦福 - 比奈量表"。我国比奈智力量表最早的修订本是陆志伟以此为蓝本于 1924 年修订的。1936 年陆志伟与他的学生吴天敏等合作对 "中国比奈量表" 又进行了第二次修订。1979 年吴天敏教授与几个地区的师范院校协作在全国取样，对此量表又进行了第三次修订，并于两年后完成了此项工作。该版本题量为 51 题，依难度排列；基本上为每岁三道题，年龄范围扩大到 2~18 岁；在计分时放弃了比率智商，采用离差智商。

受社会历史条件和学科自身发展的局限，该量表在我国的研究进展很不乐观。1982 年吴天敏等修订出版《中国比奈测验》时，国外的斯坦福 - 比奈智力量表已经修订了第 3 版，1986 年出版的第 4 版有很大的理论改进，如智力理论框架、适应性测验等，2003 年第 5 版出版。但这几个版本在国内均未修订，也鲜有介绍。

2. 韦克斯勒(韦氏)智力量表　韦克斯勒于 1939 年编制了 Wechsler-Bellevue 量表(简称 W-BI)，1995 年 W-BI 经修订后成为目前使用的韦克斯勒成人智力量表(WAIS)。按照 WAIS 的格局，韦克斯勒先后编制了韦克斯勒儿童智力量表(WISC)和韦克斯勒幼儿智力量表(WPPSI)。这样，3 个量表相互衔接，可以对一个人从幼年到老年的智力进行测量，便于前后比较。1981 年以后，我国龚耀先、林传鼎、张厚粲等先后对上述 3 个量表进行了修订，产生了便于我国文化背景使用的韦克斯勒量表。

近年来，韦氏智力量表的结构和内容均发生了很大变化。韦氏系列智力量表的第 5 版已经出版，我国学者已经对第 4 版进行修订，并在国内推广使用。现以韦氏儿童智力量表第 4 版修订版(WISC- Ⅳ)为例，简单介绍韦氏智力量表的结构。

WISC- Ⅳ由 10 个核心分测验(类同、词汇、理解、积木、图形概念、矩阵推理、背数、字母 - 数字排序、译码、符号检索)和 4 个补充分测验(在核心分测验失效时使用，包括常识、填图、算术、划消)构成。对测验结果的解释除了全量表智商(FSIQ)，还包括由分测验分数组合而成的分数以及分测验分数。全量表智商是对儿童智力水平的总体评估，合成分数是对儿童智力特征的概括性评估，而分测验分数则可以从具体的能力方面进行解释。

类同、词汇、理解、常识(常识为补充分测验)构成言语理解指数(VCI)，积木、图形概念、矩阵推理、填图(填图为补充分测验)构成知觉推理指数(PRI)，背数、字母 - 数字排序、算术(算术为补充分测验)构成工作记忆指数(WMI)，译码、符号检索、划消(划消为补充分测验)构成加工速度指数(PSI)。研究者将 4 个指数进一步概括，言语理解指数和知觉推理指数构成一般能力指数(GAI)，工作记忆指数和加工速度指数构成认知效率指数(CPI)。

WISC-Ⅳ适用于年龄在 6 岁 0 月 0 天至 15 岁 11 月 30 天的儿童,再次评估的间隔时间应当在 1 年以上。对于年龄处于范围两极的儿童,使用该测验要谨慎,警惕出现地板效应和天花板效应。

韦克斯勒智力量表与比奈量表一样也是一种个别测验,测验程序比较复杂,但因量表的分类较细,较好地反映了一个人智力全貌和各个侧面,临床上对于鉴别脑器质性障碍与功能性障碍的患者也有一定作用。此外,一些分测验成绩随衰老而降低,可作为脑功能退化的参数。

二、人格测验

对于人格(personality),几乎每个人格心理学家都有自己的理解。不同学派关于人格结构的分类各有不同,编制的人格测验的结构也很不一致。素质论及特质论观点重视先天的遗传作用,认为人格结构由不同的侧面组成,并可分成不同类型。许多人格测验都是据此观点而设计的。心理动力学派认为人格的核心层面常常被压抑在无意识之中,通常喜欢采用投射性技术测量。社会学习理论认为人格是个人行为的总和,是社会学习的结果,通过观测行为本身即可抓住人格本质。人格测验的编制多少都反映出各派的理论观点。由于概念不统一,人格测验的形式比较庞杂。但大体上可分为客观性测验和投射性测验两大类。

(一) 客观性测验

这类测验主要采用问卷法,测验由一些问题或命题组成,要求受试者根据自己的实际情况做出选择。结果按标准记分键计分(可通过机读方式或套板)。通常这类测验也可采用团体测验方式进行。常用的客观性测验如下:

1. **明尼苏达多相人格调查表**(Minnesota multiphasic personality inventory, MMPI)　MMPI 是由美国明尼苏达大学两位教授 Hathaway 和 McKinley 根据精神病临床需要于 1943 年编制而成。多年来此调查表受到了不同领域学者的注意,并转译成多种文字,广泛应用于人类学、心理学及医学(主要是精神科临床工作)等方面。

MMPI 含 566 个题目,其中 16 个是重复的,因此实际是 550 个题目,临床中常用其中的 399 个题。测验分为 14 个分量表,其中 10 个临床量表主要从精神病学角度测量人格结构。MMPI 中的效度量表包括:

(1)疑问(Q):指受试者不能回答的题目,正常应少于 30 个题目,否则影响测验结果的可靠性;

(2)掩饰(L):反映受试者对个人情况的掩饰或不真实回答,如得分过高也影响测验结果的可靠性。

(3)诈病(F):如得分高说明受试者答题随意,或有意诈病,或有偏执的倾向。

(4)校正(K):反映受试者过分防御或不现实的倾向。

MMPI-2 于 1989 年发表,包括 567 个项目,没有重复项目。MMPI-2 与

MMPI 有 394 个条目完全相同,新增加了 107 个条目,重新编写了 66 个条目。条目的内容范围很广,包括身体状况、精神状态及对家庭、婚姻、宗教信仰、政治、法律、社会的态度。MMPI-2 量表由基本量表、内容量表和附加量表组成。

MMPI 在临床中的作用主要是协助医生对患者的精神状况做出诊断并确定病情的轻重,对于疗效判定及病情预后也有一定参考价值。实际应用不仅限于精神病学领域,也可用于心理卫生的评估及人员鉴别,以及人格特征的研究等。该量表的优点是较为客观和系统,不足之处是对诊断的鉴别力较差,还受教育及社会文化背景的限制。

2. 卡特尔 16 种人格因素问卷(Cattell 16 personality factor questionnaire, 16PF) 16PF 为卡特尔(Cattell)编制,通过因素分析法得出 16 种人格因素,含 180 多个题目。量表包含乐群、聪慧、稳定、恃强、兴奋、有恒、敢为、敏感、怀疑、幻想、世故、忧虑、实验、独立、自律和紧张等 16 种因素的内容,可对人格的多个侧面的特征进行评估。16PF 在我国有多个修订版,对于选拔人才和职业咨询等有一定的参考价值。

3. 艾森克人格问卷(Eysenck personality questionnaire, EPQ) EPQ 最早由英国心理学家艾森克(Eysenck)于 1952 年编制,目前在国际上的应用十分广泛。EPQ 分为成人和儿童两个版本,可分别对成人(16 岁以上)和儿童(7~15 岁)的人格特征进行测评。测验包含 3 个维度 4 个分量表。20 世纪 80 年代我国心理学家龚耀先、陈仲庚等教授分别对 EPQ 进行了修订,形成了 88 个项目和 85 个项目的两种 EPQ 版本(成人)。龚耀先教授还修订了儿童版的 EPQ。

EPQ 的 4 个分量表分别为:

(1)E 量表(extroversion-introversion,内 - 外向量表),主要测量人格的外显或内隐倾向。分数越高者越外向,主要表现为好交际,喜欢热闹的场合,喜欢富有刺激性或冒险的活动等。相反,分数越低者越内向,具有沉静、好内省、不好言谈等特征。

(2)N 量表(neuroticism,神经质量表),主要测量情绪稳定性。高分者对外界的刺激敏感,容易产生焦虑、紧张等情绪反应。相反,低分者的情绪比较稳定,对外界刺激的反应比较低,或反应比较慢而平稳。

(3)P 量表(psychoticism,精神质量表),主要测量潜在的精神特质,或称偏强性。艾森克认为精神质在每个人身上都存在,只不过程度不同。分数高者表现为比较孤独、不合群,具有一定的攻击倾向,社会适应水平较低。

(4)L 量表(lie,掩饰量表),也称"测谎",为效度量表。主要测量受试者的掩饰或防御倾向。分数高反映一个人的掩饰或防御倾向较强,一定程度上也代表一个人的社会成熟水平。但分数过高则表示测量的可靠性较差。

EPQ 简便易操作,目前在临床、科研等方面应用较广泛。

(二)投射性测验

投射性测验与精神分析理论有关。该理论认为个体对事物的感知、联想或反应有时是由潜意识或内心深处的矛盾冲突所决定的,也就是说,个体感知外界事物时会发生投射,把自己的思想、态度、愿望、情绪或特性等不自觉地反映于外界事物或他人。个体本身对这些潜意识的内容和投射并没有清晰的认识,也难以用言语清晰表达,用客观性测验的方式,并不能真实有效地加以测量。因此,该理论对人格的测验方法采用投射测验的方式,把一些模糊的云雾状墨迹或无一定意义的图像或不完整的句子呈现给受试者,让受试者根据自己的认知和体验来联想,以诱导出受试者的经验,使他的人格特点能"投射"到这些测验材料上。

从目前的临床工作和科研工作来看,漂浮治疗师进行投射测验的可能性比较少,故对投射测验不做进一步介绍。

三、神经心理学测验

神经心理学(neuropsychology)是近年来发展比较迅速的一门新学科,主要研究由脑功能和器质性改变所产生的各种行为障碍,如记忆减退、反应迟缓、失语等。通过对这些方面的检查可以对脑功能和器质性损害的程度、部位及预后作出判断。另一方面,通过对脑与行为关系的研究,还可对大脑本身的功能有深入的了解。所以神经心理学的检查方法越来越受到重视。

神经心理学测验通常包括个别能力测验(如积木图案测检、形板测验、视觉保持测验等)、记忆测验、思维测验和成套的神经心理学测验等。有时还要加上成套智力测验。下面以 Halstead-Reitan 心理成套测验(H-RB)为例简要介绍成套神经心理学测验。

H-RB 包括成人、少年及幼儿用 3 套测验,每套测验分为 10 个分测验,分别测量大脑抽象思维的概念形成能力、记忆和注意的能力、言语能力、感知 - 运动能力等。成人 H-RB 包括 6 项测验和 4 项检查:

1. **范畴测验**　有 156 张图片,测概念形成和抽象思维能力。
2. **触觉操作测验,即形板测验**　测触觉运动觉、协调能力及空间记忆能力。
3. **语音知觉测验**　让受试者辨别语音,测持久注意、声音辨别的能力。
4. **节律测验**　测受试者对音调、节律的辨别能力。这些能力也与注意、听知觉的辨别有关。
5. **手指敲击测验**　测手的精细运动和速度。
6. **连线测验**　分 A、B 两式。测空间知觉、注意广度和视觉运动协调能力。
7. **握力检查**　以区别两手的偏利。
8. **感知觉检查**　包括触、听、视觉等。
9. **失语甄别**　包括读、听、写、算、命名等。
10. **侧性优势检查**　查受试者的利侧以确定大脑半球的优势侧。

H-RB 包含了多方面检查和测量,对于确定脑损害的程度、部位提供了较详细的资料。不足处是检查较烦琐、费时,对患者的合作程度要求较高。

第四节　临床常用的评定量表

关于"评定量表(rating scale)"概念的界定,目前尚无统一认识。有人认为评定量表不是严格的"心理测验"。也有人认为目前在医学以及社会科学界所广泛采用的一些量表,也具有心理测验数量化、标准化等基本特征,虽然在基本理论背景、难易程度等方面有些不同,但二者在形式上基本一致,也不必过分强调它们的区别。尽管概念上难以界定,但从二者的特征还是可以看出评定量表与严格意义上的心理测验的一些不同之处。

评定量表多是以实用为目的,理论背景不一定严格,甚至没有完整的理论支持,多是在一些问卷的基本上进行结构化、数量化而发展起来。评定量表另一个突出特点是简便易操作,常用作筛查工具(而不作诊断用),评价也多采用原始分直接评定。此外,评定量表也不像心理测验那样控制严格,有些可公开发表,许多评定量表非专业工作者稍加训练就可掌握。

评定量表既有他评的,也有用作自评的[如 90 项症状自评量表(SCL-90)]。临床常用的评定量表有许多种类,包括适应行为量表、精神症状评定量表与心理应激有关的生活事件量表等。下面分别加以简要介绍:

一、适应行为量表

适应行为是指个体维持生存的能力以及对周围环境和社会所提出要求的满足程度。适应行为与智力具有较大的相关性,前者可以说是后者在实际活动中的具体体现。对于一些婴幼儿、老年人、智残者和重症患者,进行适应行为的评定有时具有特别重要的意义。此外,也有用于儿童的品行评定以及对住院患者的状况进行评定(护士用)等不同方面的适应行为量表。下面以 Rutter 儿童行为问卷(父母用)简单介绍。

Rutter 儿童行为问卷分为父母用和教师用两个版本,适用于学龄儿童,可用于区别儿童的情绪和行为问题,也可以鉴别儿童有无精神障碍。包括一般健康问题和行为问题两个方面,行为问题分为 A 行为(违纪行为或称为反社会行为)和 N 行为(神经症行为)。采用三级评分,0 分指从来没有这种情况,1 分指有时有或每周不到 1 次或症状轻微,2 分指症状严重或经常出现。父母用卷共 31 个条目,最高分62 分,根据原量表以及在我国的试用情况,以 13 分为临界值。该问卷简单、明确、易于掌握,具有较好的信度和效度,广泛用于很多国家儿童行为问题的研究。

二、精神症状评定量表

精神症状评定量表多应用于精神科。目前这类量表也越来越多地应用于门诊心理咨询和治疗、心身疾病的研究以及科研等领域。这类量表分为自评和他评两类。常用的量表有：

1. 90 项症状自评量表（symptom check list 90，SCL-90） 该量表因标准版本有 90 题而命名。测查 10 个范畴的内容。SCL-90 可用于反映有无各种心理症状及其严重程度。每个项目后按"从无、轻度、中度、偏重、严重"等级以"0~4"5 级评分，由受试者根据自己最近 1 周的情况和感受对各项目选择恰当的评分。最后评定以总平均水平、各范畴的水平以及表现突出的范畴为据，借以了解患者问题的范围、表现以及严重程度等。SCL-90 可前后几次测查以观察病情发展或评估治疗效果。

SCL-90 的具体评分标准如下：

总分：将所有项目评分相加，即得到的总分。

阳性项目数：大于或等于 1 的项目数。

因子数：将组成各因子的项目评分相加得因子粗分，将因子粗分除以因子项目数，即得到因子分。

根据总分、阳性项目数、因子分等评分结果情况，判定是否有阳性症状、心理障碍，或是否需进一步检查。因子分越高，反映症状越多，障碍越明显。

10 个因子的定义、项目数及其含义：

躯体化：1、4、12、27、40、42、48、49、52、53、56、58，共 12 项，主要反映主观的身体不舒适感。

强迫症状：3、9、10、28、38、45、46、51、55、65，共 10 项，主要反映强迫症状。

人际关系敏感：6、21、34、36、37、41、61、69、73，共 9 项，主要反映个人的不自在感和自卑感。

抑郁：5、14、15、20、22、26、29、30、31、32、54、71、79，共 13 项，主要反映抑郁症状。

焦虑：2、17、23、33、39、57、72、78、80、86，共 10 项，主要反映焦虑症状。

敌意：11、24、63、67、74、81，共 6 项，主要反映敌对的各种表现。

恐怖：13、25、47、50、70、82，共 7 项，主要反映恐怖症状。

偏执：8、18、43、68、76、83，共 6 项，主要反映猜疑和关系妄想等精神症状。

精神病性：7、16、35、62、77、84、85、87、88、90，共 10 项，主要反映幻听、被控制感等精神分裂症症状。

附加项：包括 19、44、59、60、64、66、89，共 7 项，主要反映睡眠和饮食情况。

2. 抑郁自评量表（self-rating depression scale，SDS） 由 Zung 于 1965 年编制，为自评量表，由受试者按照量表说明进行自我评定，依次回答每个条目。用于衡量抑郁状态的轻重程度以及在治疗中的变化。量表包含 20 个项目，使用简便，能相当直观地反映患者抑郁主观感受及严重程度。使用者不需经特殊训练。目前多用于门诊患者的粗筛、情绪状态评定以及调查、科研等。

每项问题按照 1~4 四级评分：①从无或偶尔；②有时；③经常；④总是如此。

项目 2、5、6、11、12、14、16、17、18、20 为反向计分题,按 4~1 计分。将所有项目得分相加,即得到总分。抑郁严重指数 = 总分 /80。指数范围为 0.25~1.0,指数越高,反映抑郁程度越重。抑郁严重指数 0.5 以下无抑郁,0.50~0.59 为轻微 - 轻度抑郁,0.60~0.69 为中度至重度抑郁,0.70 以上为重度抑郁。由此可见,总分超过 41 分可考虑可能有抑郁存在,需进一步检查。

3. **焦虑自评量表**(self-rating anxiety scale,SAS) SAS 由 Zung 于 1971 年编制,量表构成和评分方法与 SDS 类似,由 20 个与焦虑症状有关的条目组成,1~4 四级评分。项目 5、9、13、17、19 为反向计分题,按 4~1 计分。由受试者按量表说明进行自我评定,依次回答每个条目。SAS 用于反映有无焦虑症状及其严重程度。适用于焦虑症状的成人,也可用于流行病学调查。

此外,还有简明精神病评定量表(BPRS)、汉密尔顿抑郁量表(HAMD)和汉密尔顿焦虑量表(HAMA)等也在临床中广为应用。但这些量表属他评量表,对使用者的专科知识以及量表使用经验等要求较高。

三、其他常用评定量表

1. **生活事件量表** 生活事件对个体身心健康的影响日益受到大家的重视,使用生活事件量表,是为了对精神刺激进行定性和定量的评估。国内外有多种生活事件量表。这里介绍由杨德森、张亚林编制的生活事件量表(life event scale,LES)。LES 由 48 条我国较常见的生活事件组成,包括 3 个方面的问题。家庭生活方面(28 条),工作学习方面(13 条),社交及其他方面(7 条),另外有 2 条空白项目,供填写受试者已经经历而表中并未列出的某些事件。

LES 是自评量表,由受试者自己填写,适用于 16 岁以上正常人、神经症、心身疾病、躯体疾病患者以及自知力恢复的重症精神疾病患者。填写者仔细阅读和领会指导语,然后逐条填写。根据调查者的要求,将某一时间范围内(通常为 1 年内)的事件记录。对于表上已列出但并未经历的事件应一一注明“未经历”,不留空白,以防遗漏。然后,由填写者根据自身的实际感受而不是按常理或伦理观念去判断那些经历过的事件对本人来说是好事或是坏事? 影响程度如何? 影响持续的时间有多久? 影响程度分为 5 级,从毫无影响到影响极重分别记 0、1、2、3、4 分。影响持续时间分 3 个月内、半年内、1 年内、1 年以上共 4 个等级,分别记 1、2、3、4 分。

统计指标为生活事件刺激量,计算方法如:

(1)某事件刺激量 = 该事件影响程度分 × 该事件持续时间分 × 该事件发生次数。

(2)正性事件刺激量 = 全部好事刺激量之和。

(3)负性事件刺激量 = 全部坏事刺激量之和。

(4)生活事件总刺激量 = 正性事件刺激量 + 负性事件刺激量。

生活事件刺激量越高反映个体承受的精神压力越大。负性事件刺激量的分值越高对心身健康的影响越大；正性事件的意义尚等进一步的研究。

2. 匹兹堡睡眠质量指数（PSQI）　睡眠质量与多种精神障碍的发生发展有关，也是多种躯体疾病的高危因素。漂浮治疗能有效改善睡眠治疗，因此有效评估睡眠质量是漂浮治疗师临床工作的需要，也是科研的需要。

匹兹堡睡眠质量指数由匹兹堡大学精神科医生 Buysse 等人于 1989 年编制。刘贤臣等人于 1996 年将该量表翻译为中文，并进行了信效度的检验。

匹兹堡睡眠质量指数适用于一般人和睡眠障碍患者的睡眠质量评估，由 19 个自评和 5 个他评条目构成，其中第 19 个自评条目和 5 个他评条目不参与计分，在此仅介绍参与计分的 18 个自评条目。18 个条目组成 7 个成分，每个成分按 0~3 等级计分，累积各成分得分为 PSQI 总分，总分范围为 0~21，得分越高，表示睡眠质量越差。受试者完成试问需要 5~10 分钟。

各成分含义及计分方法如下：

A 睡眠质量：根据条目 6 的应答计分，"很好"计 0 分，"较好"计 1 分，"较差"计 2 分，"很差"计 3 分。

B 入睡时间

(1) 条目 2 的计分为"≤15 分"计 0 分，"16~30 分"计 1 分，"31~60"计 2 分，"≥60 分"计 3 分。

(2) 条目 5a 的计分为"无"计 0 分，"<1 周 / 次"计 1 分，"1~2 周 / 次"计 2 分，"≥3 周 / 次"计 3 分。

(3) 累加条目 2 和 5a 的计分，若累加分为"0"计 0 分，"1~2"计 1 分，"3~4"计 2 分，"5~6"计 3 分。

C 睡眠时间：根据条目 4 的应答计分，">7 小时"计 0 分，"6~7"计 1 分，"5~6"计 2 分，"<5 小时"计 3 分。

D 睡眠效率

(1) 床上时间 = 条目 3（起床时间）– 条目 1（上床时间）。

(2) 睡眠效率 = 条目 4（睡眠时间）/ 床上时间 ×100%。

(3) 成分 D 计分，睡眠效率 >85% 计 0 分，75~84% 计 1 分，65~74% 计 2 分，<65% 计 3 分。

E 睡眠障碍：根据条目 5b 至 5j 的计分，"无"计 0 分，"<1 周 / 次"计 1 分，"1~2 周 / 次"计 2 分，"≥3 周 / 次"计 3 分。累加条目 5b 至 5j 的计分，若累加分为"0"则成分 E 计 0 分，"1~9"计 1 分，"10~18"计 2 分，"19~27"计 3 分。

F 催眠药物：根据条目 7 的应答计分，"无"计 0 分，"<1 周 / 次"计 1 分，"1~2 周 / 次"计 2 分，"≥3 周 / 次"计 3 分。

G 日间功能障碍

(1) 根据条目 8 的应答计分，"无"计 0 分，"<1 周 / 次"计 1 分，"1~2 周 /

次"计 2 分,"≥3 周 / 次"计 3 分。

(2)根据条目 9 的应答计分,"没有"计 0 分,"偶尔有"计 1 分,"有时有"计 2 分,"经常有"计 3 分。

(3) 累加条目 8 和 9 的得分,若累加分为 "0" 则成分 G 计 0 分,"1~2" 计 1 分,"3~4" 计 2 分,"5~6" 计 3 分。

PSQI 总分 = 成分 A+ 成分 B+ 成分 C+ 成分 D+ 成分 E+ 成分 F+ 成分 G

在临床应用的评定量表还有总体精神症状评定量表(CPRS)、Bech-Rafaelson 躁狂量表(BRMS)、Maudsley 强迫症状问卷、Conners 儿童行为问卷、Achenbach 儿童行为量表、长谷川痴呆量表(HDS)、护士用住院患者观察量表(NOSIE)等数十种,这里不再赘述。

漂浮疗法中,适宜用哪种量表与测验,可根据需要来选择。

(苏 英)

参 考 文 献

1. Robert. Gregory. 心理测量: 历史、原理及应用 [M]. 施俊琦, 译. 5 版. 北京: 机械工业出版社, 2012.

2. 王健, 邹义壮, 崔界峰, 等. 韦氏成人智力量表第四版中文版的信度和结构效度 [J]. 中国心理卫生杂志, 2013, 27 (9): 692-697.

3. 李毓秋. WISC- Ⅳ 中文版的一般能力指数和认知效率指数的介评 [J]. 教育测量与评价, 2010, 12: 4-7.

4. 汪向东, 王希林, 马弘. 心理卫生评定量表手册 (增订版)[M]. 北京: 中国心理卫生杂志社, 1999.

第十三章 漂浮师的个人成长

漂浮师的个人成长是进行漂浮治疗的基础。目前心理治疗方法种类较多,漂浮治疗的优势在于可与多种方法相结合,能产生较单独使用更理想的效果,并能提前体验到较美好的个人感觉。本章讲述漂浮师个人成长的实践、相关的注意事项,以及漂浮治疗如何应用于日常生活工作与学习。

第一节　个人成长概述

漂浮师要与各种各样的来访者打交道,其自身的心理健康状况会直接影响来访者的精神状态。在对漂浮疗法全方位的研究中,做好漂浮师的个人成长是至关重要的一个环节。

一、个人成长的意义

成长是每一个人一生的功课。

埃里克森的心理社会发展理论认为,人的发展经历八个阶段:一个阶段和下一个阶段在时间和空间上相互连接,每一个阶段都建立在上一个阶段的基础之上,并且每一个阶段都有其相应的任务。当该阶段的任务完美解决,人就会获得较为完整的同一性。每个阶段的任务若处理失败,则出现不连贯的状态,甚至会影响到人的一生。

心理动力学,也就是精神分析学认为,人的行为是由内部激发或者驱使的,行为的主要目的是降低紧张度。另有一种观点认为,每一个内在都有一个成长性的内趋力驱使,该内趋力包含身体与心理各方面的内容,在心理层面则是需要各个阶段成长的自我完善。

行为主义心理学认为,行为是有机体用以适应环境变化的各种身体反应的集合。通过刺激与反应的相应关系,对有机体进行调节。

人本主义的代表人物马斯洛认为,个体成长发展的内在力量是动机——动机由各种不同层次的需求组成,每一层次需求的发展,都对应了个体人格发展的境界或者程度。

从以上各个学派的理论来看，个人成长都是贯穿人的一生或者说是不同的生命阶段。虽然各个学派的理论出发点有所差异，但不论是从年龄阶段、有机体的反应还是需求来讲，这些都与个人成长息息相关。

每一个人的个性、人格等心理特征，都可以说是以往经历内化的结果，这些特质影响到人们的生活。对于来访者来说，这种特质对生活的影响令他们暂时不知如何应对；而对于一个心理从业者而言，之所以选择这样一个行业也是以往经历的内化对自己的影响，也许正是希望通过这种对来访者的治疗过程，来完成自我内化结果的完善和升华。

更何况人生的角色是经常转换的——有时我们是治疗者，有时我们又是来访者。当漂浮师不能解决个人成长中的各种问题和困惑时，就可能把自己未处理好的情绪、情感、观念以及想法带入到临床实践中去，这无形中会影响心理援助的效果。

所以，研究漂浮师的个人成长也是利己利人、必不可少的关键问题。

二、个人成长的要点

有效的个人成长来源于两个方面：一是我们的内省；二是从内省出发进行的成长实践。

1. **内省**　生活中，不同的人有不同的生命活动，每个人随时也有可能遇上挫折。面对挫折，大家会采取不同的方式，有的是抱怨、愤怒，或者消沉，有的是积极解决问题、越挫越勇。这两种不同的人生态度，决定了不同的人生结果。

当然，很多时候，积极的态度并非就足以面对所有的问题——积极而有效的个人成长是以个人内省为基础进行的。如果内省比较充分，完全可以对症下药；如果没有这个过程，那可能出现另外的应对方式，比如压抑、转移、逃避等负面过程。

2. **实践**　大家可能了解过很多心理学派及其各自不同的理论、方法、操作技术，然而在我们自己手中展现出来的效果却并不一定很好。这是因为，我们可能仅仅只是把它们作为一门知识来掌握，而提出这些理论、方法的人，却是用自己的生命在实践。

如我们所熟知的弗洛伊德、荣格、埃里克森等人，他们有各自不同的困惑，但同时也有自己的实践。他们深入不同的文化、了解各种思想、寻找到适合自己的方法，并进行实践、修正、总结、再实践，这就形成了流传于后世的著名理论、方法、技术。正是因为在各自人生的实践中，他们不断总结，把一些简单的理论方法进行了升华，进而走上了各自领域的顶峰，并且为后人留下了宝贵的财富。

当然，今天的我们拥有更多的优势：信息的无界传播，使得我们可以站在更多巨人的肩膀上；纵观古今，我们可以有更多的借鉴。然而，"纸上得来终觉浅，绝知此事要躬行"。只有把我们的所学用于个人的生活与工作,才可以说这是真地走在了成长的路上,进而让我们的人生变得充实而有意义。

所以,内省和实践缺一不可,两者相互交融、相互促进。个人成长是内省与实践两者完善而统一的结果。

如果内省与实践比较充分,也就是说某个问题得到了解决或者个人的某些症结得到了清理,那么图13-1就会变化成螺旋上升的通道。但很多时候,当我们内省不够彻底,或者实践不够完全时,只是在走一个死循环,在实际生活中,就是同样的问题反复出现,我们的人生也难以完成某些突破。

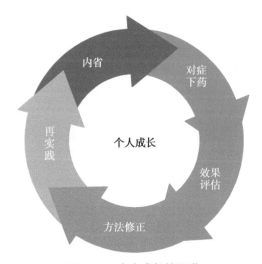

图 13-1　个人成长的通道

三、个人成长的常用方法

一般来说,每个人一生都有很多困惑,这体现在我们的生活、工作、学习等方面。为了完善自我,解疑除惑,我们从生活与社会环境的方方面面学习,寻找答案。

(一) 思想

对于很多人来讲,现在的思想来源很丰富,可以略分为以下几个方面:

1. **哲学方面**　源于希腊语 philosophia,意即"热爱智慧"。哲学探索世界的本质、思索生命的意义、探讨人心灵的奥秘等。提出不同的世界观、人生观、价值观,以及各种实用的方法论。

"认识自己"本是希腊德尔斐神庙门楣上的铭言,苏格拉底将其作为自我哲学原则的宣言。

胡适在《中国哲学史大纲》中称"凡研究人生切要的问题,从根本上着想,要寻一个根本的解决:这种学问,叫做哲学"。

冯友兰在《中国哲学简史》中提出自己的哲学定义："就是对于人生的有系统的反思思想"。中外哲学的产生皆起源于疑问。

在每个人不同的人生阶段,所面对的疑问不同。有时我们需要为了生活而奔波劳碌,解决一些基本的物质需求即可;当物质足够丰富,我们衣食富足,那么就会有更高层次的人生追求。马斯洛的层次需求理论给出了自己的阐述和理解。内省正是为了看到自己此时的需求。

2. 信仰方面   一直以来,某些人将宗教看成信仰。当遇到人生中的困惑无法解决时,信仰宗教的人期待以宗教的力量化解困难或者得到庇护。在特定的人生阶段,我们也许可以如此期许;然而,"求人不如求己",每个人能够通过精神层面的修炼和方法来看待和解决日常生活中的问题,才是关键。

这些精神层面的方法就是潜移默化地使人面对生活的态度从被动变成主动,从无意识变得有意识,敞开心扉,释放平日里压抑的种种欲望和情绪,从而实现"彻悟"。这也就是个人成长,通过开启人自身心理的能量来实现人自身的疗愈和内在整合,使人进步。

《易经》开篇就讲"天行健,君子以自强不息;地势坤,君子以厚德载物"。强调人面对生活要具有积极主动的态度,并且要注重个人的"精神修炼"。当我们以个人的成长和提升作为基本出发点时,就能从根本上解决自己的问题,并且避免"病急乱投医"。

3. "神秘"的东方文化   面对现代文明的进展、物质生活的富裕、精神日渐贫乏的现实时,西方许多哲学家以及心理学家开始把目光转向东方,希冀在东方思想中寻找拯救人类的力量。

完形治疗流派创始人珀尔斯(Perls)是弗洛伊德的学生,也是心理学历史上成功地把西方心理学与东方思想、技术结合为一体的人;荣格分析心理学深受东方思想,尤其是中国禅宗、道教、易学等思想的影响;箱庭疗法的理论渊源也有东方文化的影子。

(1)道家思想:曾国藩曾入人生低谷,"脾气越来越坏,病情愈来愈严重,心情愈来愈烦躁,尽做噩梦……"。有位道长对他说:"岐黄医世人之身病,黄老医世人之心病,愿大爷弃以往处世之道,改行黄老之术,则心可清、气可静、神可守舍、精自内敛,百病消除、万愁尽释。"并为他开了一纸治其心病的药方。这个药方,正是《道德经》。在拿到"药方"后,曾国藩兴奋地在《道德经》扉页上写下8个字:"大柔非柔,至刚无刚。"他心中的困惑、胸中的郁结自此烟消云散,整个人完成了涅槃重生。

"道法自然""无为而无不为""阴阳对立转化"等思想对人生都有重要的指导意义。

在漂浮的过程中如果顺其自然,看似什么都没有做,实际上我们放下了一直以来对自己身体和意识的控制,我们的心身已经处于自我恢复中了。所以,单纯地进行漂浮,也会对漂浮者有益处。

(2)"心学":王阳明(心学集大成者)与孔子(儒学创始人)、孟子(儒学集大成者)、朱熹(理学集大成者)并称为孔、孟、朱、王。梁启超、孙中山、蔡元培、蒋介石等无不推崇,日本的东乡平八郎更是"一生低首拜阳明"。

王阳明的一生跌宕起伏、波澜壮阔,其"知行合一""致良知"等思想对后世产生了巨大的影响。他认为良知人人本具,不假外求。"致良知"即是在实际行动中实现良知,知行合一。

王阳明的"心学"思想及其人生足迹对我们的个人成长极具借鉴和思考意义。

(二) 生活中朴素的"共同约定"

实际上,我们的生活中也有很多大家都认同的"定理":"百善孝为先""独乐乐不如众乐乐""家和万事兴""健康是福""夫妻齐心,黄土变金"等,都可为我们的生活提供一定的指导。

(三) 艺术

南齐书法家王僧虔认为:"书之妙道,神采为上"。张怀瓘《书断》也说:"文则数言乃成其意,书则一字已见其心"。

书法是心灵的一种映照。同样,其他艺术形式也是如此,不过表达形式不同。一般来说,通过不同的渠道,比如说视觉、听觉、嗅觉、触觉等不同形式来传达创作者的心灵思想,使人在体验中接触到不同的意境与生活感受、生命表达。

艺术也可作为治疗的方法,如音乐疗法、绘画疗法、箱庭疗法等,这些对来访者来说,也是一种对其内心思想的挖掘和思考,治疗者作为一个默默的见证者,并不需要过多地参与分析。

漂浮过程中,有的漂浮者也会有某些灵感,漂浮结束后会创作成功的绘画或者其他方面精彩的作品。

第二节　漂浮师个人成长的方向与方法

一、个人成长的方向

个人成长的方向,一般包括以下几方面内容:

(一) 处理个人心结

心结即内心解不开的疙瘩,也可以说是心病。常常是自己内心的需求和行动的动机遭到外界或者自己内心抑制而产生。一经形成,会影响自己的情绪、身体健康、人际关系等,日积月累问题可能会更大。

对于漂浮师而言,能够尽可能多地解开自己的心结,这无论对于自己还是漂浮者都是很重要的内容。

(二) 促进身体健康

近年来,科学研究发现,人的身体健康和心理状况息息相关,很多疾病,如哮喘、高血压、糖尿病等都与人的心理、性格有很大的关系。身体的一些症状,也对应着某些负面的情绪,表现出来就是身体僵硬、做事情没有效率、不好的习惯难改等。

漂浮师要改善好自身的躯体状况,疏通淤堵,对心理状况的改善也会有裨益。

(三) 提高社会适应

社会适应性表现在能够较快较好地处理个人与家庭、集体、社会群体的关系,在心理与行为层面能够很好地与人相处,既有较好地情感表达,又不失去理性的一面。这也是漂浮师成长的重要方向。

(四) 改善做事效率

在日常生活中,我们可以看到每个人做事的不同方式与过程:有些人干脆利落,有些人拖拖拉拉;有些人坚持到底,有些人虎头蛇尾……

通过我们的内省,看到与自己做事情有关的行为、习惯与模式,进行有意识地调整,对自己的做事效率进行改善。

(五) 增强专业知识

1. 熟悉专业技能　专业是根本。我们要成为本职业上对社会有用的人,就要掌握相关的专业知识与技能,这是立足行业的根本。本章个人成长的所有实践都是建立在已经熟练掌握了漂浮设备与治疗相关的专业内容基础之上。

2. 跟踪最新的科学技术　漂浮设备是以科技作为建造基础的。因此,对最新科学技术的了解和应用,会有利于促进改进漂浮治疗相关的设备与服务,有利于漂浮实际的体验效果与漂浮治疗效果。所以,漂浮师要保持相对开放的视野与进取的学习心态。

3. 生活是检验场所　毫无疑问,所有的学习只有运用于生活、对生活有指导才有现实意义。

生活中,我们可能会遇到各种问题,这些都是个人成长的检验场所。对于自身的困惑,利用漂浮治疗相关的知识去解决,发现有益的启示,增进实践的思考。

漂浮与生活进行相互关联、相关补充,漂浮治疗方法就能更丰满、更实用,相应地,也会给漂浮师和来访者带来更多益处。

4. 做个帮助来访者的人　当一个来访者到来,是带着信任与期待,同时还有对未来生活的热情。作为漂浮师,我们要用我们的专业知识和技能,对来访者有实质性的帮助。

而实际情况是,来访者的问题不尽相同,生活的境遇千差万别。因此,漂浮师需要将自身成长点与来访者的问题相互印证、借鉴,在帮助来访者的过程中,实现双方共同的成长与升华。

二、个人成长的方法

一般来讲,我们可以从以下几方面来进行:

(一) 观察自己的身体

身体是我们生活的基础,几乎一切有关生活的活动都是围绕身体展开的。

身体也是心理的载体:一般来说,身体的状况与心理的状况是对应的,心理的状态会在身体上有所反映。

我们的身体像一台非常精密的仪器,正常情况下,各个器官与组织都是出于本能而非常协调地工作。但是,当我们对自己的身体进行一些强制性地干预,就可能影响了身体不同部位的正常运作。

这些强制性干预有很多,例如:透支身体、暴饮暴食、情绪大起大落等,都会影响我们身体各器官的协调运作,增加某些或者所有器官的负荷。当这些"干预"一直在有意无意地进行,就会伤害我们的身体。

当一个人去看医生的时候,医生一般会说"好好休息,开心,不要想太多"之类的话。无疑,这些对身体的恢复是有积极意义的。

漂浮师对自己现在的身体状况应有清楚的了解,这就要保持定期体检。建立对自身躯体的认知,从而对自己以往不适宜的透支身体的行为进行调整。

(二) 体验自己的情绪

情绪无时无刻不在影响着我们的生活与工作。但是,我们一般对情绪缺乏了解,只是直观地对其进行处理,而方式一般是压制、释放或者转移。暂且不说这是否能真的解决问题——在很多时候,突然间产生的情绪足以对我们接下来的判断与选择产生影响。所以,我们需要对情绪有更好的认识。

漂浮状态下,我们可以对情绪有更好的观察,甚至可以较清楚地看到它的产生、发展和演化过程,还有我们做出选择的过程。

如果我们可以看到自己在情绪下的某些反应模式与做事方式,那我们对自己的生活就会有更多的把握。

(三) 对潜意识的觉察

弗洛伊德把潜意识比喻为海面下的冰山,这说明其不易被我们察觉。但是我们对来访者的工作,一般都与之相关。我们经常需要对来访者的问题,进行层层深入、抽丝剥茧,从而看到"冰山以下"更深层次的内容。

在漂浮中,我们内心比较平静。可以看到自己内心潜意识里更多的东西,看到它们是如何在生活中显现,如何影响我们做出各种各样的选择。

在个人成长中,需要注意的是,当更多的潜意识冰山上浮,我们可以看到更多的自己,有些部分和我们平时外在的表现不符,这是很正常的事情。

(四) 建立较合理的生活秩序

也许我们拥有一些"好的生活习惯",但这并不能代表我们拥有合理的生活秩序——习惯也许是我们的一种比较机械的生活和机体反应模式,我们甚至没有意识到自己在做什么。

平时我们把自己符合外在期待的生活行为称为好习惯。实际上,在个人成长的初始阶段,我们需要对这些习惯进行客观的观察,认真地体会,看自己在执行这些习惯时的机体和内心感受,以辨别我们是如何运行这些"好习惯"的。

比如说,我们可以对自己面对喜欢或者不喜欢的食物时的感觉进行观察,看看自己是如何看待这些食物的——是我们自己内心真的如此认为,还是说我们曾经从外界获得了一种信息,进而影响我们建立对这种食物的认知,并且误以为是自己真实的想法。那我们自己内心的感觉是如何呢?这需要我们进行必要的观察。

另外,还可以观察我们的睡眠。如果我们每天休息很晚,那是什么让我们把睡眠时间不断地往后推,并且还使自己感觉这样晚睡很合理?

建立合理的生活秩序,意味着面对真实的自己。当我们对自己内心的真实需求坦然以对时,我们就可以卸下很多不必要的包袱,生活就会变得更简单、更轻松。

当然,个人成长可以使用的方法还有很多,我们可以多了解,寻找适合自己的方法。需要注意的是,如果我们仅仅只是收集各种方法与技术,却不去运用,那么可能只会成为一个生活中的"百事通",拥有很高的学识,令人侧目。然而,当遇上问题与挑战时,却并不一定能够坦然面对。只有成为一个实干者,才能使自己真正受益。在这一点上,我们需要分清主次。

比如说,某个人有很多负面情绪,那么通过认识这些情绪,并在生活中进行一些针对性的训练,就能够更好地与之相处;相反,如果这个人只是掌握了关于情绪的种种知识,并不做任何的实践,那么当情绪出现时,他仍然可能会像往常一样,被情绪所控制。

个人成长时,我们需要保持客观而开放的态度,保持清醒的意识。

三、个人成长的现实检验

任何理论与方法,都要经过现实的检验。只有对我们的生活产生了良性的影响或者明显的改变,才意味着我们所使用的方法有可能是目前阶段适合我们的。

1. **心理测评量表**   作为心理专业人员,测评量表是我们能借助的比较直接、可量化显性的工具。对比使用某种方法前后的测评结果,我们可以观察自己这段时间的努力效果如何。当然,只是做参考。

我们选用的心理测评量表以自己最近面对的主题有关,比如说压力、情绪、社会适应性等。

2. **他人的视角**   如果想借他人的视角来看,最好选择相关的专业人员。一个人的心态调整,无疑影响到自己的生活圈子。比如家人、朋友怎么看自己这段时间的改变,请他们说出真实的看法与想法。

3. 对个人生活的影响　我们可以自己来做一些判断,觉得睡眠质量更好了,或者工作更容易专注了,都可以来做参考。

4. 自我觉察　自我觉察的出发点在于认识自己,所以可能会触发我们内心的抗拒。一般来说,我们可以适当注意自己平时害怕的、逃避的、不愿面对的东西,对比的效果也最佳;另外我们也可以注意自己的情绪、思考模式、行为习惯、做事的动作等。

总之,成长是苦与乐的交织与延续,适合的检验方法能客观、真实地反映我们的努力,同时激励我们不断进步。

第三节　漂浮师个人成长的实践方法

漂浮师的成长可以借助漂浮设备,这是一大优势。因为在漂浮中我们的身体、心理比平时更容易放松;并且我们可以体验到漂浮中令人愉悦的感觉,这使得我们可以在生活中努力营造,这是很宝贵的财富。当拥有了这种体验与身体的记忆,我们可以更快地识别并达到这种放松、舒适的状态。

一、直接漂浮法

这是对我们来说最简单、直接的方法。

如果我们只是进行简单的漂浮,那么有关于漂浮的效果及意义会被自己更直接地感受到。

在长时期的漂浮中,可能会阻碍我们的是自己毅力和怀疑——这是一个长期的过程。有时候我们会有困惑、疲惫,可以休息一下,如果确认一切正常,我们就可以再次尝试,也许会有新的收获。

在个人成长的路上,突破自己心理障碍会带来喜悦感,也是我们前进的动力。这种感觉会使人愿意去进行一些新的尝试,以期再做突破。

二、相互作用法

如果说直接漂浮法是漂浮师个人独自进行的过程,那么相互作用法就是"以人为镜",然后"正衣冠"的过程。

来访者就像一面镜子,治疗的整个过程,就是漂浮师和来访者相互陪伴、共同成长的过程。当这个过程顺利结束,来访者会对生活拥有更多热情与希望,漂浮师也会对自己拥有更多的信心。

相互作用法要求漂浮师在整个治疗进程的大多数时间里,能够有意识地保持对自己的内视,以防止自己经常性地被来访者的事情带着跑。

比如,"共情"是治疗中经常使用的一种重要的方法,然而,如果经常陷入不由自主地"共情"中,我们就会不断陷入来访者的故事中难以抽身。不但在面对来访者时难以具有客观的态度,甚至在来访者离开以后,漂浮师自己的生活也会受到困扰。

三、自我观察法

自我观察法与以上两种方法区别之处在于,这种方法需要对自己状态保持足够的警觉,并且对自身的成长具备较强的主动性和热情。

原因很简单,只有对自身状况有更好的了解,才能有针对性地进行操作处理。只有自己主动并且充满热忱,才能不断面对并克服成长过程中可能出现的阻碍。

这是一条孤独的路,旅途中只有自己可以依靠。在漂浮时,漂浮舱中只有我们自己,我们也只有自己面对自己。这时,自我观察就会有较好的效果。

即使来访者需要漂浮师来协助渡过一些难关,然而他们生命的绝大多数时间还是需要自己来度过。漂浮师也如此,除了工作时间,还有自己正常的生活。所以,对于双方来说,自我观察就显得非常有必要了。

当某些事件出现在我们的生命里,总是有原因的,不论我们觉得它们是否应当出现,我们都要对它的出现负责。对于进行个人成长的人来讲,事件的凸显,意味着这是可以对其进行处理的恰当时刻。

每一个事件都非偶然出现,这是我们成长的契机,否则我们也不知到何时才会来对其进行相应的处理。所以,对于每一次这样的机会我们都要好好珍惜。

实际生活中,个人差异、生活场景多有不同,这就使得问题具有多样性的特点。所以,对于不同的问题,可能需要一种或者几种方法共同使用效果才更佳。

第四节　漂浮师个人成长中的注意事项

一、漂浮师个人成长中的注意事项

1. **安全**　不论在何时何处,安全永远是放在第一位的。

能够照顾好自己的漂浮师,才能照顾好来访者。在漂浮师的个人成长中,有两种安全需要我们重视,一是漂浮安全,包括设备的安全操作、个人的安全漂浮等;二是对每一次有关成长的操作都要谨慎,避免因为操作环境被人打扰、治疗强制中断或者治疗方法、器材使用不当等,引起某些问题的处理中断或者出现二次伤害。

所以,个人成长相关的方法以简单、易操作为主要选取原则,尽量避开公共场合、易被干扰的场地,这样会有更自由与安全的空间,实践的效果也会事半功倍。

2. **从容不迫**　个人成长需要从容不迫的品质,因为有时会出现一些与常识相悖的情形,比如:在个人成长刚开始时,我们能看到的情绪、潜意识可能还比较少。然而随着观察的深入，我们会看到自己更多的情绪与潜意识——这并不是什么坏事——以前我们看不到，现在能看到了，这就是很大的进步。只要看到了，我们就能更从容不迫地面对，我们可以轻松地选择是遵从这个情绪，还是去做另外的选择，从而使自己对这种情况有较好的把控。

就像阳光照进房间，我们通过光，可以看到很多的灰尘在空中飞舞。虽然我们难免会惊慌，甚至不敢呼吸——自我观察、自我认识就是一束光，可以看到我们内在飞舞的灰尘。但是我们更应该庆幸，看到了房间的飞尘，就可以有很多的方式去处理。比如说开窗通风、洒水，或者清洁地面。

冰冻三尺，非一日之寒。

这些情绪或者潜意识里冒出的东西，它们可能并不是刚刚产生的，而是已经存在了很久，一直在我们内心"潜藏"，因为我们从来都没有深入了解过它们，甚至从来没有看到过它们，忽略了自己内心真实的需求，从而让自己的内心一直想要表达出来。

但现在好了，当我们看到了它们，了解到它们是什么之后，我们就能更好地接受它们，可以更少地受其影响。

生活从来都是从容不迫的。我们坚定了信心进行个人成长的努力与实践，就可以坦然面对任何状况，可以往前迈出坚定而持续的脚步。

3. **循序渐进**　一棵果树经过播种、浇水、施肥、培土，并且精心照料，经过风吹日晒，才能开花结果。个人成长的路也是如此，这是一个循序渐进的过程——我们不能期望刚埋下种子，就马上长出果实来。

我们能从以前"随波逐流"的状态（指顺从自己的情绪和潜意识），来到个人成长的主题上，这本身就是一个伟大的进步。

我们每个人从小到大都有各自"成长的阶梯"，然而，对于大多数人来说，这个成长都是随着生活学习的环境变化而来的，也就是说，它是一个被动的过程——但它也是循序渐进的——我们面对生活中出现的一个个境遇与困难，一点一点地解决，然后我们变得更加强大，对生活更有信心。

个人成长是一个主动的过程，这是我们可以跳出以往模式与习惯的尝试，让我们不再面对以前不停重复的同样场景，进而可以经历不同的生活。

4. **尽早原则**　问题的存在并非一朝一夕，平时潜藏在我们不易察觉的地方。所以，当我们发现一个问题的存在，最好尽早处理。这样做是为了避免被遗忘，问题积少成多，避免我们一直记忆这些事情而持续消耗本不必要消耗的能量；当错过了这一刻的时机，以后处理时自己的状态未必最佳，且问题的呈现与此时相比可能会有很大的差异。

所以，在问题显现时，就是解决的最好时刻。如果我们当时有别的事情要忙，也需要尽快安排时间来对此进行处理。

5. **保持"中性"的态度**　需要注意的是，对于"负面情绪"，当我们把它们归为成长路上的问题进行面对时,自己就要保持相对"中性"的态度,即客观,不评判好坏的态度。即使"负面情绪"曾经对我们影响很大,我们看待其同样以这种"中性"的态度。

在漂浮中同样如此,当我们可以用比平时更清晰的视觉看到"潜意识的图像"在不停地播放时,我们只是看着它们演变、发生,不要去干涉,更不要去评判。像看电视剧那样,它只是一幅一幅的图画在各自进行展示——当然,很多图画对我们来说,都是因为有历史缘由而"保存"起来的,很多我们早已经忘却,只是被潜意识收集起来罢了。

这里的"中性态度"是处理个人成长中浮现的问题,比如情绪、潜意识、身体等问题的一个重要原则——我们只是看着它们发生、变化,不去做任何的评判、分析与干涉。我们的内在、身体有自动恢复的特质,交给它们去处理就好。

那么,假如我们对这些浮现出来的情绪、潜意识辨别好坏并且主动干预其自然发展会如何?答案是,我们可能会制造更多的问题。

我们的头脑毕竟是由以往的知识与经验等为框架形成的分辨机制,每一个事物在其中都会被分类区别对待。所以,浮现出来的情绪、潜意识等一经我们头脑的加工,就会被"污染"。这其实也是很多问题形成的根源——很多事情不符合我们头脑建立的分辨机制,然后就被潜意识归为有问题。

我们不难发现,在生活中有的人会很固执、偏执,很难接受一些不同的观念与想法,这都是各自头脑的运作机制不同造成的:符合他们想法的就对,不符合的就错。

在漂浮状态下,有人看到一些画面或者听到一些声音,这些都以此项原则对待。保持客观的态度,不去快速分辨、判断。

以上的注意事项,需要我们认真对待,并应用到实际中去。

二、漂浮师个人成长方法的选用

关于漂浮方法的选用需要遵循两个原则:

1. 适合自己的才是最好的　俗话说"量体裁衣""对症下药"。漂浮方法更是如此,使用适合自己的方法可以直接消除抗拒的心理,并有更好的作用效果。

2. 如果还没有发现更适合的,现在可用的就是最好的　在个人成长上很常见的事情就是"这山望着那山高"。也就是说,总认为其他方法更好,对一种方法刚开始使用没多久,就开始用另一种方法,然后又找到了更好的方法,并开始更换。

我们尊重每一个人进行选择的权利。不过,在个人成长的主旋律上出现这个现象,我们需要先警醒的是:是否有一个阻抗存在,使得我们使用每一种方法都不能深入?

其实,每一种方法的产生都不是偶然,肯定有其效果与作用,大都来自前人的总结与实践。在我们选用了某种方法之后,就可以多尝试、深入实践,看是否可以适用于各种情况。至少在了解清楚以后,再来考虑是否需要更换其他的方法。

三、漂浮成长的关键问题

前面提了有很多自我成长的方法,之后的成长实践就需要我们独立进行。在进行的过程中有一些"关键的问题",需要我们先建立认知,它们影响着我们是否能成长。这些是我们成长中应该具备的几种品质:

1. **勇敢** 我们通常用"战士"一词来形容一个人的勇敢,在个人成长的路上,我们每一个人都需要成为一名"勇敢的战士"。

首先,我们需要面对自己内心的恐惧;其次,我们需要走出自己的舒适区;当我们一成不变的生活状态被打破,新的生活充满未知。

如果我们第一次进漂浮舱有恐惧,这就是一个不错的切入点,正好可以面对自己的恐惧。当恐惧过去,我们就积累了勇敢。然后,经过生活中的不断面对,我们就会拥有了"勇敢"这种品质。

2. **诚实** 做一个诚实的人不易,成为一个对自己诚实的人更难。因为诚实意味着直面自己的内心、直面自己的弱项、直面自己的逃避。

有些"以往"的确不堪回首,但是我们也不能一直把这些"包袱"放在内心深处,越早处理越好。

实际生活中,如果我们在一个垃圾堆旁,可能会感觉不舒服;然而,在漂浮状态下,当潜意识中有"垃圾堆"浮现出来,我们只是看着它,不做评判、干预的时候,"垃圾堆"就消失了。

所以,我们需要坦诚面对自己,不论严重的"负面情绪",还是"垃圾堆",毕竟是在我们自己内心浮现出来的,我们应该对它们的出现负责任——接受它们的存在,也许并不是一件很难的事情。

3. **接纳** 接受自己的不完美,这本身就是勇敢的表现。

对于以往的一切,对于现在的既成事实,我们无法回到过去进行改变,我们能把握的只有现在。所以,接纳既成事实,接纳"情绪"(包括积极情绪与消极情绪)是我们的一部分,接纳生活中无法改变的部分。当我们不再与"它们"为敌,我们就放下了很多的"包袱"——也许我们已经背了很久,早已不堪重负。

有一个关于失眠的案例:有个人失眠,研究了好多年怎么睡着,自己都成了失眠方面的专家还是睡不着。没办法只好承认自己败了,不再与之对抗,结果就睡着了,从此失眠就好了。

所以,接纳也是不再对抗。

4. **平衡** 在对来访者的治疗中,有时我们需要对来访者的问题寻根探源,看某个问题究竟是如何产生的。然后,陪同来访者一步步探索,最后找到了产生问题的根源。

然而,在个人成长中,我们就没有必要一个个去解决这样的问题——它们太多了——除非遇到已对我们现在有影响,急迫需要解决的问题。

我们此时此刻的状态是过去所有经历、经验的集合,只是有些问题显现在表面,有些在潜意识里还没有浮现。如果我们想要一下子解决以前所有的问题,就会破坏现在正常的生活,因为我们还一直纠结于过去的事情。最重要的是,那些问题无穷无尽,什么时候是个头啊?

实际上,我们在生活中遇到的问题,就可以说是过去问题的展现,平时遇到了,随时解决就好。

所以,如果想要正常的生活,我们需要使自己处于一种平衡中:接纳过去的问题存在;认真把现在手中的事情做好,使之不会成为一种新的"问题";而对于现在遇到的影响我们生活美好的问题,随时解决。

这样,我们既能够过好眼前的生活,又能不断消除以前"问题"对我们的影响,生活也会越来越美好。

5. **毅力** 如同做其他任何事情一样,我们需要有毅力、有恒心。

个人的成长不是一朝一夕的事情,它要求我们时刻注意自己的状况,并把自己调节到最佳状态的一种生活方式——除非我们下定决心要进行个人的成长,否则就是浪费时间。

漂浮也需要毅力,即使是最简单的"直接漂浮法"。

所以,在进行个人成长之前,我们需要对自己的心理有一个比较明确的把握:如果还没有明白为何要进行个人成长,倒不如先过好眼前的生活;如果已经下定了决心,那就去努力吧。

6. **主动** 一颗鸡蛋从里打破是它自己采取的主动方式,会诞生新的生命;从外打破时,它是被动的,鸡蛋本身遭到了破坏。

在个人成长时,采取主动的态度,使得我们对自己的生活轨迹具有更好的把握度——我们可以有方向、有目的地朝着自己的期望努力,人生也会更专注、更有效率。

当我们没有意识到可以自己进行成长时,在生活中就会很被动,被各种各样的事情推着走。需要注意的是,主动是一种积极做事情的态度,而不是使自己时刻处于一种紧绷的状态。

第五节 漂浮原理在生活中的运用

一、漂浮原理如何应用于生活

如果漂浮治疗只能依托漂浮设备进行,那么这种疗法的使用将会受到场地与使用时间的限制;如果漂浮原理是死板的,那么附加于生活的,也必将是一些额外的负担。但是实际操作中,漂浮者的感觉还是轻松而美好的。那我们就看是否可以把漂浮的原理应用于生活。

漂浮的原理有 3 个:失重体验、环境限制刺激性疗法及双脑同频共振。如果单纯从字面意义来看,这 3 个原理对于日常生活中的我们都较难实现,它们几乎都需要我们借助一些特定的环境才能存在。

那是否就说明漂浮原理与生活工作格格不入?

答案是否定的。因为漂浮原理来源于生活,来源于生活中发现的一些特殊环境。借助科技的力量,科学家们把这些环境用物理的方法实现,以给人们带来更为美好的体验,从而实现一些大家可以得到的益处。

我们再来复述一下漂浮中可能有的益处:大多数人都有轻松、愉悦、舒服的感觉,身体会得到比较好的休息;有些人会有灵感产生,对一些生活工作上遇到的困难有豁然开朗的感觉;在漂浮结束后,这种感觉还会持续一定时间;这段时间,人的精力比漂浮前要好,头脑也较清晰,工作效率提高等。

这些益处,除了灵感方面,其他的一般在我们生活中也常常会出现,但出现时需要一些条件:比如看美好的风景、回想起过去甜蜜的时光会使人心情愉悦,休息好了工作效率会提高。哪些情形使漂浮中的人触发了这样的感觉呢?

漂浮过程中,漂浮者是这样的状态:身体很放松,心里较平静、较专注,在深度放松的情形下,呼吸会变得缓慢而绵长,并且有规律,这和我们深度睡眠时是一样的。可以有意识地看着我们头脑中的念头来来去去。还有一些其他的状态,不过这些都需要更深入的观察,或者依靠仪器才可以观测到。

也就是说,如果我们想把漂浮的感觉与益处带到生活中来,就需要和漂浮中的状态靠拢。

总之,漂浮过程中的状态与我们的关联在于:不被打扰、放松、专注、有规律地深呼吸、慢呼吸,不干扰头脑中来来去去的念头(也可以说是接纳、不去干扰自己的各种意识)。

也就是说不被打扰的情形下,放松、专注地深呼吸、不干扰自己的意识,可以使人有愉悦感,头脑清醒,且工作效率提高,并且有可能会产生灵感。是否有种似曾相识的感觉? 因为在我们的生命中,至少有两种情形与之类似:

第一种情形是婴儿。"腹式呼吸"又叫"婴儿式呼吸",这样的呼吸特点是深长、缓慢、有规律。当然,婴儿本身就带有放松、专注的特质。即使我们有时候对待婴儿的态度不是太好,下一刻他还是会对我们笑(全然地接纳)。

第二种情形是我们每天都要进行的睡眠。睡眠中,我们身体会很放松,呼吸也会变得深长而有规律。并且,对于潜意识中浮现的东西,也不干扰其运行;但是,如果在梦中遇到了什么难以接受的事情,就会有比较大的情绪波动或者身体反应,也可能醒来。

作为心理治疗从业人员,我们也知道,催眠技术的引导语也常常是从身体放松、有规律的深呼吸入手来引导被催眠者进入状态；另外，其他的治疗方法有借助芳香、音乐、绘画等使人放松，也有通过不干扰意识的运行来减压，通过引导呼吸来使人专注。

所以，把漂浮原理应用于生活，可以从这几个方面入手：放松、呼吸、不干扰意识。如果要把这几种方法用于日常生活，我们首先需要的就是有意识地观察自己在学习、工作、生活中的状态。只有能够认识到自己此时此刻的状态，才能更好地对症下药：

如果发现自己身体处于紧绷状态，那就把它放松下来；如果呼吸短而急促，那就尽量使呼吸变得更自然；也可以在平静的时候，练习深呼吸；如果容易走神，那就可以找个没有人打扰的地方，来看能否专注地完成一件事情，比如画画、写作等；也可以找一个专门的时间、安静的地方来试试深沉、缓慢、有规律的呼吸方式，或者在放松的状态下，试试能否只是看着自己的意识，却不干扰其变化发展；至于专注，我们专心学习、专心做事情都是专注的一种表现，只是看时间长短以及专心程度如何。

当把漂浮原理所带来的状态分解开，在生活中就随处可见了。我们可以把这些应用于生活，并指导生活的实践。但是关键之处还是在于能够随时关注自己的状态。

如果不好找着这种感觉，那就多漂浮。在漂浮中体验到这些感觉，就可以有意识地在生活中进行体会与使用。

二、个人成长自我观察图

为了更清晰地了解我们自己，我们可以以人体观察图的形式来描述自己每天的现状。

我们可以把自己觉察到的自身情况描述下来，就像写日记一样，随时标注到图中相应的位置，如：感觉到自己的肩膀发紧，就可以把自己当时的内心感觉和肩膀发紧记录在图中；今天和人生气，之后胸口有些闷；看电视时，吃了好多零食等都在相对应的位置标注出来。

发生场景、自己的情绪以及当时浮现的意识都可以记录下来。如果当时没有意识到，那就只把肩膀发紧标注出来，留待以后补充。观察到了肩膀发紧的情况，这已经很棒了——至少我们已经意识到了这个"症状"，就方便以后来操作解决了。

当我们在图中绘出了自己能够观察到的身体与心理症状，就能够做出相对的调整：如果肩膀发紧，就有意识地放松肩膀；如果生气的时候胸闷，那就仔细地体会整个过程，做个深呼吸或者来一场催眠上的"器官对话"；吃零食的时候我们也可以观察身体的反应情况等。

我们可以为自己或者帮助来访者做出这个图，并记录每次不同部位症状的变化，做出相应的调整。

三、个人成长的关键

成长贯穿每个人的一生,还是要提醒一下:

1. 个人成长的突破是量变到质变的过程 可以说个人成长是我们自身观念或者生活态度的某些转变,所以一个问题有时候可能需要很久才能解决,有时一瞬间就解决了。但不论如何,都是量变引起质变的过程。就像把水烧开一样:99℃和50℃看起来都没有烧开,但是99℃却是稍微加热就能蜕变,而50℃的水却需要加热许久。

所以说,平时的积累与坚持非常重要。

2. 成长有阵痛,需做好准备 对于阵痛,可以说是我们自身的阻抗,也可以说是一种破茧成蝶的契机。

因为从小到大成长的过程中,我们给自己设置了很多舒适区,这些是对我们自身的保护。但随着我们的长大,某些保护没有与时俱进,仍停留在以前的阶段。所以,我们需要看到并且打破这些"舒适区",做出相应的改变——这可能会使我们比较难以接受。

如果漂浮师足够自信,可以自己来掌控整个成长的过程;如果还没有准备好,而又跃跃欲试,不妨先找个自己信任,而又在这条路上走得比较远的人,暂时担当一下"监护人"的角色。

3. 尽量减少对他人的依赖性 尽量减少对他人的依赖,这样才能够更自信、自主。如果平时对他人依赖较多,那么突然之间放下对他人的依赖还是有些难度的,不过这一点很重要。尝试着慢慢离开他人的呵护,也是一件幸福的事情,因为成长是其他人代替不了的事情。

4. 相信自己 相信自己,听从自己内心的感觉,这并不是刚愎自用。成长是个人的事情,其中冷暖只有自知。我们需要通过内省来看到自己的需求。

5. "恐惧"是一把钥匙 "恐惧"是一把开启我们自身宝藏的钥匙,可以借之打破自身以往的局限,也可以看到我们更加真实的一面。所以,每一次的恐惧都是个人成长的机会,需要我们好好把握。

第六节 个人成长实例

因为漂浮者个体有差异,这使得每个人的漂浮体验不尽相同。除了我们前面提到的身心轻松、愉悦、效率提高等共性外,每个人的身体和内心在漂浮过程中的"表达方式"不尽相同。现在我们就以一些实际漂浮中的例子,结合本节的内容,来对个人成长做一些分析,以给大家启发。

实例1:
在了解过漂浮的禁忌事项后,某漂浮者进行第一次漂浮,漂浮过程中有恶心、呕吐等现象发生。但是对漂浮很有热忱,于是很想进行第二次漂浮。

分析:个人成长的基础是认识自己,看到自己的问题。没有禁忌事项,说明该漂浮者可以漂浮;在漂浮过程中表现出来的恶心、呕吐等症状即是问题所在。但是该漂浮者对漂浮很有信心,所以漂浮师的任务就是针对这些症状展开,在下一次漂浮前能对这些症状心理方面的因素做些调整,以保证下次漂浮的顺利进行。

处理的过程如下:漂浮师请该漂浮者保持放松,回想漂浮中恶心、呕吐的感觉,在漂浮者回到这种状态后,请对方观察这种感觉,却不做任何的干预,只是请漂浮者保持自然的呼吸。在很短的时间里,该症状即变弱。

实例 2:

漂浮者描述:平静地走进漂浮舱,在长达 55 分钟的时间里,仿佛时间大部分是静止的,在弯弯曲曲的管道里前行,看到一些画面,听到了模糊的话语声……

分析:就像在晚上睡眠中进入梦境一般,该漂浮者的体验比较丰富,而且很真实,这是进入了深度的漂浮状态。

我们的潜意识很奇妙。在很放松的情况下,潜意识会自我发展、自我构建,也许会使我们内心深处一个"不完整"的故事变得圆满,进而可以使我们与自己的这一部分达成和解。之所以说"不完整",是因为这是相对我们来说的,如果我们对过去的自己完全接受的话,这一段故事就是完整的;如果我们一直没有接受,甚至抗拒它的时候,这一段故事就是"不完整的"。但是我们又想与这个事情告别,于是在漂浮中,潜意识就自己来完成了这一部分内容的补充。

之所以能补充完整,是因为漂浮状态下,我们没有受到其他事情的干扰,很放松,于是我们就没有给自己制造"阻抗"。

实例 3:

漂浮者描述:今天漂浮后,感觉很困很困,回到家就睡着了,晚上睡了七八个小时,以前晚上睡不好。

分析:这个例子中漂浮者明显是缺乏睡眠。平时工作学习中,我们可以用意志来"暂时掌控"自己的身体,使它保持在一个看起来比较平衡的状态。然而,长时间的透支早已打破了自然状态下本该有的平衡,现在只是一种"亚健康"的状态。漂浮独特的环境使得漂浮者的身体与心理不再紧绷,并暂时放下了对身体与心理的控制,于是身体就表现出了它最原始的需求:睡眠。

实例 4:

漂浮者描述:我感觉置身于一个童话世界……舒适的小船……进入幽静的森林……

漂浮结束后,发自内心的喜悦使我整晚都很兴奋,没有睡意,熬到半夜才好不容易睡着。第二天精力充沛。

分析:有"发自内心的喜悦"——漂浮者的确很高兴,这很好。不过,漂浮者暂时还没有适应这种感觉,所以没有睡意。

实际上,有睡意很好,没有睡意也很好。在我们前面提到的对身体的认识中,一切以我们的客观观察为基础。所以,不论有没有睡意,都是我们身体与心理自己的选择,我们可以不用自己的主观意志参与进来进行评判,自然就好,当身体需要休息时,它自己就会表现出来。

漂浮可以帮助人们成长,漂浮师也在漂浮工作中不断成长。

（郭龙朝）

参 考 文 献

1. 廖阅鹏. 每天用一点神奇催眠术 [M]. 南京: 江苏文艺出版社, 2010.
2. 雷德·霍克. 自我观察 [M]. 孙霖, 译. 深圳: 深圳报业集团出版社, 2012.
3. 朱建军. 意象对话心理治疗 [M]. 合肥: 安徽人民出版社, 2009.
4. 王玉帅. 自然疗法大全 [M]. 北京: 中国华侨出版社, 2010.
5. 张日昇. 箱庭疗法 [M]. 北京: 人民教育出版社, 2006.

第十四章 漂浮疗法的伦理与法律

漂浮疗法是近年来从发达国家引进中国的心理治疗方法。这个疗法和以往多年在国内使用的心理咨询和心理治疗方法有很多的不同。因此,在学习和运用漂浮疗法的过程中,按照伦理和我国法律的要求规范使用是非常重要的问题。本章将从伦理和法律的角度,阐述漂浮疗法学习和应用中的要求,保证该疗法从开始使用就能遵从一个规范的标准。因为该疗法还处于探索阶段,没有现有的伦理和法律要求可以借鉴,在下面的内容中,试探性地讨论漂浮疗法的伦理和法律问题,仅供漂浮疗法的学习和使用者参考。

第一节 漂浮疗法的伦理要求

一、漂浮疗法伦理的相关定义

伦理是处理人与人、人与自然和社会关系的道理、规律和准则。专业伦理就是专业人员以专业角色与他人互动时的行为规范。漂浮疗法是由理化、心理与中医三方面综合起来所产生的效果。所以漂浮疗法除了要遵从理化、中医从业工作者的伦理之外,也要遵从心理咨询专业伦理的要求。也就是说漂浮疗法专业人员在专业助人的工作中,遵守国家的法律、法规,根据理化、心理咨询和中医的专业伦理守则、社会的规范、服务机构的规定、来访者的福祉,并结合漂浮疗法专业人员个人的哲学理念与价值观做出合理公正,道德抉择的系统性方式。其中的要素包括:漂浮疗法专业人员的人生观、价值系统,专业伦理守则、法律、法规、政策和制度。

二、漂浮疗法专业伦理的重要性

在专业领域,伦理守则就像是专业"圣经",对专业伦理的学习和实践,既是培训的必修课,也是实践的"标配"。

漂浮疗法专业伦理的重要性包括"四个提供":

1. **提供规范**　规范专业人员的能力,资格及行为。漂浮疗法专业人员通过何种途径成长和发展,让自己具备从业资格、行为是专业和适当的,并且能够不断精进,这些都要通过专业伦理的学习和实践。漂浮疗法职业的规范性得到保障,无论对行业本身还是从业者本人都具有导向性。

2. **提供指导**　提供专业人员从事实务工作时的参考。漂浮疗法专业人员在实务工作中面临的伦理情境是大量和复杂的,需要进行伦理问题的辨识和决策,以保证漂浮疗法工作的有效性。专业伦理就是漂浮疗法专业人员进行伦理问题辨识和决策的重要参考框架。

3. **提供保护**　首先是保护来访者的权益,其次是保护社会大众的权益,最后是保护漂浮疗法专业人员的权益。遵守专业伦理,会最大程度地防止专业关系的冲突和危机,其最大的受益者就是来访者。同时也会有益于保护社会大众应有的权利,以及漂浮疗法专业工作者本人在职业中应有的权益。

4. **提供信任**　来访者信任专业人员,社会大众信任漂浮疗法专业,漂浮疗法工作者专业服务的自主性得到尊重,行业的专业性得到认可。漂浮疗法专业人员助人机制最核心的部分是专业关系,专业关系中最核心的就是信任。信任来源于规范操作,来源于科学助人,来源于专业保证。可以说无伦理规范的助人工作是不可控的,无伦理规范的助人工作也是不可信的。

三、漂浮疗法专业伦理的主要原则

1. **善行**　漂浮疗法专业人员要以来访者的福祉为首要考虑。助人工作的目的是使来访者从中获益。漂浮疗法专业人员践行善行原则,一方面要保障来访者的权利,努力使其得到适当的服务;一方面要避免伤害。漂浮疗法专业人员在工作中要不断问自己一个问题:我这样做是为了谁?这样做真的会帮到来访者吗?例如,来访者来到了你的机构,你要评估这个来访者是否确实要用漂浮疗法,做完心理疏导是否还需要继续身体整理。在漂浮疗法的配套治疗中,要将来访者的利益放在最高的位置,不能在任何一个服务环节增加来访者受到伤害的可能性。

2. **责任**　漂浮疗法专业人员在工作中应保持其服务的专业水准,认清自己专业的、伦理的及法律的责任,维护专业信誉,并承担相应的社会责任。漂浮疗法专业人员要视不断探索、学习和成长为己任,对助人行为要从专业伦理和法律上负责。要大力宣传心理健康知识,参与心理宣教和社会公益活动。由于这个方法在我国尚处于发展初期,所以要求工作人员在职业中要关注专业学术进展,有计划地参加继续教育培训。所使用的方法、技术和理论,一定要选择专业和学术认可的,保持工作的科学性。要将宣传大众、普及常识、公益助人纳入自己的工作之中。

3. **诚信**　漂浮疗法专业人员在工作中应做到诚实、守信。在临床实践研究、发表教学工作及宣传推广中,保持真实性。要防止助人工作各个环节出现使用虚假信息、夸大疗效、隐瞒自己专业局限等行为。在经营与宣传中,更不能"炒作"自己和机构,使用欺骗性的信息和营销手段。

4. **公正** 漂浮疗法专业人员应公平、公正地对待自己的专业工作及来访者。采取谨慎的态度防止自己潜在的偏见、能力局限、技术的限制等所导致的不适当行为。每个人都有自己独特的价值观,每个专业人员都有自己的发展专长与不足,每个理论技术与方法都不是放之四海而皆准的真理。漂浮疗法专业人员首先要澄清自己的价值观,认清自己的专长与不足,了解理论技术和方法的使用限制。其次要在职业中将这些因素加以关注,助人工作中要防止这些因素对来访者造成负性影响。

5. **尊重** 漂浮疗法专业人员应尊重每位来访者,尊重个人的隐私权、保密性和自我决定的权利。专业人员在助人工作中不能眼中只有步骤和问题,要有"人"和"人性"。不能将自己置于拯救者、教育者等权威的高台之上。要为来访者的心灵世界保守秘密,无论在哪一步的操作,都不能代替来访者做决定,或强迫来访者按照专业人员的意图去做。

四、漂浮疗法专业伦理的主要议题

(一) 胜任能力

1. **胜任力概述** 胜任力指的是一个人的专业表现而非能力,胜任力是由任务本身的完成情况来评判的,能力是胜任的先决条件,但不等同于胜任力,胜任力是相对的,不是追求完美,而是具备足够的技能,且部分采用相对标准进行衡量。专业人员的胜任力主要包括三个组成部分:知识、技能和敬业。

(1)知识:具备相关知识意味着对于该专业的历史、理论和学术研究进行过系统的学习,并对自身知识的局限性有所了解。专业人员还需要接受继续教育。入职前的专业学历教育和入职后的继续教育构成专业知识的主要来源,这是一个持续的、终身的过程。从我国漂浮疗法职业发展的实际情况来看,入职前的系统学习机制尚没有建立,继续教育甚至没有或者不完善,这是漂浮疗法专业人员职业胜任力可持续发展急需解决的问题。

(2)技能:要完善漂浮疗法的培训体系,不仅要在培训中进行练习,而且还要成功应用于实践中。专业人员需要具备促进理化、心理、中医三方面效果的技能。每个技能都有其特殊要求,都要分别进行系统学习和实践。还要具有建立治疗联盟的能力、有效沟通的能力和对来访者问题症结的敏感把握能力。

将知识真正应用于来访者是更高的要求。专业人员学习相关知识,并不是终点,而是要有效地应用。因此漂浮疗法专业人员入职前要通过见习、实习和接受督导等方式,实现知识向能力的转化。从我国漂浮疗法专业发展实际情况看,目前实习机构少,成熟的漂浮疗法专业人员人数也不多,为培养新入职人员带来了很多困难。对此,我们要认清现状,稳步扎实地推进,逐步建立和完善相应的培训、实习、督导通道,帮助更多热爱此项工作的新人成长。

(3)敬业:将来访者的需求视为首位,倾尽全力地帮助来访者,并在发现自己难以胜任时,适当将来访者转介。

2. 漂浮疗法专业人员在实务中的注意事项

(1)漂浮疗法专业人员应在自己专业能力范围内开展助人工作。这种能力范围的确定,要根据自己所接受的教育、培训、督导的经历和工作经验。超出自己助人能力,不仅可能伤害来访者,而且可能伤害到自己。

(2)漂浮疗法专业人员应注意规范执业。要遵照职业场所、机构、行业的制度来开展助人工作。漂浮疗法和一般的心理咨询有很大区别,场所和客观条件要求更高。这就要求专业人员在创设漂浮疗法的环境上,花费更多的精力,达到漂浮疗法的标准化要求。

(3)漂浮疗法专业人员应高度重视继续教育。要了解国际在专业工作领域内的新知识及新进展。多进行国际交流,国内建立同行的交流渠道,在缺乏专业督导时应尽量寻求同行的专业帮助。

(4)漂浮疗法专业人员应关注自我保健。注意防止因自己的生理和心理问题对来访者造成伤害的可能性。必要时要限制、中断和终止漂浮疗法的服务。

(5)漂浮疗法专业人员要诚实地开展职业营销活动。在介绍和宣传自己或机构时,应实事求是地说明工作人员的有关专业资历、学历、学位、专业资格证书、专业工作等情况。不得贬低其他疗法的人员,不得以虚假误导欺骗的方式宣传自己或所在机构和部门。

(6)漂浮疗法专业人员应承担必要的社会责任。鼓励专业人员为社会提供自己部分的专业工作时间做低经济回报、公益性质的专业服务。

(二)保密责任

1. 保密责任概述　漂浮疗法专业人员的保密问题,可以从以下几方面考虑:

(1)在建立漂浮疗法的服务关系后,第一,对专业关系中的全部内容都应当保密,以此来捍卫来访者的隐私权。第二,对保密需要说明和确认,不能因来访者的信任和忽略而省略保密这一工作步骤。第三,专业人员违反保密规定,可能要付出名誉、工作或执照的代价,甚至是法律诉讼。第四,专业关系中的保密范围不仅涉及谈话内容,还包括两人的所有接触记录及来访者的身份,甚至来访者的姓名。漂浮疗法因为在漂浮的过程中有机会看到来访者的身体,因此对来访者的身体缺陷等也要保密。第五,专业关系的保密在时间上还应延伸到来访者去世之后。

(2)专业工作中与其他重要人员的交流也负有保密责任。首先与同行沟通中应注意保密,比如在进行个案讨论的过程中,可能需要透露出某些个案信息。漂浮疗法专业人员应尽可能保护来访者的身份信息不暴露。如果是团队的形式进行工作,并且定期对所有个案进行讨论,可能需要用来访者的姓名作为代号,在这种情况下,来访者有权知道团队讨论的存在并同意这种安排。专业人员的闲聊,首先要考虑的是来访者的尊严和利益。如果专业人员有助手,且需要助手掌握来访者的信息,专业人员本人应对被雇佣人的泄密负责。其次,与其他重要人员沟通中也要注意保密。专业人员的重要他人,包括其家庭成员(主要是配偶)及朋友。

2. 保密例外　以下情况,保密可例外:

(1)法庭要求专业人员提供保密信息。

(2)针对专业人员的伦理诉讼或法律诉讼。

(3)基于成文法对保密问题的限制,如报告儿童和老年人虐待。

(4)可能对自身或他人造成即刻伤害或死亡威胁的危险来访者。

(5)在未来有犯罪行为倾向的来访者(在某些国家或地区)。

(6)患有危及生命的传染性疾病的来访者。如 HIV 感染来访者,并且来访者的行为会导致他人面临即刻的感染风险。

3. 漂浮疗法专业人员在实务中的注意事项

(1)履行告知义务并签订服务协议。漂浮疗法专业人员在专业工作中有责任向来访者说明工作的保密原则,以及这一原则应用的限度。在专业服务开始时,应告知保密原则及保密的例外情况,并签署知情同意书。

(2)依规保存相关材料和信息。专业人员对专业工作的有关信息(如个案记录、测验资料、信件、录音录像和其他资料),应按照法律、法规和专业伦理规范,在严格保密的前提下创建、保存、使用、传递和处理。专业人员可告知来访者个案记录的保存方式,相关人员(例如同事、督导、个案管理者、信息技术员)有无权限接触到这些记录等信息。

(3)妥善使用相关资料。专业人员因专业工作需要,在案例讨论或教学、科研、写作等工作中使用案例时,应隐去可能会辨认出来访者身份的相关信息。在教学、培训、科普宣传中,应避免使用完整案例。如果其中有可被辨识出身份的个人信息(如姓名、家庭背景、特殊易识别的成长或者创伤经历、体貌特征等),需考虑保护当事人的隐私。

(4)做好团队中的保密工作。如果对来访者的服务是由团队提供的,应在团队里确定保密原则。只有在确保来访者隐私得到保护的前提下,才能讨论其相关信息。

(三)知情同意

有效的知情同意,对漂浮疗法的进展有好处,它能够鼓励来访者循序渐进投入其中。

1. 知情同意概述　知情同意在遵守伦理中很重要。第一,来访者购买了专业服务,但大多数人并没有其他途径了解漂浮疗法的相关信息,因此专业人员有责任提供这些信息。这种需要由于人们对漂浮疗法存在的种种不确定的臆测而显得更为强烈。第二,漂浮疗法可以对来访者的身体、心理情感和社会功能产生好的影响,但产生积极结果的同时来访者也可能伴有消极体验,他们有权利了解和提前知道这些事情会发生。第三,知情同意要向来访者表明,专业人员将来访者作为一个人,而不是一个问题或一个诊断。第四,知情同意有助于建立合作的模式,专业人员用专长帮助来访者达到他们的目标;反之,来访者利用他们对自身的理解和个人所处环境,帮助专业人员找到有用的干预方法,并且告诉专业人员他们的进步。

2. 知情同意的核心内容

(1)告知来访者相关信息,来访者需要以此作出理智的判断来决定是否运用漂浮疗法。

(2)自愿同意,即来访者决定参与某个程序的活动,并非出于强迫或受到压力。

3. 知情同意的有关要素

(1)漂浮疗法的流程。可以达到的目标、药物成分、技术程序、局限性风险以及该方法的益处。

(2)诊断测评、撰写报告等方式。

(3)账单和费用。

(4)保密权利与限制。

(5)督导或其他专家的介入。

(6)专业人员能力的认证和受培训的情况。

(7)来访者对记录的使用权利。

(8)来访者选择专业人员和积极主动参与干预计划的权利。

(9)来访者拒绝该方法的权利及拒绝的影响。预计所需的次数也需要告诉来访者。

4. 知情同意的方法 获得知情同意有两种常用基本方法,口头讨论和书面材料。建议最好使用书面方式。把相关事项清楚地写在纸面上,便于来访者查阅,并利于共同遵守知情同意的内容。

5. 漂浮疗法专业人员在实务中的注意事项

(1)知情同意是一个过程而不是一个事件。知情同意必须在第一次接触时大体完成,此过程直到漂浮疗法结束才能结束。专业人员要把知情同意过程当成是对来访者尊严的尊重,以及来访者与专业人员积极合作的邀请。

(2)专业人员有告知责任。在助人工作开始前和过程中,应确保来访者(或监护人)了解双方的权利、责任,明确介绍收费的设置,告知来访者享有的保密权力、保密例外的情况以及保密的界限。以上告知应有相关记录。

(3)专业人员的告知,应确保来访者(监护人)同意,并有书面记录。

(4)专业人员只有在得到来访者书面同意的情况下,才能对漂浮治疗过程进行录音、录像或教学演示。

(四) 多重关系

1. **多重关系概述** 多重关系是心理咨询伦理中的重要议题。《中国心理学会临床与咨询心理学工作伦理守则(第二版)》是这样定义多重关系的：多重关系指心理咨询师与寻求专业服务者之间，除心理咨询或治疗关系之外，还存在或发展出其他具有利益和情感连接等特点的人际关系状况。如果除专业关系以外，存在一种社会关系，称为双重关系；如果除咨询关系以外存在两种或两种以上的社会关系，称为多重关系。漂浮疗法除了心理咨询外，还存在着之前的理化和之后的整理两部分工作，所以在多重关系讨论中更具有复杂性。这就需要漂浮疗法专业人员更要谨慎操作，不要掉进多重关系的"漩涡"之中。

处理好多重关系非常必要：第一，将专业工作生活与私人生活分离，提高专业人员保持客观的可能性。使来访者更信任专业工作者，从而开放自己。第二，保持界限为漂浮疗法的基本原则，为来访者提供安全，为促进专业工作的有效开展提供必要的情感距离。

心理咨询的多重关系在存在形式上既可能是与专业关系同时发生的，也可能是相继发生的。同时发生的例子有：两人既是咨询师和来访者的关系，又是朋友关系；两人既是督导与被督导的关系，同时又存在咨询关系。相继发生的例子有：先是咨询关系继而成为商业伙伴；先是师生关系后是咨询关系。漂浮疗法的多重关系既存在着上述两种状态，可能还会有在一次咨询中，除了心理咨询这个环节，还要销售理化和中医两个部分。漂浮疗法专业人员可能在一次专业工作中，同时承担着销售和咨询两个角色，这也是多重关系的另一种形式。如果出现了不可避免的多重关系，要保持专业人员的客观性，要以来访者的福祉为底线。

2. **漂浮疗法专业人员在实务中的注意事项**

(1)专业人员应公正对待来访者。不得因来访者的年龄、性别、种族、性取向、宗教信仰、政治态度、文化、身体状况、社会经济状况等任何方面的因素而歧视对方。更不能以是否购买了漂浮疗法全套服务而影响对来访者的态度。

(2)专业人员应充分尊重和维护来访者的权利，促进其福祉。专业人员应避免伤害来访者，如果伤害可预见或可避免，专业人员应在对方知情同意的前提下，尽可能避免或将伤害降到最低。若伤害无法预见或不可避免，专业人员应尽力使伤害降到最低，或在事后设法补救。

(3)专业人员应恰当收取专业服务费用。在进入专业工作关系之前，要对来访者清楚地介绍和解释其服务收费情况。不得以收受实物、获得劳务服务或其他方式作为其专业服务的回报，以防止冲突、剥削、破坏专业关系等潜在的风险。

(4)专业人员需尊重来访者的文化多元性。专业人员应充分觉察自己的价值观，了解自己的价值观对来访者可能的影响并尊重来访者的价值观，避免将自己的价值观强加给来访者，不替对方做重要决定。

(5)专业人员应清楚地认识自身所处位置对来访者的潜在影响,不得利用对方对自己的信任或依赖剥削对方,为自己或第三方谋取利益。

(6)专业人员要尽可能避免与来访者发生多重关系。在多重关系不可避免时,应采取专业措施预防可能带来的影响。例如签署正式的知情同意书、告知多重关系可能的风险、寻求专业督导、做好相关记录,以确保多重关系不会影响自己的专业判断,并且不会对来访者造成危害。

(7)专业人员不得与当前来访者或其家庭成员发生任何形式的性或亲密关系,包括当面和通过电子媒介进行的性或亲密的沟通与交往。专业人员也不得给与自己有过性或亲密关系的人做心理咨询或心理治疗,一旦关系超越了专业界限(例如开始发展性和亲密关系),应立即采取适当措施(例如寻求督导或同行建议),并终止专业关系。专业人员在与某位来访者结束心理咨询关系后,至少三年内不得与该来访者或其家庭成员发生任何形式的性或亲密关系,包括当面和通过电子媒介进行的信或亲密的沟通与交往。在三年后如果发生此类关系,要仔细考察该关系的性质,确保此关系不存在任何剥削、控制和利用的可能性,同时要有明确可备查证的书面记录。

五、专业伦理知识与能力的提高

1. 以下是咨询师在专业伦理成长方面容易出现的问题和影响,可以供我们借鉴。

(1)重技术轻伦理:错误的坚持"技术优先"的倾向,忽视伦理知识的学习、能力的培养和经验的积累,容易导致在助人工作的专业性上"先天不足"。

(2)急于投入助人实践:在缺乏专业学习和专业指导的情况下,就急于独立开展助人工作,用"热心肠"取代专业训练,容易导致专业发展上永远处于"业余爱好者"水平。

(3)急于"扬名立万":忽视专业伦理在形成良好职业声誉方面的重要作用。过于依靠商业炒作和过度营销等方式来"一夜成名"或"一夜暴富"。造成"欲速则不达"的状况。

(4)忽视专业成长的支持系统建设:执业过程中不重视依靠专业组织、成长团队、学术平台和继续教育资源,造成"成了就不长了"的局面,使专业成长失去可持续性。

(5)缺乏对科学精神的坚守:学习和执业过程中,热衷于助人工作的"神秘化、戏剧化、权威化",使用未经学术研究认可或超出专业领域的所谓"奇活、绝活",使助人工作面临极大的伦理和法律风险。

(6)缺少保密意识和咨询关系意识:在执业过程中对于签订服务协议、避免多重关系、合理收费、职业营销等基础性环节随意工作和轻率处理。容易污染自己的职业环境和破坏整个行业的专业形象。

2. 以下是咨询师专业成长的有效途径,可以借鉴以探索今后漂浮疗法专业人员成长的途径。

(1)参加专业组织,接受其指导和专业服务。参加专业组织(协会、学会)是国际公认的专业人员成长的必选项。通过参加专业组织,咨询师可得到专业指导服务、专业信息服务、伦理鉴定服务、业务拓展支持服务,可以与同行进行学术讨论和交流。

(2)见习、实习和接受专业督导。见习、实习是入职前和入职初期专业人员成长的"孵化器",在这个过程中,专业人员的知识和能力可以有效地转化为实践能力。接受督导是保证专业人员实践能力可持续发展的重要动力。

1)建议咨询师在尚未入职并接受系统培训或学历教育期间,到咨询机构见习。主要内容是:观摩机构日常工作、观摩来访者接待流程、观摩咨询场所设置、参加业务研究和讨论。见习结束后写出见习报告。

2)咨询师尚未入职并接受系统培训或学历教育期间到咨询机构进行非脱产实习。主要内容是:在专职咨询师指导下开展来访者接待和前期谈话工作、观摩专职咨询师工作、参与机构日常行政工作、参加个案研讨会及业务交流活动、接受机构指派的专职咨询师督导。实习工作结束后,完成实习报告,由机构对实习工作进行评估并出具实习情况证明。

3)建议咨询师在入职后至独立执业前,到咨询机构进行脱产实习。主要内容是:以实习咨询师身份独立开展个体咨询和团体咨询、完成机构主要日常行政工作、参加个案研究和预防推广工作、接受督导。实习工作结束后,完成实习报告,由机构对实习工作进行评估,并出具实习情况证明。

4)建议咨询师独立执业后每年接受督导。督导内容主要有:实务技能、概念化和个人成长。根据实际情况可采取一对一督导、同行督导、小组督导等形式。

(3)入职前、后实践。实践是提高咨询能力的核心环节。咨询师要秉承科学、专业、关注的理念投入咨询工作,不断积累咨询经验。

(4)参加学习和培训(专业培训、学历教育、继续教育)。咨询师要有"补课"意识,通过学习和参加培训,补足因各种原因导致的学习内容欠缺或知识结构欠缺。咨询师还要有发展意识,通过学习和参加培训不断在专业领域发展自己的能力。这种学习和培训主要有三种形式:系统的专业培训、心理学本科及以上层次的学历教育、以发展为目标的继续教育。

(5)参加专业研讨和学术活动。咨询师要积极参加专业研讨和学术交流活动,总结和整合自己的咨询理论及实践经验,不断提升自己的专业素养。

(6)利用专业资源。咨询师要充分利用互联网、专业资料和数据库,专业出版物、专业督导等资源,跟踪和汲取专业领域中的学术研究成果。

以上各部分内容更多借鉴了心理咨询师伦理的要求,希望漂浮疗法在长期实践中,探索和发展出更加适合漂浮疗法的伦理要求和伦理规范。

第二节　漂浮疗法的法律要求

一、概述

第一节我们重点论述了漂浮疗法的伦理要求。这一节我们来讨论漂浮疗法的法律要求。伦理与法律的区别在于：法律只涉及"能做"或"不能做"，规定了行为的基线水平。伦理标准涉及的行为比法律要广，它的制定一定程度上是为了鼓励从业者尽其所能，做到最好。我们再看一下伦理与法律的联系。一般来说，针对专业人员的法律和伦理内容大致相同（当然也有一些冲突）。按照伦理行事是专业人员免于法律问题的最好保护措施。同时，专业人员应掌握与本专业关系密切的重要法律法规，漂浮疗法专业人员应该了解的与专业相关的主要法律推荐如下：《中华人民共和国宪法》《中华人民共和国精神卫生法》《中华人民共和国反家庭暴力法》《中华人民共和国未成年人保护法》《中华人民共和国妇女权益保障法》《中华人民共和国消费者权益保护法》（简称消费者权益保护法）《中华人民共和国刑法》（简称刑法）《中华人民共和国民法典》。

二、行动纲领中要遵循的相关法律

与漂浮疗法专业人员行动纲领相关的法律主要涉及《中华人民共和国宪法》（简称宪法）和《中华人民共和国精神卫生法》（简称精神卫生法）。

1. 宪法是国家的根本大法。通常规定一个国家的社会制度和国家制度的基本原则、国家机关的组织和活动的基本原则，公民的基本权利和义务等重要内容，有的还规定国旗、国歌、国徽和首都以及统治阶级认为重要的其他制度，涉及到国家生活的各个方面。宪法具有最高法律效力，是制定其他法律的依据，一切法律、法规都不得同宪法相抵触。

2. 精神卫生法是为了发展精神卫生事业，规范精神卫生服务，维护精神障碍患者的合法权益而制定的，于 2013 年 5 月 1 日开始实施。漂浮疗法本身也属于心理服务的范畴，所以也要遵守精神卫生法的相关要求。

法律要求在中华人民共和国境内开展维护和增进公民心理健康、预防和治疗精神障碍、促进精神障碍患者康复的活动，适用本法。本法规定了精神卫生工作实行预防为主的方针，坚持预防、治疗和康复相结合的原则。

本法第十一条规定国家鼓励和支持开展精神卫生专门人才的培养，维护精神卫生工作人员的合法权益，加强精神卫生专业队伍建设。国家鼓励和支持开展精神卫生科学技术研究，发展现代医学、我国传统医学、心理学，提高精神障碍预防、诊断、治疗、康复的科学技术水平。为漂浮疗法的引入和发展提供了法律依据。

本法第十三条规定各级人民政府和县级以上人民政府有关部门应当采取措

施,加强心理健康促进和精神障碍预防工作,提高公众心理健康水平;第十五条规定用人单位应当创造有益于职工身心健康的工作环境,关注职工的心理健康;对处于职业发展特定时期或者在特殊岗位工作的职工,应当有针对性地开展心理健康教育;第十六条规定各级各类学校应当对学生进行精神卫生知识教育;配备或者聘请心理健康教育教师、辅导人员,并可以设立心理健康辅导室,对学生进行心理健康教育。学前教育机构应当对幼儿开展符合其特点的心理健康教育;第十七条规定医务人员开展疾病诊疗服务,应当按照诊断标准和治疗规范的要求,对就诊者进行心理健康指导;发现就诊者可能患有精神障碍的,应当建议其到符合本法规定的医疗机构就诊;第十八条规定监狱、看守所、拘留所、强制隔离戒毒所等场所,应当对服刑人员,被依法拘留、逮捕、强制隔离戒毒的人员等,开展精神卫生知识宣传,关注其心理健康状况,必要时提供心理咨询和心理辅导;第十九条规定县级以上地方人民政府人力资源社会保障、教育、卫生、司法行政、公安等部门应当在各自职责范围内分别对本法第十五条至第十八条规定的单位履行精神障碍预防义务的情况进行督促和指导;第二十条规定村民委员会、居民委员会应当协助所在地人民政府及其有关部门开展社区心理健康指导、精神卫生知识宣传教育活动,创建有益于居民身心健康的社区环境。乡镇卫生院或者社区卫生服务机构应当为村民委员会、居民委员会开展社区心理健康指导、精神卫生知识宣传教育活动提供技术指导;第二十一条规定家庭成员之间应当相互关爱,创造良好、和睦的家庭环境,提高精神障碍预防意识;发现家庭成员可能患有精神障碍的,应当帮助其及时就诊,照顾其生活,做好看护管理。以上这些都为漂浮疗法提供了很好的服务平台,漂浮疗法专业人员可以有的放矢地对接这些组织和单位,搞好应有的服务。

在职业规范方面本法第二十三条规定心理咨询人员应当提高业务素质,遵守执业规范,为社会公众提供专业化的心理咨询服务。心理咨询人员不得从事心理治疗或者精神障碍的诊断、治疗。心理咨询人员发现接受咨询的人员可能患有精神障碍的,应当建议其到符合本法规定的医疗机构就诊。心理咨询人员应当尊重接受咨询人员的隐私,并为其保守秘密。第五十一条规定心理治疗活动应当在医疗机构内开展。专门从事心理治疗的人员不得从事精神障碍的诊断,不得为精神障碍患者开具处方或者提供外科治疗。心理治疗的技术规范由国务院卫生行政部门制定。这些都需要漂浮疗法专业人员借鉴和遵守。

本法还有相关的处罚条款,比如:第七十六条规定有下列情形之一的,由县级以上人民政府卫生行政部门、工商行政管理部门依据各自职责责令改正,给予警告,并处五千元以上一万元以下罚款,有违法所得的,没收违法所得;造成严重后果的,责令暂停六个月以上一年以下执业活动,直至吊销执业证书或者营业执照;(一)心理咨询人员从事心理治疗或者精神障碍的诊断、治疗的;(二)从事心理治疗的人员在医疗机构以外开展心理治疗活动的;(三)专门从事心理治疗的人员从事精神障碍的诊断的;(四)专门从事心理治疗的人员为精神障碍患者开具处方或者提供外科治疗的。心理咨询人员、专门从事心理治疗的人员在心理咨询、心理治疗活动中造成他人人身、财产或者其他损害的,依法承担民事责任。第八十一条规定违反本法规定,构成犯罪的,依法追究刑事责任。

三、调解关系中要遵守的法律

1. 漂浮疗法专业人员和来访者之间构成的法律关系是民事关系,因此专业人员在和来访者的关系上必须遵守《中华人民共和国民法典》(简称民法典)。民法典总则第一条规定为了保护民事主体的合法权益,调整民事关系,维护社会和经济秩序,适应中国特色社会主义发展要求,弘扬社会主义核心价值观,根据宪法,制定本法。

2. 民法典总则第二条规定了民法调整平等主体的自然人、法人和非法人组织之间的人身关系和财产关系。漂浮疗法专业人员要了解,专业人员、来访者和漂浮疗法机构都是平等的民事主体,财产关系和人身关系,是在这个框架下构建起来的。因此第四条规定了民事主体在民事活动中的法律地位一律平等。

3. 漂浮疗法专业人员在提供服务的时候,要遵循总则第三条民事主体的人身权利、财产权利以及其他合法权益受法律保护,任何组织或者个人不得侵犯。第五条至第七条民事主体从事民事活动,应当遵循自愿原则,按照自己的意思设立、变更、终止民事法律关系;应当遵循公平原则,合理确定各方的权利和义务;应当遵循诚信原则,秉持诚实,恪守承诺。第八条民事主体从事民事活动,不得违反法律,不得违背公序良俗。

4. 如果在漂浮疗法过程中形成民事法律行为,要遵循总则第一百三十六条民事法律行为自成立时生效,但是法律另有规定或者当事人另有约定的除外。行为人非依法律规定或者未经对方同意,不得擅自变更或者解除民事法律行为。第一百四十三条具备下列条件的民事法律行为有效:(一)行为人具有相应的民事行为能力;(二)意思表示真实;(三)不违反法律、行政法规的强制性规定,不违背公序良俗。第一百五十三条民事法律行为可以采用书面形式、口头形式或者其他形式;法律、行政法规规定或者当事人约定采用特定形式的,应当采用特定形式。第一百五十八条民事法律行为可以附条件,但是根据其性质不得附条件的除外。附生效条件的民事法律行为,自条件成就时生效。

四、服务合同中要遵循的法律

1. 漂浮疗法专业人员和来访者制定合同,从原则上可以遵循民法典第三编合同中的条款:第四百六十四条　合同是民事主体之间设立、变更、终止民事法律关系的协议。婚姻、收养、监护等有关身份关系的协议,适用有关该身份关系的法律规定;没有规定的,可以根据其性质参照适用本编规定。第四百六十五条　依法成立的合同,受法律保护。依法成立的合同,仅对当事人具有法律约束力,但是法律另有规定的除外。第四百六十九条　当事人订立合同,可以采用书面形式、口头形式或者其他形式。书面形式是合同书、信件、电报、电传、传真等可以有形地表现所载内容的形式。以电子数据交换、电子邮件等方式能够有形地表现所载内容,并可以随时调取查用的数据电文,视为书面形式。

2. 漂浮疗法订立服务合同的内容可以参考以下条款。第四百七十条　合同的内容由当事人约定,一般包括下列条款:(一) 当事人的姓名或者名称和住所;(二) 标的;(三) 数量;(四) 质量;(五) 价款或者报酬;(六) 履行期限、地点和方式;(七) 违约责任;(八) 解决争议的方法。当事人可以参照各类合同的示范文本订立合同。第四百七十一条　当事人订立合同,可以采取要约、承诺方式或者其他方式。第四百七十二条　要约是希望与他人订立合同的意思表示,该意思表示应当符合下列条件:(一)内容具体确定;(二)表明经受要约人承诺,要约人即受该意思表示约束。

3. 漂浮疗法合同的实施可以参考第五百零九条　当事人应当按照约定全面履行自己的义务。当事人应当遵循诚信原则,根据合同的性质、目的和交易习惯履行通知、协助、保密等义务。当事人在履行合同过程中,应当避免浪费资源、污染环境和破坏生态。

五、推介服务中要遵循的法律

1. 漂浮疗法专业人员为来访者提供的是服务,因此双方的行为受消费者权益保护法约束。第一条　为保护消费者的合法权益,维护社会经济秩序,促进社会主义市场经济健康发展,制定本法。第二条　消费者为生活消费需要购买、使用商品或者接受服务,其权益受本法保护;本法未作规定的,受其他有关法律、法规保护。第三条　经营者为消费者提供其生产、销售的商品或者提供服务,应当遵守本法;本法未作出规定的,应当遵守其他有关法律、法规。第五条　国家保护消费者的合法权益不受侵害。国家采取措施,保障消费者依法行使权利,维护消费者的合法权益。第六条　保护消费者的合法权益是全社会的共同责任。

2. 漂浮疗法专业人员如何促进来访者接受和应用漂浮疗法,要遵循以下条款。第四条　经营者与消费者进行交易,应当遵循自愿、平等、公平、诚实信用的原则。第七条　消费者在购买、使用商品和接受服务时享有人身、财产安全不受损害的权利。消费者有权要求经营者提供的商品和服务,符合保障人身、财产安全的要求。

3. 漂浮疗法专业人员在向来访者推荐漂浮疗法的时候,要遵循以下条款。第八条　消费者享有知悉其购买、使用的商品或者接受的服务的真实情况的权利。消费者有权根据商品或者服务的不同情况,要求经营者提供商品的价格、产地、生产者、用途、性能、规格、等级、主要成份、生产日期、有效期限、检验合格证明、使用方法说明书、售后服务,或者服务的内容、规格、费用等有关情况。第九条　消费者享有自主选择商品或者服务的权利。消费者有权自主选择提供商品或者服务的经营者,自主选择商品品种或者服务方式,自主决定购买或者不购买任何一种商品、接受或者不接受任何一项服务。消费者在自主选择商品或者服务时,有权进行比较、鉴别和挑选。第十条 消费者享有公平交易的权利。消费者在购买商品或者接受服务时,有权获得质量保障、价格合理、计量正确等公平交易条件,有权拒绝经营者的强制交易行为。

4. 漂浮疗法专业人员在为来访者提供服务中,来访者可以依法保护自己不受侵害。专业人员要了解以下条款:第十一条 消费者因购买、使用商品或者接受服务受到人身、财产损害的,享有依法获得赔偿的权利。第十三条 消费者享有获得有关消费和消费者权益保护方面的知识的权利。消费者应当努力掌握所需商品或者服务的知识和使用技能,正确使用商品,提高自我保护意识。第十四条 消费者在购买、使用商品和接受服务时,享有其人格尊严、民族风俗习惯得到尊重的权利。第十五条 消费者享有对商品和服务以及保护消费者权益工作进行监督的权利。消费者有权检举、控告侵害消费者权益的行为和国家机关及其工作人员在保护消费者权益工作中的违法失职行为,有权对保护消费者权益工作提出批评、建议。

5. 漂浮疗法专业人员为来访者提供服务保障质量,要了解以下条款。第十六条 经营者向消费者提供商品或者服务,应当依照本法和其他有关法律、法规的规定履行义务。第十七条 经营者应当听取消费者对其提供的商品或者服务的意见,接受消费者的监督。第十八条 经营者应当保证其提供的商品或者服务符合保障人身、财产安全的要求。对可能危及人身、财产安全的商品和服务,应当向消费者作出真实的说明和明确的警示,并说明和标明正确使用商品或者接受服务的方法以及防止危害发生的方法。第十九条 经营者发现其提供的商品或者服务存在缺陷,有危及人身、财产安全危险的,应当立即向有关行政部门报告和告知消费者,并采取停止销售、警示、召回、无害化处理、销毁、停止生产或者服务等措施。采取召回措施的,经营者应当承担消费者因商品被召回支出的必要费用。第二十条 经营者向消费者提供有关商品或者服务的质量、性能、用途、有效期限等信息,应当真实、全面,不得作虚假或者引人误解的宣传。经营者对消费者就其提供的商品或者服务的质量和使用方法等问题提出的询问,应当作出真实、明确的答复。第二十二条 经营者提供商品或者服务,应当按照国家有关规定或者商业惯例向消费者出具发票等购货凭证或者服务单据;消费者索要发票等购货凭证或者服务单据的,经营者必须出具。第二十三条 经营者应当保证在正常使用商品或者接受服务的情况下其提供的商品或者服务应当具有的质量、性能、用途和有效期限;但消费者在购买该商品或者接受该服务前已经知道其存在瑕疵,且存在该瑕疵不违反法律强制性规定的除外。经营者以广告、产品说明、实物样品或者其他方式表明商品或者服务的质量状况的,应当保证其提供的商品或者服务的实际质量与表明的质量状况相符。

6. 漂浮疗法专业人员和机构如果给来访者造成侵权行为的处置,可参考以下条款。第三十四条　有关国家机关应当依照法律、法规的规定,惩处经营者在提供商品和服务中侵害消费者合法权益的违法犯罪行为。第三十五条　人民法院应当采取措施,方便消费者提起诉讼。对符合《中华人民共和国民事诉讼法》起诉条件的消费者权益争议,必须受理,及时审理。第三十九条　消费者和经营者发生消费者权益争议的,可以通过下列途径解决:(一)与经营者协商和解;(二)请求消费者协会或者依法成立的其他调解组织调解;(三)向有关行政部门投诉;(四)根据与经营者达成的仲裁协议提请仲裁机构仲裁;(五)向人民法院提起诉讼。第四十二条　使用他人营业执照的违法经营者提供商品或者服务,损害消费者合法权益的,消费者可以向其要求赔偿,也可以向营业执照的持有人要求赔偿。第四十八条　经营者提供商品或者服务有下列情形之一的,除本法另有规定外,应当依照其他有关法律、法规的规定,承担民事责任:(一)商品或者服务存在缺陷的;(二)不具备商品应当具备的使用性能而出售时未作说明的;(三)不符合在商品或者其包装上注明采用的商品标准的;(四)不符合商品说明、实物样品等方式表明的质量状况的;(五)生产国家明令淘汰的商品或者销售失效、变质的商品的;(六)销售的商品数量不足的;(七)服务的内容和费用违反约定的;(八)对消费者提出的修理、重作、更换、退货、补足商品数量、退还货款和服务费用或者赔偿损失的要求,故意拖延或者无理拒绝的;(九)法律、法规规定的其他损害消费者权益的情形。第四十九条　经营者提供商品或者服务,造成消费者或者其他受害人人身伤害的,应当赔偿医疗费、护理费、交通费等为治疗和康复支出的合理费用,以及因误工减少的收入。造成残疾的,还应当赔偿残疾生活辅助具费和残疾赔偿金。造成死亡的,还应当赔偿丧葬费和死亡赔偿金。第五十二条　经营者提供商品或者服务,造成消费者财产损害的,应当依照法律规定或者当事人约定承担修理、重作、更换、退货、补足商品数量、退还货款和服务费用或者赔偿损失等民事责任。第五十三条　经营者以预收款方式提供商品或者服务的,应当按照约定提供。未按照约定提供的,应当按照消费者的要求履行约定或者退回预付款;并应当承担预付款的利息、消费者必须支付的合理费用。第五十五条　经营者提供商品或者服务有欺诈行为的,应当按照消费者的要求增加赔偿其受到的损失,增加赔偿的金额为消费者购买商品的价款或者接受服务的费用的三倍;增加赔偿的金额不足五百元的,为五百元。法律另有规定的,依照其规定。第五十六条　经营者有下列情形之一,除承担相应的民事责任外,其他有关法律、法规对处罚机关和处罚方式有规定的,依照法律、法规的规定执行;法律、法规未作规定的,由工商行政管理部门或者其他有关行政部门责令改正,可以根据情节单处或者并处警告、没收违法所得、处以违法所得一倍以上十倍以下的罚款,没有违法所得的,处以五十万元以下的罚款;情节严重的,责令停业整顿、吊销营业执照:(一)提供的商品或者服务不符合保障人身、财产安全要求的;(二)在商品中掺杂、掺假,以假充真,以次充好,或者以不合格商品冒充合格商品的;(三)生产国家明令淘汰的商品或者销售失效、变质的商品的;(四)伪造商品的产地,伪造或者冒用他人的厂名、厂址,篡改生产日期,伪造或者冒用认证标志等质量标志的;(五)销售的商品应当检验、检疫而未检验、检疫或者伪造检验、检疫结果的;(六)对商品或者服务作虚假或者引人误解的宣传的;(七)拒绝或者拖延有关行政部门责令对缺陷商品或者服务采取停止销售、警示、召回、无害化处理、销毁、停止生产或者服务等措施的;(八)对消费者提出的修理、重作、更换、退货、补足商品数量、退还货款和服务费用或者赔偿损失的要求,故意拖延或者无理拒绝的;(九)侵害消费者人格尊严、侵犯消费者人身自由或者侵害消费者个人信息依法得到保护的权利的;(十)法律、法规规定的对损害消费者权益应当予以处罚的其他情形。

六、职业行为中要遵循的法律

在以往心理咨询职业发展过程中,出现过利用来访者信息不对等、急于解脱心理困惑、对咨询师信任等原因,让某些咨询师对来访者实施了刑事犯罪。所以漂浮疗法专业人员也要很好学习刑法,保证职业行为远离刑事犯罪。可以参考第二百零一条纳税人采取欺骗、隐瞒手段进行虚假纳税申报或者不申报,逃避缴纳税款数额较大并且占应纳税额百分之十以上的,处三年以下有期徒刑或者拘役,并处罚金;数额巨大并且占应纳税额百分之三十以上的,处三年以上七年以下有期徒刑,并处罚金。扣缴义务人采取前款所列手段,不缴或者少缴已扣、已收税款,数额较大的,依照前款的规定处罚。对多次实施前两款行为,未经处理的,按照累计数额计算。有第一款行为,经税务机关依法下达追缴通知后,补缴应纳税款,缴纳滞纳金,已受行政处罚的,不予追究刑事责任;但是,五年内因逃避缴纳税款受过刑事处罚或者被税务机关给予二次以上行政处罚的除外。第二百二十二条 广告主、广告经营者、广告发布者违反国家规定,利用广告对商品或者服务作虚假宣传,情节严重的,处二年以下有期徒刑或者拘役,并处或者单处罚金。第二百三十六条 以暴力、胁迫或者其他手段强奸妇女的,处三年以上十年以下有期徒刑。奸淫不满十四周岁的幼女的,以强奸论,从重处罚。第二百三十七条 以暴力、胁迫或者其他方法强制猥亵妇女或者侮辱妇女的,处五年以下有期徒刑或者拘役。第二百六十六条 诈骗公私财物,数额较大的,处三年以下有期徒刑、拘役或者管制,并处或者单处罚金;数额巨大或者有其他严重情节的,处三年以上十年以下有期徒刑,并处罚金;数额特别巨大或者有其他特别严重情节的,处十年以上有期徒刑或者无期徒刑,并处罚金或者没收财产。本法另有规定的,依照规定。

漂浮疗法专业人员在对待服务对象上,在反家庭暴力、保护好妇女儿童的合法权益、婚姻问题等方面依法服务。可以遵循《中华人民共和国反家庭暴力法》《中华人民共和国未成年人保护法》《中华人民共和国妇女权益保障法》《中华人民共和国民法典》的相关规定。

(李慧杰)

第十五章 漂浮疗法与老年心理

老年人是漂浮疗法服务的一个重要人群。对老年人心理健康的促进是漂浮疗法的一个重要目标与关注方向。

第一节 老年人的心理特点

按照国际通行的说法,大于 60 岁就进入老年人阶段。

一、记忆的变化

记忆是过去事物和经验在人脑中的重现,包括识记、保持、回忆或再认三个基本过程。成人的记忆会随着年龄的增长而发生变化,这是一种自然现象,可称为记忆的正常老化。记忆力下降是老年人常见的一个心理特征。轻度的记忆减退,可表现为健忘,记忆新事物困难,多见于正常的老年人和神经衰弱群体。严重的记忆衰退,可表现为记不起刚刚发生的事情,忘了自己的经历,多见于阿尔茨海默病患者。记忆减退是判断衰老的一个易于发现且较敏感的指标。早期,老年人的记忆减退通常以近期记忆下降为主,刚刚发生的事情老年人可能瞬间便忘记,而远期记忆受损不明显,年轻时所经历过的事情,学习过的知识和掌握的技能仍能回忆,甚至幼年时的往事,都能记忆犹新。老年人意义记忆比机械记忆衰退过程会缓慢些。他们对有逻辑关系的内容,尤其是和自己生活和工作密切相关的内容,记忆保持较好,而对于单纯的数字、文字等需要机械记忆的内容容易遗忘。老年人对于颜色鲜明的、有形状的、与生活实物密切联系的事物通常能够很好的记忆。另外,老年人对事物的再认能力强于回忆能力,表现在能认出熟人但却不能说出其名字。这是因为再认是人们对于感知过的事物,当再次呈现在眼前时,能立即辨认出来。而回忆则是当刺激物不在眼前时从大脑中提取出来的过程,其难度大于再认。这说明不同类型的记忆出现老化的时间不同。记忆减退是有阶段性的,不同的老年人,记忆减退出现的时间、速度和程度,各方面存在很大的个体差异,老年人的记忆也可以因疾病影响而发生变化,如脑肿瘤,脑血管疾病,阿尔茨海默病或抑郁症等。

二、智力的变化

根据美国著名心理学家卡特尔的理论,人的智力可分为结晶性智力和液态性智力两种类型。具体来说,结晶性智力是采用固定答案式题目进行智力测验所测得的智力层次,该类题目通常考查的是一些事实性资料的辨认和理解,其水平的高低与个体知识储存量、受教育的程度和抽象思维等有密切的关系。老年人一生经验丰富,阅历深广,因而结晶性智力保持较好。而所谓液态性智力则是采用不定答案式题目进行智力测验所测得的智力层次,受试者须具有随机应变的能力,能够运用形象思维来解决问题,其水平的高低主要与个体的神经生理功能状况有关。老年人由于脑组织退行性变化,神经功能也会有所减退,因此液态性智力受到较大影响。有研究显示,液态性智力测验成绩通常随着年龄的增长,每 10 年下降 3.75%,而结晶性智力反而增长 3.64%。

智力随着年龄增长发生改变,但并非全面衰退。通常在记忆力下降的基础上,老年人的抽象思维能力也会有所减退,所以老年人与其年轻的时候相比,学习新知识、掌握新技术的能力有所下降。老年人的智力衰退速度通常不明显,并且与个体因素(身体健康状况、遗传基因等)和社会文化因素(受教育水平、职业、人际关系等)有着密切关系。如果老年人的智力突然出现明显下降,多由于脑血管等疾病所引起,临床上最常见的病症是痴呆。

三、思维的变化

思维是人脑对客观事物间接的、概括的反映,这种反映是用概念、判断和推理的形式并以语言为工具表达出来的,它是人类认识活动的高级形式。随着年龄的增长,老年人在记忆力出现减退的同时,思维能力也会出现一定改变,无论在概念形成、解决问题的思维过程还是创造性思维和逻辑推理方面都会有所减退,特别是在思维的灵活性、敏捷度、流畅性、独特性上更加明显,而且个体差异很大。但对于自己熟悉的专业相关的思维能力,有的老年人仍然能够保持良好的状态。

四、人格的变化

人格又称为个性,是一个人的整体精神面貌,是人在心理过程中表现出来的某些稳定的心理倾向和心理特征的总和,包括个性倾向性(需要、动机、兴趣、信念、世界观)和个性心理特征(气质、性格和能力)。随着老年人生理功能的退化和记忆力、智力及思维能力的减退,加之退休后社会地位和家庭角色的改变,老年人的人格也会随之发生变化。心理学家认为,老年人的人格特征可产生如下的变化:以自我为中心、内向和保守、依赖性强;爱管闲事、好猜疑、有嫉妒心理、总是怨天尤人、满腹牢骚;固执、缺乏坚韧性和灵活性、适应能力较差等。

五、情感与意志的变化

老年人的情感与意志由于生活的磨炼而基本处于稳定状态。但由于身体功能的衰退、离开工作多年的岗位、子女的成家立业、亲朋好友的故去等原因也容易产生孤独、自闭、焦虑和对死亡的恐惧等心理。老年人的情感变化可因人而异,但情绪存在着共同点:比较容易产生消极的情绪,情绪体验比较强烈且持久,自我控制能力较差,情感脆弱,情绪易波动。对事情比较胆怯,容易担心,唯恐事情出现不好的结果。尤其是缺乏安全感的老年人,对许多事情都担忧,也容易患上焦虑和抑郁。而老年人情感与意志的变化受教育水平、生活条件、社会支持、人际关系和社会地位等的影响存在较大差异,因此应该为老年人们提供丰富多彩的老年生活,子女经常陪伴并尊重理解老年人,让他们安享幸福温馨的老年生活,从而有利于保持良好的情感与意志。

第二节　老年人心理健康的评估

一、认知功能评估

认知能力是指人脑加工、储存和提取信息的能力,它是人们成功完成活动最重要的心理条件。知觉、记忆、注意、思维和想象的能力都属于认知能力。评估老年人心理健康的程度,首先应该进行认知功能的检查。

认知功能检查的项目包括记忆力、计算力、注意力,对时间、地点和人物的定向能力、语言表达能力(流畅度、理解力、复述力)及书写能力等。评估工具的种类很多,其中最常用的测试是简易精神状态检查(mini-mental state examination, MMSE)、蒙特利尔认知功能量表(MoCA 量表)和简易操作智力状态问卷(short portable mental statu squestionnaire, SPMSQ),最简便的方法是画时钟。

1. **简易精神状态检查**　简易精神状态检查(MMSE,表 15-1)是国际上最具影响力的认知缺损筛查工具,包括定向、记忆、计算、语言、视空间、运用及注意等方面的测试,共 30 个条目,总分 30 分。答对 1 题得 1 分,答错不得分。根据不同文化水平划界:文盲组 17 分,小学组 20 分,中学或以上组 24 分,低于或等于划界分为认知功能受损。研究证明中文版 MMSE 具有很好的信效度。

2. **蒙特利尔认知功能量表**　蒙特利尔认知功能量表(MoCA 量表,表 15-2),由加拿大 Nasreddine 等根据临床经验并参考 MMSE 的认知项目和评分而制定,2004 年 11 月确定最终版本,是一个用来对认知功能异常进行快速筛查的评定工具。MoCA 量表主要包括视空间执行能力、命名、记忆、注意、语言、抽象、延迟回忆、定向力等八项认知领域共 11 个检查项目。总分 30 分,≥26 分正常,如果受试者受教育年限小于 12 年,则在测试结果上加 1 分,以校正文化程度的偏倚,得分越高认知功能越好,其敏感性高,覆盖重要的认知领域。

表 15-1　简易精神状态检查表

项目		记录	评分
I 定向力 （10分）	星期几		1
	几号		1
	几月		1
	什么季节		1
	哪一年		1
	省市		1
	区县		1
	街道或乡		1
	什么地方		1
	第几层楼		1
II 记忆力 （3分）	皮球		1
	国旗		1
	树木		1
III 注意力和 计算力（5分）	100-7		1
	-7		1
	-7		1
	-7		1
	-7		1
IV 回忆能力 （3分）	皮球		1
	国旗		1
	树木		1
V 语言能力 （9分）	命名能力		1
			1
	复述能力		1
	三步命令		1
			1
			1
	阅读能力		1
	书写能力		1
	结构能力		1
总分			

表 15-2　蒙特利尔认知功能量表

视空间与执行功能			得分
[ ]	复制立方体 　[ ]	画钟表(11 点过 10 分)(3 分) 轮廓[ ]指针[ ]数字[ ]	＿/5

命名			
[ ]	[ ]	[ ]	＿/3

记忆	读出下列词语,然后由患者重复上述过程重复 2 次,5 分钟后回忆。		面孔	天鹅绒	教堂	菊花	红色	不计分
		第一次						
		第二次						

注意	读出下列数字,请患者重复(每秒 1 个)。		顺背[ ]	21854	＿/2
			倒背[ ]	742	

读出下列数字,每当数字出现 1 时,患者敲 1 下桌面,错误数大于或等于 2 不给分。		[ ]52139411806215194511141905112			＿/1
100 连续减 7	[ ]93	[ ]86	[ ]79	[ ]72	[ ]65	＿/3
4~5 个正确给 3 分,2~3 个正确给 1 分,全部错误为 0 分。					

语言	重复:我只知道今天张亮是来帮过忙的人。[ ]狗在房间的时候,猫总是躲在沙发下面。[ ]	＿/2 ＿/1
	流畅性:在 1 分钟内尽可能多地说出动物的名字。[ ]＿＿＿＿＿＿(N≥11 名称)	

抽象	词语相似性:香蕉—桔子＝水果[ ]火车—自行车[ ]手表—尺子	＿/2

续表

视空间与执行功能							得分
延迟回忆	回忆时不能提醒	面孔[ ]	天鹅绒[ ]	教堂[ ]	菊花[ ]	红色[ ]	仅根据非提示记忆得分	__/5
	分类提示							
	多选提示							
定向	日期[ ]月份[ ]年代[ ]星期几[ ]地点[ ]城市[ ]							__/6
总分								__/30

3. **简易操作智力状态问卷**　简易操作智力状态问卷(SPMSQ,表 15-3),由 10 个问题组成,包括定向力、近记忆力及计算力等,适合用于评定老年人认知状态的前后比较。评分标准:0~2 个错误,认知正常;3~4 个错误,轻度认知障碍;5~7 个错误,重度认知障碍; ≥ 8 个错误,重度认知障碍。如果受试者为小学及以下文化程度,允许错误数再多一个;如果受试者为高中以上文化程度,允许的错误数要少一个。SPMSQ 较 MMSE 和 MoCA 量表简短、方便使用,且不需要任何辅助器具。其敏感度为 50%~82%,特异性约为 90%。如果 SPMSQ 检测出认知问题时需再进行更详细的评估。

表 15-3　简易操作智力状态问卷

条目	正确	错误
1. 今天是几号? (可错一天)	0	1
2. 今天是星期几? (只有一个正确答案)	0	1
3. 这个地方是哪里?	0	1
4. 你们家的电话号码是多少? / 无电话:您的家在哪条街?	0	1
5. 您多大年龄?	0	1
6. 您是哪年出生的?	0	1
7. 谁是中国现在的主席?	0	1
8. 谁是中国前任的主席?	0	1
9. 您母亲的名字是?	0	1
10. 从 20 减去 3,新的得数依次减 3	0	1

4. **画时钟测试**　画时钟测试(clock drawing test,CDT)是一个有效评估认知功能的方法,特别是视觉空间及建构性方面的评估。画时钟作为一种"禀赋",它需要三种能力的支持:记忆、执行与视觉空间能力。测试方法:要求老年人在 10 分钟内独自画出一个时钟,并标出指定的时间(例如:8 点 15 分,9 点 20 分等)。

测试结束后计分,国际上普遍采用4分法计分。①画出一个封闭的表盘(1分);②是否能够将12个数字安置在表盘的正确位置上(1分);③表盘上12个数字是否在正确位置(1分);④是否能够将指针安置在正确位置,即指向要求的正确时间即分针是否比时针长(1分)。测试结果:4分为正常;3分为基本正常或轻度痴呆;2分为中度痴呆;2分以下为重度痴呆。通过老年人所画的时钟,还能进一步推测老年人可能患有认知障碍的时间(图15-1)。

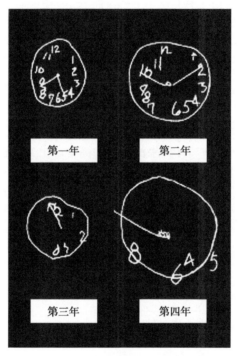

图 15-1   认知障碍老年人所画时钟

最适宜筛检认知障碍及判断老年人认知状况的人应该是其主管医生和护士,定期评估老年人心智功能有助于追踪了解他们的心智状况。如果初步筛查发现老年人可能存在认知功能障碍时,应进一步了解其起病时间、病程进展的状况及长短、对老年人工作及生活的影响等,并需要做更深入的检查来加以确认,如认知评估筛查工具(cognitive assessment screening instrument,CASI),以及更加完整的神经心智功能评估等。对于老年人认知障碍的严重程度,可采用临床认知障碍分期量表来进行测量。在评估老年人认知障碍的原因时,除了一般生化及神经影像学检查外,可采用哈金斯基缺血指数量表(Hachinski ischemic score)来评估血管性痴呆的可能性。

二、谵妄评估

1. 意识模糊评估法　意识模糊评估法（confusion assessment method, CAM）是目前全球使用最广泛的谵妄筛查工具，于 1990 年由美国精神病学家 Tnouye 教授编制，用于快速准确评估老年人是否存在谵妄及谵妄的主要症状。CAM 评估法分为 4 个项目：①急性发病和病情波动性变化；②注意力涣散；③思维混乱，无法进行正常交流；④意识水平的改变。如果项目①②存在，加上项目③或④任意 1 条，即为 CAM 阳性，表示老年人存在谵妄。这种方法灵敏度和特异度分别为 94%~100% 和 90%~95%，观察者间的信度良好（Kappa 值为 0.81~1.0）。整个评估过程不超过 5 分钟，适用于非精神心理专业的医生和护士筛查谵妄进行快速诊断。

2. 测评方法

（1）急性发病和病情波动性变化：一方面要询问老人，最近有没有感到脑子糊涂？这几天有没有看到过一些稀奇古怪的东西？另一方面还要询问非常了解老人情况的家人或照护者：与平时相比，老人是否存在急性精神状态的改变（记忆或思维）？这种情况是什么时候开始的？与此同时，评估者要观察老人是否存在嗜睡的现象（即刺激存在时可以做出适当反应，但刺激过后又迷糊地睡去）；对谈话的专注度或注意力的变化情况；是否有语言表达/思维清晰的变化，语速是否时快时慢。也可对比以往的谵妄评估结果，确定老人是否存在急性变化。

（2）注意力涣散：读两组数字，让老人按照相反的顺序复述。如评估者说"5、4、3、2、1"，老人说"1、2、3、4、5"；请老人从星期日开始倒数（最多可以提示 2 次，如周四的前一天是周几）；请老人从 12 月开始倒数月份（最多可以提示 2 次，如 9 月的前一个月是几月）。与此同时，评估者应观察老人是否能跟上正在谈论的话题，是否因为环境的刺激出现注意力转移的情况。

（3）思维混乱：问老人一些简单的问题，比如，您有什么不舒服的地方，这是什么地方等，观察老人是否存在答不切题、思维不清晰或不合逻辑，是否谈话漫无边际等。

（4）意识水平的改变：观察老人是否存在意识清晰度下降的表现，如嗜睡、昏迷或昏睡；是否存在对环境中常规事物过度的警觉性增高。

三、抑郁评估

抑郁是老年人最常见的心理疾病之一。据调查，社区中有 10%~20% 老年人存在不同程度的抑郁症状，而住院或养老院的老年人，重度抑郁的比例可高达 12%。在筛查老人是否存在抑郁症状时，可以先询问"过去一个月经常会感觉情绪低落、抑郁或无望吗？""过去一个月对任何事情都没有兴趣或乐趣吗？"如果老人的回答是肯定的，则需要采取更进一步检查来确诊。

评估工具包括老年人精神抑郁量表（geriatric depression scale, GDS）和 Zung 抑郁自评量表（self-rating depression scale, SDS），他评量表主要是汉密尔顿抑郁量

表。目前临床最常用的评估工具是简化版老年人精神抑郁量表（GDS）（表 15-4），共 15 个题目，若得分 ≥ 7，则认为可能存在抑郁。简化版 GDS 是目前最常用的评估老年人抑郁状态的量表，敏感度为 72%，特异性为 57%。

表 15-4　老年人精神抑郁量表

条目	判断	
1. 您对目前的生活是否基本上满意的？	是	否
2. 您是否放弃了许多活动和兴趣爱好？	是	否
3. 您是否感到生活空虚？	是	否
4. 您是否常常感到厌烦？	是	否
5. 大多数时间里您的精神是否好？	是	否
6. 您是否担心将会有对您不利的事情发生？	是	否
7. 大多数时间里您是否感到快乐？	是	否
8. 您是否常常有无助的感觉？	是	否
9. 您是否宁愿待在家里而不愿外出干些新鲜事？	是	否
10. 您是否觉得您的记忆比大多数人差？	是	否
11. 您是否觉得您还活着真是太奇妙了？	是	否
12. 您是否觉得自己现在一无是处？	是	否
13. 您是否感到精力充沛？	是	否
14. 您是否觉得您的处境没有希望？	是	否
15. 您是否认为大多数人处境都比您好？	是	否

注：选择"是"计 1 分或"否"计 0 分，其中问题编号 1、5、7、11、13 为反向计分。

四、焦虑评估

焦虑是指老年人对即将面临的、可能会带来危险和威胁的重大事件，或者可能要做出重大努力才能适应时，心理上出现紧张和不愉快的一般反应。

在评估老年人是否存在焦虑时，常常先询问"您是否感到紧张、焦虑或者不安？"。如果回答肯定，则进一步询问"是否有无法停止或者控制的焦虑不安？"。如果回答仍肯定的话，应该进一步评估。评估焦虑工具有 Zung 焦虑自评量表（self-rating anxiety scale，SAS）、状态 - 特质焦虑问卷（STAI）、贝克焦虑量表（Beck anxiety inventory，BAI）和汉密尔顿焦虑量表（Hamilton anxiety scale，HAMA）等，其中前 3 个是自评量表，汉密尔顿焦虑量表为他评量表。临床最常用的是 Zung 焦虑自评量表（表 15-5）。

表 15-5　Zung 焦虑自评量表

评定项目	很少有	有时有	大部分时间有	绝大部分时间有
1. 我感到比往常更加神经过敏和焦虑	1	2	3	4
2. 我无缘无故感到担心	1	2	3	4
3. 我容易心烦意乱或感到恐慌	1	2	3	4
4. 我感到我的身体好像被分成几块,支离破碎	1	2	3	4
5. 我感到事事都很顺利,不会有倒霉的事情发生	4	3	2	1
6. 我的四肢抖动和震颤	1	2	3	4
7. 我因头痛、颈痛和背痛而烦恼	1	2	3	4
8. 我感到无力而且容易疲劳	1	2	3	4
9. 我感到很平静,能安静地坐下来	4	3	2	1
10. 我感到我的心跳较快	1	2	3	4
11. 我因阵阵的眩晕而不舒服	1	2	3	4
12. 我有阵阵要昏倒的感觉	1	2	3	4
13. 我呼吸时进气和出气都不费力	4	3	2	1
14. 我的手指和脚趾感到麻木和刺痛	1	2	3	4
15. 我因胃痛和消化不良而苦恼	1	2	3	4
16. 我必须时常排尿	1	2	3	4
17. 我的手总是温暖而干燥	4	3	2	1
18. 我觉得脸发热、发红	1	2	3	4
19. 我容易入睡,晚上休息很好	4	3	2	1
20. 我做噩梦	1	2	3	4

　　焦虑自评量表(self-rating anxiety scale,SAS)由华裔教授 Zung 编制(1971)。SAS 是一种分析患者主观症状并且相当简便的临床工具,适用于具有焦虑症状的成年人,具有广泛的应用性。国外研究认为,SAS 能够较好地反映有焦虑倾向的精神病求助者的主观感受。而焦虑是心理咨询门诊中较常见的一种情绪障碍,所以近年来 SAS 是咨询门诊中了解焦虑症状的常用自评工具。SAS 采用 4 级评分,主要评定项目所定义的症状出现的频度,其标准为:"1"没有或很少时间;"2"小部分时间;"3"相当多的时间;"4"绝大部分或全部时间。(其中"1""2""3""4"均指计分分数)。SAS 的主要统计指标为总分,在由自评者评定结束后,将 20 个项目的各个得分相加即得,再乘以 1.25 以后取得整数部分,就得到标准分。标准分越高,症状越严重。

第三节　老年人常见的心理问题

随着年龄的增长,老年人的身体功能逐渐衰退,同时也会出现种种心理改变。但由于每个老年人的身体状况、受教育程度、经济水平、职业等存在个体差异性,因此不同年龄阶段老年人的心理问题有着各自特点,主要包括焦虑、抑郁、脑衰弱综合征、离退休综合征等。

一、焦虑

焦虑(anxiety)指一种明显缺乏客观原因的内心不安或毫无根据的恐惧,是老年人遇到某些事情如困难或危险时出现的一种正常的情绪反应。适度的焦虑有益于老年人更好地适应变化,有利于老年人通过自我调节保持身心平衡等,但持久过度的焦虑则会严重影响老年人的身心健康。

(一)原因

1. 生理功能衰退　年老体弱、行动不便、耳背眼花、手脚不灵活、行动不便、力不从心、社交障碍、沟通能力下降等。

2. 应激事件　离退休、丧偶、丧子、经济困难、家庭不和睦、搬迁、社会治安以及生活常规被打乱时等。

3. 躯体疾病　当老年人应对躯体疾病无效时,可产生焦虑。某些躯体疾病本身也可以产生焦虑情绪,如甲状腺功能亢进、抑郁症、痴呆、肾上腺肿瘤等。

4. 药物副作用　如抗胆碱能药物、β-受体阻滞剂、咖啡因、皮质类固醇、麻黄碱等药物均可引起焦虑反应。

(二)表现

老年人可表现为无任何客观原因而出现心神不定、坐立不安、惊慌失措、注意力无法集中等精神运动性不安,可伴有自主神经功能失调等症状,分为急性焦虑和慢性焦虑两种。

1. 急性焦虑　主要表现为急性惊恐发作。发作时常突然感到心烦意乱、内心紧张、坐卧不安、睡眠不稳,或情绪激动、突然哭泣,常伴有口干、心悸、多汗、潮热感、气促、血压升高、胃肠不适、头晕等躯体症状。严重时,还可出现阵发性气喘、胸闷,甚至有濒死感。急性焦虑发作一般持续数分钟或数小时,发作后躯体变化缓解或消失。急性焦虑发作可引起脑卒中、心肌梗死、青光眼眼压骤升而头痛、失明,或发生跌伤等意外事故。

2. 慢性焦虑　主要表现为持续性的精神紧张。其焦虑情绪可以持续较长时间,焦虑水平也会出现上下波动。在慢性焦虑时,老年人一般表现为经常提心吊胆,比较敏感多疑、高度警觉、易激怒,生活中遇到稍不如意的事情,就会生闷气、心烦意乱、发脾气、与他人发生冲突,还会出现注意力不集中、健忘等。持久过度的焦虑可严重危害老年人的身心健康,加速衰老,增加失控感,降低老年人的自信心,并可诱发高血压、冠心病。

二、抑郁

抑郁(depression)是以情绪低落、悲观消极、思维迟缓、少言少动等为主要特征的一种老年人常见的精神心理问题。老年人如果抑郁持续较长的时间,则可导致心理功能下降或社会功能受损,并可陷入孤独、悲观、厌世的心境中。据统计,抑郁的高发年龄在50~60岁。抑郁症是老年人最常见的精神障碍之一,抑郁情绪在老年人中更常见,严重影响老年人的生活质量。老年人的自杀通常与抑郁有关。

(一) 原因

1. **年龄**　老年人随着年龄的增长引起的生理和心理功能减退,对生活的适应能力降低。

2. **躯体疾病**　如冠心病、糖尿病、高血压、癌症及各种原因导致老年人自理能力下降或丧失。

3. **应激事件**　如离退休、家庭关系不和睦、丧子、丧偶、经济困难等。

4. **神经生化因素**　随着年龄增长,老年人大脑中枢神经系统退化,神经递质乙酰胆碱浓度减低,也会导致老年人出现抑郁情绪。

(二) 表现

老年人抑郁的发生是渐进而隐匿的,早期可表现为神经衰弱的症状,头痛、头昏、乏力、注意力不集中、食欲减退、口干便秘等躯体症状为主,心境低落并不明显,为隐匿性抑郁。后期可主要表现为心境低落、思维迟缓和意志活动减少三个方面。

1. **心境低落**　老年人可感到压抑、抑郁、悲伤、沮丧或忧伤,甚至有度日如年,生不如死的感觉,具体可表现为整日忧心忡忡、郁郁寡欢、神情沮丧或愁眉苦脸、唉声叹气、暗自哭泣;或双目凝视,目光黯然无神、面无表情等神态。对生活没有信心,对一切事物兴趣下降。

2. **思维迟缓**　老年人可表现为声音低沉、语速缓慢、主动性言语减少,对问话的反应时间延长,并常以非常简单的言语作答,故与之交谈较为困难。对一些简单的事情也需要较长的时间才能完成,且决断能力明显降低,变得优柔寡断、犹豫不决,甚至对于一些日常小事也难以很快做出决定或选择。

3. **意志活动减少**　表现为缺乏积极性和主动性,活动减少,行动缓慢,生活被动、懒散,工作、学习上拖拉、积压,效率下降。老年人感到做什么都需要别人催促或推一把,否则根本就不想动。

三、脑衰弱综合征

脑衰弱综合征(asthenic syndrome)是老年人由于出现躯体疾病导致大脑细胞

的萎缩,脑功能逐渐衰退,出现类似神经衰弱的一系列临床表现。其发生、发展、病程及预后,均取决于躯体疾病本身。随着躯体疾病的治愈及全身状况的好转,类似神经衰弱的症状也随之消失。

（一）原因

高龄、脑动脉硬化、脑损伤后遗症、慢性酒精中毒及各种疾病引起的脑缺氧等。

（二）表现

1. **情感障碍**　老年人可表现为情绪的不稳定,控制能力减弱,在微小的精神刺激之下,即表现出明显的伤感、激动、恼怒、委屈等。老年人希望能够控制自己的情感,但常常克制不住。因此,有些老年人为此而苦恼,病情严重的老奶奶人可有情感失控,即强制性哭笑。情感障碍为老年人脑衰弱综合征的典型症状。

2. **躯体不适**　老年人可出现头痛、头晕、部分肢体麻木、肌震颤、睡眠障碍等。

3. **认知能力下降**　老年人可表现为记忆力下降,尤其以近记忆下降更为明显,注意力不集中、反应迟钝、工作效率下降、主动性下降,感到学习新知识困难而拒绝主动学习。

四、离退休综合征

离退休综合征（retirement syndrome）是指老年人由于离退休后不能适应新的社会角色,生活环境和生活方式的变化而出现情绪和行为方面的适应性心理障碍。这种心理障碍会进一步加速老年人衰退,影响心身健康。

据统计,约有 25% 的离退休人员会出现不同程度的离退休综合征,大多数老年人经过心理疏导或自我心理调适在 1 年内基本恢复,但个别老年人仍需较长时间才能适应,少数老年人甚至会出现严重的抑郁症,并引发其他身心疾病。

（一）原因

1. **职业因素**　常见于拥有实权的领导干部。因为此类领导经历了从离退休前的前呼后拥改变为离退休后的形只影单,从门庭若市到门可罗雀,要承受着巨大的心理落差,离退休前后生活境遇反差过大,的确难以适应。其次,离退休前没有一技之长的人也易患此症,他们如果想再就业往往不如那些有技术的人容易,因此也容易产生离退休综合征。

2. **个性因素**　事业心强、平素工作繁忙、好胜而善辩、拘谨而偏激、严谨固执的老年人离退休综合征发病率较高,因为他们过去每天都紧张忙碌,突然变得无所事事,这种心理适应比较困难。相反,那些平时工作比较清闲、个性比较散漫的人反而不容易出现心理异常反应,因为他们离退休前后的生活节奏变化不大。

3. **兴趣爱好**　退休前除工作之外无特殊爱好的人容易发生心理障碍,这些人退休后失去了精神寄托,生活变得枯燥乏味、缺乏情趣、阴暗抑郁。而那些退休前就有广泛爱好的老年人则不同,工作重担卸下后,他们反而可以充分享受闲暇爱好所带来的生活乐趣,有滋有味,不亦乐乎,自然不易出现心理异常。

4. 人际关系　人际交往不良,不善交际,朋友少或者没有朋友的人也容易引发离退休障碍,这些老年人经常感到孤独、苦闷,烦恼无处倾诉,情感需要得不到满足;相反,老年人如果人际交往广,又善于结交新朋友,心境就会变得比较开阔,心情开朗,消极情绪就不易出现。

5. 性别因素　通常男性比女性更难适应离退休的各种变化。中国传统的家庭模式是"男主外,女主内",男性退休后,活动范围由"外"转向"内",这种转换比女性明显,心理平衡因而也较难维持。

(二)表现

1. 无力感　许多老年人不愿离开工作岗位,认为自己还有工作能力,但是社会要新陈代谢,必须让位给年轻一代,离退休对于老年人实际上是一种牺牲。面对"岁月不饶人"的现实,老年人常感无奈和无力。

2. 无用感　在离退休前,一些老年人事业有成,受人尊敬,掌声、喝彩、赞扬不断,一旦退休,一切化为乌有,退休成了"失败",由有用转为无用,如此反差,老年人心理上便会产生巨大的失落感。

3. 无助感　离退休后,老年人离开了原有的社会圈子,社交范围狭窄了,朋友变少了,孤独感油然而生,要适应新的生活模式往往使老年人感到不安、无助和无所适从。

4. 无望感　无力感、无用感和无助感都容易导致离退休后的老年人产生无望感,对于未来感到失望甚至绝望。加上身体的逐渐老化,疾病的不断增多,有的老年人甚至觉得已经走到生命的尽头。

当然,并非每一个离退休的老年人都会出现以上情形,离退休综合征形成的因素是比较复杂的,它与每个人的个性特征、生活状态和人生观有着密切的关系。

五、空巢综合征

"空巢家庭"是指家中无子女或子女长大成人后离开,只剩下老年人独自生活的家庭。空巢综合征(empty nest syndrome)是指老年人生活在"空巢"环境下,由于人际关系疏远、缺乏精神慰藉而产生被分离、舍弃的感觉。常出现孤独、寂寞、空虚、伤感、精神萎靡、情绪低落等一系列心理失调症状。这种症状属于"适应障碍",是老年人群的一种心理危机。

(一)原因

1. 传统观念冲击　有"养儿防老"的传统观念,对子女情感依赖性强,儿女却因种种原因无法与老年人同住,部分子女家庭观念淡薄或与父母关系不良,长久不探望老年人,导致老年人产生孤苦伶仃、自怜、自卑等消极情绪。

2. 独居时间增多　有些老年人对离退休后的生活变化不适应,有大把的时间不知道如何打发,无所事事,感到生活冷清、寂寞。

3. **性格因素**　有些老年人由于本身性格方面的缺陷,不爱与人交往,性格沉闷,对生活无兴趣、缺乏振奋精神、重新设计晚年美好生活的勇气和信心。

(二) 表现

空巢老人普遍存在孤独寂寞、缺乏精神安慰、生活无人照料、生病无人过问等一系列问题,特别是体弱多病的空巢老人,这一现象更为明显。

1. **消极情绪**　老年人出现"空巢"后,他们会在心理上失去精神支柱,感到孤单和寂寞,对自己生活的意义表示怀疑,出现情绪不稳、烦躁不安,陷入无趣、无望、无欲、无助状态,精神萎靡、顾影自怜、焦虑抑郁,部分老年人还会偷偷哭泣,甚至出现自杀的想法和行为。若老年人体弱多病,行动不便时,消极感会更加明显。

2. **行为退缩**　出现"空巢"后,老年人从原来多年形成的紧张而有规律的生活状态,突然转入松散的、无规律的生活状态,他们无法很快适应,进而产生一系列的消极情绪。在消极情绪的影响下可出现对周围的事情兴趣索然,不愿参加任何活动,行为退缩,不愿主动与人交往。

3. **躯体症状**　"空巢"所产生的负性情绪,日积月累会降低老年人机体的免疫功能,导致一系列的躯体症状,如失眠、乏力、头痛、心慌气短、心律失常、食欲不振、消化不良等。

六、高楼住宅综合征

高楼住宅综合征(high-rise residential syndrome),指老年人因长期居住于城市的高层封闭式住宅里,与外界很少交往,也很少到户外活动,从而产生的一系列生理和心理上异常反应的一组综合征。在冬春季,由于老年人的活动量少,免疫能力下降,尤其多见。由于目前城市化发展很快,高楼林立,老年人发生高楼住宅综合征的比率近年呈明显上升趋势,它是导致老年肥胖症、糖尿病、骨质疏松症、高血压及冠心病的常见原因。

(一) 原因

老年人由于长时间居住在高楼中,与外界交往和户外活动均减少,找不到聊天对象而产生空虚和寂寞感,这种局面不利于老年人的身心健康。

(二) 表现

1. **心理方面**　生活在封闭环境中,缺乏外界信息的新鲜刺激,日积月累可让老年人产生心理问题,出现性情孤僻、待人冷淡、精神空虚、无所事事、情绪不稳定、易躁易怒、注意力不集中、焦虑忧郁等症状,严重时老年人可因抑郁症加重而出现自杀倾向。

2. **生理方面**　老年人可出现体质虚弱、四肢无力、脸色苍白、消化不良、全身不适,不易适应气候变化,甚至可导致老年肥胖、糖尿病、高血压、冠心病和骨质疏松等患病率增加。

第四节　漂浮疗法在老年群体中的应用

一、漂浮疗法对老年人心身健康的影响

1. 心身疾病的辅助治疗　漂浮疗法可用于原发性高血压、紧张性头疼、失眠等心身疾病的辅助治疗。由于心身疾病的发生发展过程与心理-社会因素密切相关,心理-社会因素可通过神经生理过程、神经内分泌过程和免疫过程等中介机制使老年人抵御疾病的能力下降,从而导致老年人易患疾病或使康复过程缓慢。有研究证明漂浮疗法可以降低原发性高血压患者的血压水平,并能够维持一段时间。漂浮疗法对应激因素带来的各项精神症状如焦虑、紧张、强迫、恐惧、抑郁、失眠和头晕等均有较好的缓解和维持效果。漂浮治疗之后,原本由应激引起的高水平激素出现了下降,并能维持在较低水平。总的来说,漂浮疗法能带来与应激相关的生理指标的良性改变,提高老年人的免疫功能,对治疗心身疾病起到一定的辅助效果。

2. 缓解疼痛　有研究显示漂浮疗法可以缓解风湿性关节炎患者的疼痛程度,其原因在于漂浮疗法可以明显增加人体的可暗示性和催眠性,因此患者漂浮后对疼痛的耐受性显著提高。还有研究证明,漂浮疗法可促进大脑释放内啡肽,该类物质是大脑垂体分泌的一种大分子肽类物质,也被称为"快乐激素""快感荷尔蒙"或者"年轻荷尔蒙",因此不仅能缓解疼痛,还可引起愉悦感。所以,当老年人有疼痛问题时,可采用漂浮疗法进行缓解,提高生活质量。

3. 增强大脑功能,提高认知能力　有研究显示,漂浮后个体在触觉辨认和人脸图形再认测验中的成绩得到提高,并与对照组相比有显著性差异,这说明漂浮疗法可以增强右脑功能,提高了个体的空间想象力和创造力,还能使个体感觉更灵敏、思维更清晰,记忆力也同样会提高。国内研究表明,漂浮实验组受试者的视觉注意分配和转移、双手选择反应等,都随着漂浮治疗过程深入而逐渐缩短,这说明漂浮疗法还能有效提升注意力。另有研究发现,漂浮会促进海马体神经元数量的增多,记忆会更加高效;也会增强前额灰质的产生,大脑灰质主导人类的智力水平和学习能力,包含感知、语言、肌肉控制、情绪控制能力和记忆功能,更多的灰质会带来更多的积极情绪,更持久的情绪稳定状态,以及更高的专注力。而老年人随着年龄的增加,大脑皮质萎缩,灰质减少,海马体神经元数量减少,这将会逐渐导致智力降低、认知迟缓、感觉迟钝以及语言、记忆发展缓慢。同时,漂浮会让杏仁核体积减小,杏仁核与我们的负性情绪有关。所以,在老年人认知功能改善方面,漂浮疗法有着广阔的应用前景。

4. 调节肌张力　有文献报道,脑瘫儿童在应用 15~20 分钟的单次漂浮治疗后,在进食、穿衣、行走、保持平衡及言语等许多方面运动情况均有显著好转。还

有研究者应用漂浮疗法改善帕金森病和脑卒中患者的肌张力问题,同样取得了良好的效果。由于帕金森病和脑卒中是老年人常见的疾病,由此引起老年人产生焦虑、烦躁、无助感等心理问题更为突出,因此可采用漂浮疗法,调节老年人的肌张力,缓解老年人的心理问题,进一步提高生活质量。

5. **改善物质依赖**　目前研究人员认为,在改善物质依赖方面,漂浮疗法主要是对自主神经系统起作用,小室治疗主要是对中枢神经系统起作用。在应用方面,漂浮疗法对不涉及主体主动行为的问题上如慢性疼痛和应激等,治疗效果较好,而小室治疗则在涉及主体主动行为的问题上如烟瘾、酒瘾等治疗效果较好。因此,老年人如存在烟瘾、酒依赖的问题,可采用漂浮疗法进行辅助治疗。

6. **减轻焦虑症状**　焦虑是老年人常见的心理问题之一,而漂浮治疗是治疗广泛性焦虑症的一种很有前途的方法,在早期的研究中已经证明它可以减轻广泛性焦虑症的症状,显著降低了状态焦虑水平。此外,漂浮者报告说,他们的压力、肌肉紧张、疼痛、抑郁和负面影响显著减少,同时情绪显著改善,其特征是平静、放松、幸福和整体幸福感增加。因此,可采用漂浮疗法缓解老年人的焦虑水平,改善情绪状态。

二、漂浮疗法在老年群体中的应用

(一) 适应证

1. 精神欠佳、乏力、困倦。
2. 入睡困难,多梦、容易早醒、醒后不易再睡。
3. 头疼、腰酸背疼、关节酸痛、性功能减退。
4. 咽部发紧、双目发黑、视物模糊。
5. 头昏、虚汗、心悸、胸闷。
6. 呼吸系统疾病、高血脂、高血糖、高血压。
7. 记忆力减退。
8. 心烦意乱、焦虑不安、自卑、孤独、空虚寂寞。

(二) 禁忌证

1. 上周染了头发或者使用了喷雾晒黑乳液。
2. 使用毒品或酒精。
3. 传染病或感染。
4. 开放性溃疡或活动性皮肤病。
5. 过去 4~6 周内做过文身。
6. 正经历月经量大。
7. 尿失禁或无法控制身体功能 / 液体。
8. 严重恐水者。
9. **以下情况在医生的医疗许可后慎用**　心脏病、癫痫、肾病、呼吸系统疾病史；精神疾病或倾向于类似的精神病发作；病情可能会受到镁吸收的不利影响。

(三) 整体流程

1. 检查

(1)一般资料调查表：包括基本家庭情况、生活习惯、身体情况等(表 15-6)。

表 15-6　一般情况调查表

1. 姓名：年龄：电话：
2. 家庭住址：
3. 婚姻状况：未婚( )已婚( )同居( )分居( )离异( )丧偶( )
4. 最高学历：
5. 职业：
6. 收入(元/月)：5 000 以下( )5 000~8 000( )8 000~10 000( )10 000 以上( )
7. 医疗保险：有( )无( )
8. 居住状态：独居( )与配偶或子女共同生活( )与保姆共同生活( )
9. 阅读书籍或报纸：每天( )偶尔( )从不( )
10. 操持家务：每天( )偶尔( )从不( )
11. 锻炼身体：每天( )偶尔( )从不( )
12. 参加社会活动：每天( )偶尔( )从不( )
13. 饮酒：每天( )偶尔( )从不( )
14. 吸烟：每天( )偶尔( )从不( )
15. 健康意识：定期查体( )经常看医生( )很少查体( )
16. 睡眠时间：少于 6 小时( )6~8 小时( )多于 8 小时( )
17. 睡眠状况：定时起睡( )无规律( )多梦( )早醒( )入睡困难( )需安眠药帮助入睡( )
18. 每天运动时间：无( )少于 1 小时( )1~2 小时( )多于 2 小时( )
19. 每周运动次数：少于 3 次( )4~5 次( )多于 6 次( )
20. 饮食习惯：好荤( )好素( )荤素搭配( )
21. 人际关系：良好( )一般( )较差( )
22. 疾病史：高血压( )糖尿病( )心脏病( )脑卒中( )精神病( )其他( )

一般资料调查表包括 22 个题目，设计老年人基本家庭情况、生活习惯、基础疾病等几个方面。此表不用于复查，可用于漂浮治疗适应人群的筛查。

(2)健康调查量表 36(SF-36)：SF-36 由美国医学结局研究组在 20 世纪 80 年代开发，具有良好的内在一致性。目前该量表经翻译和改编后在多个国家中广泛使用，我国学者也对 SF-36 进行了翻译和跨文化调试。该量表共 36 个条目，包含 2 个领域和 8 个维度,2 个领域即生理领域(physical component scale,PCS)和心理领域(mental component scale,MCS),8 个维度分别是生理功能(physical function,PF)、生理职能(role-physical,RP)、躯体疼痛(bodily pain,BP)、一般健康状况(general health,GH)、精力(vitality,VT)、社会功能(social function,SF)、情感职能(role-emotional,RE)和精神健康(mental health,MH),其中前 4 个维度属于生理领域,后 4 个维度属于心理领域,各维度、领域转化分满分均为 100 分,得分越高表示生活质量越好。此量表可在漂浮治疗前后进行测量比较漂浮效果。

(3)阿森斯失眠量表(AIS):阿森斯失眠量表是一个自评量表,由美国俄亥俄州立大学医学院设计,用于患者评定自身在过去 1 个月内的睡眠质量。该量表共有 8 个条目,分别测量患者的入睡时间、夜间苏醒、早醒、总睡眠时间、总睡眠质量、白天情绪、白天身体功能和白天思睡情况,每个条目按 0~3 分级记分,总分范围为 0~24 分,总分小于 4 分为无睡眠障碍,4~6 分为可疑失眠,总分在 6 分以上为失眠,得分越高,表示睡眠质量越差。此量表适用于有睡眠问题的人群在漂浮治疗前后进行测量比较漂浮效果。

(4)脑波测试分析:脑波测量仪通过呈现脑电图(EEG)特殊的波形图,以及脑波测量师的专业数据判断、分析、咨询,结合心灵的引导,同时给予适合的共振音乐加以改善,进而达到身心全方位的功能整合。脑波测试分析可以用于进行暗示性检查,记录常规脑波状态。在检测自生训练练习效果的时候需要再次脑波检测。需要特别观察其特征、特质的老年人,需要在漂浮时检测。可用宏智力脑波设备,成本较低。

(5)生命体征状况检查:在漂浮治疗前进行体温、脉搏、呼吸、血压指标的检测,在正常范围内方可进行漂浮治疗。

(6)中医体质综合测试:中医体质测试是一项根据国家体质标准《中医体质分类与判定》进行的测试,它分以下 9 种:血瘀体质、特禀体质、气郁体质、平和体质、湿热体质、痰湿体质、气虚体质、阴虚体质、阳虚体质。每个人所处的环境不同,日常生活不同,体质也不同,认清不同个体的体质,才能对症治疗。

2. 制定漂浮治疗方案

60~70 岁:8~32 次漂浮治疗,自生训练＋认知训练。

70~80 岁:16~32 次漂浮治疗,认知训练,引导录音。

80 岁以上:2~8 次漂浮治疗,每次时长 30 分钟,年龄回溯引导。

3. 漂浮治疗人员服务及环境设置规范

(1)语言规范:在与老年人沟通过程中既要保持专业性又要通俗易懂,耐心、细致,确保老年人能真正理解漂浮治疗的每一个环节;多采用积极暗示性语言,欣赏并赞美老年人的精神风貌、衣着、学识和人生阅历等,这样可以使老年人在漂浮治疗的过程中受到良好的语言刺激,得到鼓励、保证、正向的评价,以保证他们能够保持心身愉悦,放松地进行漂浮。态度和蔼可亲,说话温柔,声音洪亮、语速要慢,确保其能完全听清、听懂。

(2)体态规范:着装整齐、干净,如有条件可配备漂浮治疗师专业工作服和工作牌。行为举止得体、有序、不慌乱,应对自如,给老年人以沉稳的感觉。

(3)表情规范:表情温和、自然,与老年人的病情和感受相适应,适时地以微笑面对老年人。和老年人交流时表情要专注,不能眼神飘忽迷离。

(4)环境设计:创造温馨、和谐的漂浮治疗环境,良好的温湿度,空气清新,安静无噪音,保护老年人的隐私和安全,避免其他无关信息的干扰。

(5)操作技能规范:漂浮治疗师需严格按照漂浮治疗流程来进行操作,掌握老年人漂浮治疗的适应证和禁忌证,操作手法熟练规范,动作轻柔、协调、灵巧、有条有理,操作准确无误、恰到好处。

(张淑萍　王世奇)

参 考 文 献

1. 徐波,徐薇薇. 老年人心理特点及护理 [J]. 中国农村卫生, 2017, 14: 67.
2. 卢雪颖. 浅议老年人的心理特点和心理护理 [J]. 世界最新医学信息文摘, 2016,16 (61): 290-291.
3. 肖存利. 解读老年心理 [M]. 北京: 知识产权出版社, 2017.
4. 张志杰, 王铭维. 老年心理学 [M]. 重庆: 西南师范大学出版社, 2015.
5. 徐荣周, 曹秋芬. 老年人精神生活健康指南 [M]. 北京: 中国医药科技出版社, 2013.
6. 胡英娣. 老年人心理与行为 [M]. 北京: 海洋出版社, 2017.
7. 余运英. 老年心理护理 [M]. 北京: 机械出版社, 2017.

第十六章 漂浮设备生产标准指南

在众多生产企业的工作当中,标准制定是其中的核心部分,标准的好坏与否意味着生产出的设备是否能够满足漂浮疗法的核心功能。同时,漂浮疗法未来的发展也和漂浮设备的标准息息相关,无论是医疗用途还是其他使用途径,只有拥有标准,才能够和众多体系进行对接,在设备的研发改进中做到有的放矢。

中国漂浮设备经历了进口采购、国内化研发及对接国际组织的 3 个时期。在此期间,笔者接触国内外漂浮设备厂家数十家,产品不下 30 余款,亲自参与了国内漂浮设备供应商第三代产品的研发设计,及中国中医药信息学会漂浮疗法分会相关漂浮设备标准的拟写。用实践推行了标准体系为市场助攻、为生产助力的理念。一套优秀的标准,对于企业及市场的影响可以概括为:"拥有高级标准或者被高级标准体系所接纳,就拥有了高端市场的准入证"。

本章的主要内容旨在引导读者深入了解漂浮设备的生产标准,同时将标准深入应用到设备的研发及生产中,增强企业的核心竞争力,大力发展中国制造。通过介绍漂浮设备的进化,让读者不仅知其然,也能够知其所以然,结合对具体标准参数的答疑,使本书的使用者能够深入理解漂浮的核心原理如何与漂浮的标准相结合。

第一节 漂浮设备的进化与标准发展

一、投入商业运营之前的漂浮设备

漂浮舱最初被称为感官剥夺罐(isolation tank),也被称为感官剥夺系统。众所周知,世界上第一个感官剥夺罐原型是在位于马里兰州的美国国家心理研究院(National Institute of Mental Health, Bethesda, Maryland),由美国注册医师,神经学家 John.C.Lilly 博士(John Cunningham Lilly)搭建的,此时美国开始大力发展宇航事业,感官剥夺罐作为众多冷战科技中人体潜能开发的技术之一,被用于专业性研究,例如宇航员的高效学习。海豹突击队也与相关机构合作将其应用于队员的高效率学习与状态恢复。在此之前,Lilly 在美国国立卫生研究院时期,已经开始了相关研究,并为第二次世界大战建立了第一个感官剥夺系统。

在感官剥夺罐的原始形态中,漂浮液深度恰好没过头顶,使用者需要带上面罩,因为普通的水中只能采用背部露在水面的形式,利用肺部气体悬浮在水面。后来,逐渐采用了封闭的水平放置的长方形罐体,故而被称为感官剥夺罐。到这一阶段,唯一能够确定的核心理念是 REST 理论(限制环境刺激疗法),即剥夺漂浮者的听觉、触觉、视觉、味觉等一系列人体用来感受外界环境的知觉。这一理论影响了现代漂浮设备标准的核心部分制定,涵盖了正规漂浮设备中的光照强度(流明),声音响度(分贝),温度(摄氏度),以及通风量的相关要求。

此时的感官剥夺罐没有加入矿物盐,由于使用的是普通水,所以漂浮的效果并不理想,没有相关的过滤杀菌设施,敏感肤质的人进入后会产生反应。这一阶段的漂浮行业还处于萌芽阶段,没有实际投入商业运营,更多的是专业人员在进行相关研究及体验,所以并未产生关于相关标准的思考。但是问题已经开始逐渐浮现,例如过度安静的环境会导致部分人群出现幽闭恐惧症,漂浮液无法保证洁净等。

二、商业漂浮设备运营的先驱

经过数年的研究后,1972 年,John.C.Lilly 博士的学生 Glenn 和 Lilly 博士进行了更为深入的合作——成立一家漂浮公司并由 Lilly 博士参与设计一款正式的、可以对外的感官剥夺系统,已经可以初步称之为漂浮舱。在这之前,Lilly 博士前后发表了 3 篇关于感官剥夺罐的论文(分别于 1956 年、1957 年、1958 年发表)。在理论基础的支持下,Glenn 成立了一家公司专门从事漂浮设备的研发制造及运营。Glenn 邀请 Lilly 博士对公司进行命名,于是,世界上第一家漂浮公司——Samadhi Tank 诞生了,这时出于商业的需要,他们必须要以一定的规则来打造自己的产品,尽管这些规则在今天看来很粗浅,甚至不能称之为标准,但是至少从产品制造的角度来说这是个良好的开头。

在 Samadhi 公司制造第一款试运行商用漂浮设备时,Lilly 博士提出利用提高漂浮液密度来增加浮力,经过实验 Glenn 将矿物盐的浓度提升到了 10%,但这并不能满足 Lilly 博士的设想,在他的设想中,人需要浮起来。于是,Lilly 博士采用了新的方案,利用过饱和的溶液使人浮起来,并且人会像在死海一样浮在水平面附近。这时,一个漂浮行业的准则诞生了,采用比重接近 1.3 的过饱和溶液进行漂浮。

1973 年,在经过短暂的实验之后,Lilly 博士提出了新的概念,替换海盐,采用全新的成分七水合硫酸镁($MgSO_4 \cdot 7H_2O$)来避免海盐导致的皮肤粗糙问题。在医学中这种成分被称为泄盐(epsom),服用后会让人产生腹泻,用以排除一些体内的有害物质,心脑血管内科利用一定浓度的泄盐溶液进行静脉注射,辅助高血压患者进行紧急降压,现代医学中同样证实镁元素是人体皮肤必不可少的元素。时至此时,两条使用至今的原则得到了确定,采用七水合硫酸镁作为主要溶解物的过饱和矿物溶液成为漂浮液的主要材料。

三、漂浮事业的传播带来的设备发展

随着 Samadhi 公司公开运营漂浮馆的投入使用,漂浮开始借着冷战科技的"名头"和独特的效果逐步进入上流社会的视野,一大批漂浮设备供应商及运营机构开始浮现,这种情况在 20 世纪 80 年代到 90 年代达到了顶峰,欧洲在 20 世纪 80 年代便开始接受了从美国传入的漂浮文化,仅 1985 年便有三家漂浮中心成立于瑞典的斯德哥尔摩(Stockholm),位于英国的著名大型漂浮连锁机构 Floatworks 诞生于 1993 年,我国北京大学医学部胡佩诚教授于 1997 年在北京市第二医院引入了漂浮。

21 世纪以来,有一批社会公众人士大力推崇与宣传漂浮,如美国演员乔·罗根(Joe Rogan)、篮球运动员史蒂芬·库里(Steve Curry)。美国本土相继出现了多家面向世界供应漂浮设备的厂家。漂浮运营者根据世界漂浮协会及相关网站的数据,截至 2015 年,世界范围约有 2 000 家漂浮馆正在运营。

这时的漂浮标准已初步形成了体系,2014 年,加拿大卫生部作为国家级机构,已经给出了相对明确的漂浮舱运营及设备要求,官方对此做出的定义是参考指南,尽管不能称之为标准,但其中对杀菌设备的要求、过滤设备的要求、运营细节的记录日志等内容有了明确的规定。

在设备标准出台之前,为了应对日益频繁的国际贸易环境及漂浮的跨国发展,逐渐有漂浮设备的生产者积极采用 ISO(国际标准化组织)质量体系管理标准、RoHS(关于限制在电子电气设备中使用某些有害物质的指令)等。

四、漂浮设备的国产化及标准化

中国国内的第一台漂浮设备自胡佩诚教授带领研发团队研制成功后,获得了出色的临床试验效果,在新闻报道中,高考生在利用漂浮进行潜能开发和快速学习后,可以让日常成绩得到有效的提升。但是由于 20 世纪以前中国心理学行业发展缓慢,所以漂浮仅在北京市第二医院昙花一现。21 世纪以后,中国经济开始更快的增长,此时国内部分健康行业的从业者,把目光投向新的产品——漂浮舱,部分企业开始到国外考察并尝试结合互联网思维生产新一代的漂浮设备。

2018 年,中国中医药信息研究会漂浮疗法分会正式成立。此前,国内出现了全新的智能化漂浮设备,将远程物联网控制、一体式储液体箱、体验更为出色的自动注入漂浮液等设计融入其中。以中国中医药信息学会漂浮疗法分会为主的单位,开始将更为具体的市场监管规则、设备标准、运营监管准则等的筹备纳入日程。

第二节　国内主流漂浮设备标准案例

一、标准的定制原则

从宏观的角度来说,大众意义上的标准,一般是由公认机构制定、批准、使用的文件,是为了促进达成最佳的效益。这一原则放到产品研发生产及销售中,体现出的是能极大促进最终成品品质的提升,提高检验水平,使产品的市场销售更为顺利便捷。

目前,国外并没有具体可供详细执行的漂浮设备生产标准,本节采用中国北京某漂浮设备生产商的企业标准进行讲解。漂浮设备标准为企业内部标准Q/KQCPP010—2019《漂浮(限制环境刺激)设备标准》,该标准分为4部分:

第1部分:术语及定义。第2部分:安全通用要求。第3部分:基本性能要求。第4部分:分类及标记。该套标准作为企业用标准,在结构上有着明显的特点。

首先,漂浮设备作为目前没有明确定义的设备,该套标准对漂浮设备做出了术语及定义的规则,如此可在内部及对外沟通时,做到统一用语,形成固定含义。语言标准的统一会让整个漂浮设备研发生产体系更为高效,同时也能够将市场部门和研发部门有机结合。我们将在下面的内容中对该部分进行讲解。

其次,该套标准的第2部分安全通用要求,采用了国家标准GB9706.1—2007/IEC60601-1 : 1988《医用电气设备第1部分:安全通用要求》的内容。对于从事标准行业的人员及企业生产部门来说,采标是一种通行做法。该套企业标准根据实际修改、采用了成熟的国家标准,其意义在于:

1. 能够快速整合关于漂浮设备的安全通用要求。因为现有电气设备的安全规则已经非常全面,仅需对技术不适用部分加以适当修改便可以投入使用。

2. 有利于企业的医疗设备认证推进。在医疗设备行业,企业需要符合相关标准,而初步采用医疗设备标准,会在今后推进认证节省大量时间。

3. 为推进企业标准升级到行业标准做铺垫。认同一个基于成熟标准的修订版技术类标准的基础在于,其中大多数内容都已经被认可,需要进行商议讨论的内容将会减少。

第三,该套标准的第3部分是基于漂浮设备本身特性而制定的,该部分内容体现了除安全标准之外,如何对漂浮设备的核心功效进行把握。第4部分为企业内部分类及标记,在此不作详细介绍。

二、漂浮设备标准的术语及定义

(一) 漂浮

通过特殊的设备或其他手段,营造让声觉、视觉、味觉、嗅觉、触觉、温度感觉、空间感觉、重力感觉等人体对外界环境感知被削弱或者剥夺的效果，使人产生无边界感，自我与外界的关联感消失或者减弱的状态。

解释：在本条定义中，我们可以感受到作为国内重要漂浮设备生产者对于漂浮的严谨定义。当限制环境刺激疗法（REST）作为漂浮治疗的核心原理时，该条定义，并不单纯从现有的疗法定义延伸出漂浮定义，而是通过锁定一系列环境情况，对"漂浮"给出定义。定义的内容，参考了行为学的学科理论，定义出了漂浮的目的，从而进行反向囊括，凡是使人产生无边界感、自我与外界的关联感消失或者减弱的状态都归类进漂浮这一概念。这时，漂浮状态的适用群体便会在适当的时机得到扩大，而不单纯局限于传统意义的漂浮概念。

(二) 漂浮设备

用于营造(一)所述效果的特殊设备，均被称为漂浮设备，又称限制环境刺激设备。

注 1：漂浮舱、漂浮池、漂浮罐，均被定义为漂浮设备，如果因某些因素，设备并未完全实现(二)所述的功能，但是具备所述特性的一部分，我们同样将其称为漂浮设备。

解释：漂浮设备的定义延伸了对于漂浮的定义。此时漂浮舱从一种单纯的有物理性状结构的设备，进展成了一种特殊的设备。从"舱"这种有鲜明的物理结构的概念中脱离出去。就目前发展情况来看，漂浮设备从水池型、屋型到类似蛋壳的形状，可以预期会有更多种类漂浮设备诞生，也许未来可实现人在特殊的床上躺下，整个环境自动变幻隔离了人的感官，让人实现感官剥夺。仅 2018 年，漂浮设备的发展中就已经融入了环境投影、声波催眠等特殊效果的设备，如此一来，漂浮设备的定义将关系到一旦标准进入通行阶段，厂家生产的设备能否被相关采购机构认可。

(三) 分离式漂浮设备

指由两个及两个部分以上用传输系统(气、液、固、电等物质的传输路径构成的系统)连接的实现(一)所述漂浮功能的漂浮设备。

解释：见(四)。

(四) 整体式漂浮设备

指由整套机械结构包裹，在独立空间内可实现上述漂浮功能的漂浮设备。

解释：(三)和(四)，用概念统一的方式，定义出了目前漂浮设备的类型结构，也表现出了目前最为流行的漂浮设备的两大发展方向。

(五) 漂浮液

用于漂浮设备中，对空间感觉、触觉、重力感觉、温度感觉进行削弱或剥夺的液体。

解释：漂浮设备最早并非采用七水合硫酸镁作为漂浮液的主要成分，而是采用普通的水，或者海盐。概括出七水合硫酸镁或者海盐的统一形状概念，反而反向缩小了漂浮液的概念。在该条定义中,采用了浓缩漂浮液作用及性状的概念,这其中体现了标准关注漂浮未来的发展,漂浮液将来会采用更为特殊的原料,甚至是一些特殊的高密度复合有机物液体。这条概念为将来漂浮液概念做出了总纲,可向下延伸至矿物基漂浮液或有机物漂浮液。

(六) 漂浮液处理系统

指漂浮设备中使用的,用于对漂浮液体进行消毒、杀菌、过滤等降低或者漂浮液非标明成分以外的微生物和杂质的电子结构和物理结构的集合体。

解释:在目前漂浮设备市场的概念中,漂浮液的杀菌、过滤等处理被分割成不同的概念。这对实行标准化,统一制定规则产生了极大的难度,也限制了研发部门的创新力,思路被局限于一个个已经被分工的模块。本条概念中,将所有用于对漂浮液进行处理的部件、结构等浓缩为统一的概念——漂浮液处理系统。进而对漂浮液体处理系统最终达到的效果进行规范、统一的要求。实际上这是一种结果导向设计思路,便于就这一基础的定义,从而引申出具体要求,引导研发者、生产者不局限于传统思路,此后的概念——漂浮液存储系统,均为这一思路的沿用。

(七) 漂浮液存储系统

用来存储漂浮设备使用的漂浮液的物理结构。

(八) 漂浮液恒温系统

控制漂浮液体温度在一定范围的电子结构和物理结构的集合体,一般由电子控制电路、温度传感器、电热机构等组成。

三、漂浮设备标准的基本性能要求及其与疗法、功能的关联

基本性能要求是针对在漂浮设备使用过程中一些能直接或者间接影响到漂浮设备的使用者(包含操作设备的人员、利用漂浮设备进行漂浮的人员)的因素,对其做出的特性值、性能指标或其他量化因素的标准化指标。提出漂浮设备基本性能要求的目的是以标准化的方法,保证漂浮设备在生产、研发过程中,能够有所依照,以基本性能要求为设备的性能指标核心,生产或者研发出能够满足漂浮所需的,达到基本功效的漂浮设备,同时对其他拓展性功能配件的基本性能要求进行规范。

以下概念是各项基本性能的概括描述名称,由此产生了量化指标的要求:

1. **光密封性** 漂浮设备未开启人造光源时的内部照度。

2. **设备内 / 外空间响度** 漂浮设备未开启设备所配备扬声器时的噪音响度。

3. **设备耐受漂浮液比重** 漂浮设备使用的漂浮液比重的范围。

4. **扬声系统频率范围** 漂浮设备使用的扬声系统最高频率表现和最低频率表现。

5. **人造光源色彩通道** 指漂浮设备的人造光源,所能表现的基础色彩(红、绿、蓝、白)。

6. 平均故障间隔时间　硬件产品两次连续故障的时间间隔的数学期望值。

(一) 光密封性

光密封性是设备内部空间封闭之后对光源的隔离程度,以照度量化该指标是。漂浮设备的感官剥夺重要因素之一,视觉的削弱会受到环境亮度的影响,在漂浮设备的使用中,光线一旦超过一个界限,就会造成影响。强光将使漂浮者的注意力无法集中,而漆黑的环境中投入部分光源,同样会将漂浮者的注意力完全吸引,因为此时的漂浮设备中,其他所有的感官刺激因素都被削弱剥夺了,仅有的刺激因素产生的效果将被放大。在实际设备的要求中,除要求特殊的光疗法之外,都会尽可能降低环境对漂浮者的影响。

(二) 设备内 / 外空间响度

设备的扬声系统工作时设备内 / 外空间响度决定了漂浮者的体验感受。声觉的控制同样是感官剥夺的重要因素之一,这一数据用分贝进行量化,简单来说就是设备的工作噪音。噪声环境会使人产生生理不适、脑电波紊乱、神经功能下降等不良反应,故而设备工作噪音这一基本指标应尽可能小。漂浮设备的产品在研发时所有超过一定分贝的噪音均应加以消除。标准将这一数值设定在漂浮状态 20dB 以下。

漂浮设备中,噪音的主要来源有设备内部工作噪音,例如水泵工作声音、通风系统工作声音;有环境共振声音,例如漂浮设备防止环境中的噪音通过设备产生共振放大效应导致的噪音。其中设备工作噪音有高频和低频噪音。在满足适当噪音限制要求的条件下,我们也应该对其他噪音予以消除,因为有些高频和低频噪音尽管分贝值不高,但是依然会对用户产生不良影响。

(三) 设备耐受漂浮液比重

漂浮设备耐受的漂浮液比重是指漂浮设备能支持最高和最低的漂浮液密度,该项基本性能指标针对漂浮液整体的过滤系统及水泵循环系统。

漂浮设备的一项基础处理流程即使用过滤芯对漂浮液进行过滤,去除其中杂质。根据工艺及材质的不同,达到相同效果的滤芯实际上过滤速度并不相同,需要的过滤压力也不尽相同,低质量的滤芯将需要更大的水泵压力才能达到一个期望的过滤速率,而高质量的滤芯不仅将所需的压力降低,在降低压力后还可以达到更为理想的过滤速率,且能够耐受的液体密度范围更大。

漂浮液密度和实际应用场景的关联,更多的是漂浮的体验感。感官剥夺需要抑制人的重力感,低密度的漂浮液很难完全托起体重较高的人。同时感官剥夺还需要尽可能消除用户肌肤对外界的边界感。低密度漂浮液无法达到该项要求的触感,所以漂浮设备在对更高比重漂浮液体的耐受度上有所要求,而这又和漂浮设备水泵的抗压能力、过滤系统的能力息息相关。

但是,耐受低比重漂浮液的要求并非毫无用处,不同工作原理的水泵对于低比重液体的运输效果不尽相同,漂浮设备的漂浮液随着不断的使用,会产生比重降低的情况,甚至有些用户会特殊要求采用低比重的漂浮液体,这时需要流出系统的冗余,保证漂浮设备在一定范围内均可以正常稳定的运行,而不会产生水路压力过大、过滤速度慢,漂浮液在管路内析出溶解气体导致漂浮液运送速度变慢,甚至无法运送的情况。

(四) 扬声系统频率范围

这里的频率范围指扬声系统能够发出的最高频率和最低频率。而扬声系统的频率范围关系到,是否能尽可能地还原出所播放音频内容的原貌,这就如同在现场听交响乐的人更容易产生情感共鸣。而用普通设备听录音的人则在音乐的情感共鸣上表现得参差不齐。这是因为,从现场的录制到还原成扬声器播放出的音乐,其中音乐损失的频率部分会不断累加。仅扬声器一端,如果采用非全频段扬声器,甚至只能还原 150~15 000Hz 的音频波段。有将近 20% 的音频细节损失。这也是为什么人们经常会觉得,见面谈话会给对方传达更多情感信息。当高水平的扬声系统用于漂浮,会在漂浮结合音乐疗法等涉及大脑接收信息强化的疗法中。起到更好的作用,传递更完整的信息。

(五) 人造光源色彩通道

人造光源色彩通道针对的是漂浮设备内的环境灯。目前在本套标准中,不允许使用任何单一色彩的光源,因为此类光源色彩单一,甚至无法对亮度进行更为细致的调节,反而容易造成漂浮者的焦虑和压抑。

人造光源有热光源和冷光源,热光源大多指老式发热灯丝,这在漂浮设备中是不予以采用的。而漂浮设备中用的冷光源,一般指的是 LED 灯光源,LED 光源的基础三原色为红色、绿色、蓝色,漂浮设备目前对于 LED 人造光源的要求为红色、绿色、蓝色、白色,市面上一般称为 RGBW 灯,增加白色色彩通道之后,LED 光源将有更为丰富的色彩表现。

在实际应用场景中,RGBW 灯配合精密的控制系统,每种可提供 100 级左右的亮度等级,4 个通道 100 级调节能提供接近万种不同强度及色彩的光源,能够近乎完美地模拟生活中的大部分环境色彩。在特殊的心理学色彩疗法当中,RGBW 环境灯可以展现出更多的色彩疗法方案及可能,而如果采用设备的色彩通道不符合要求,这些组合式功能是无法实现的,这也是基本性能要求中增加对于人造光源色彩通道要求的原因。

(六) 平均故障间隔时间

平均故障间隔时间指的是两次相邻故障之间的平均工作时长,是衡量一个产品可靠性的重要技术参数,在基础性能要求中的平均故障间隔时间,相当于引入概念,能深入体现产品运营的稳定性。举例来说,如果一个设备的平均故障间隔时间是 1 000 小时,那么并非是同一个设备发生两次故障的时间,而是这一批平均故障间隔时间是 1 000 小时的设备有 10 台,那么每个设备工作 100 小时时,可能就会有一台产生故障。

参考国内主流的平均故障间隔时间测算方法,对漂浮设备的平均故障间隔时间进行测算。该项指标是作为基本性能参数的重要部分进行制定的,对于漂浮设备来说,稳定运行是首要的基本性能要求。

同时,平均故障间隔时间是企业判定产品保修条例、产品检修维护、日常保养条例、售后系统的备件存储数据和售后人力分配等问题的重要依据。

第三节　利用漂浮设备标准指导生产

在利用漂浮设备标准指导生产的过程中,要保持一定的原则,首先,要明确所有的标准本质是要满足国家法律法国的要求,满足用户的需求。其次,要能够适应企业的需要。

一、标准化是一种高效的、合法的技术壁垒

世界贸易组织(WTO)的成立在扩大贸易范围的同时,也侧面保护技术壁垒内企业的利益。随着市场的国际化进展,用户的眼光在逐渐提高,此时不再是企业选择提供给用户什么产品,而是用户选择从哪个等级的市场和企业采购自己所需的产品,用户决定企业有必要走向标准化。

自从中国加入 WTO 后,国际市场国内市场标准统一、平台统一已经成为趋势,漂浮设备利用标准指导生产,需要考虑的是,如果确定了客户群体和市场种类,就必须要按照符合该群体和该类市场的要求进行标准选择。漂浮设备从目前的发展前景来看,无论是医疗设备方面,还是体育运动设备方面,或者健康水疗类产品,都是发展方向之一,各个方面所涉及的标准不尽相同。例如医疗设备方面,本章所描述的标准的一部分采用的是国家标准 GB9706.1—2007/IEC60601-1：1988《医用电气设备第一部分：安全通用要求》,这是一套翻译自国际标准的医疗器械标准,这意味着该企业在未来,其产品能够借助执行该套标准,得到相应以该标准为采购要求的机构的认可,能够参与漂浮设备在国内医疗器械领域,甚至国际医疗器械领域的竞争。

目前漂浮行业并未有强制性标准,但是一旦进入国际市场,必须拥有标准,或者进行采标。采标即如果漂浮设备在对应供应商处作为水疗设备出口,那么必须采标相应的水疗设备标准、电器标准等。

另一方面,标准的执行并非一蹴而就。实际标准的执行更多是分批执行、分步执行,切勿求全,试图一步到位力求完美。本章涉及的标准被分为了 4 个部分。可以看出,都留出了补充、更改、替换、修订的余地,在日后标准的逐步实施过程中,会由浅及深、逐步执行,发现不妥之处也能尽快修正。

在商业案例中,麦当劳、肯德基、美国通用电气等公司的重要核心竞争力就是标准化。在选择了合适的标准后,可以采用适当的管理方式进行标准化推进,

例如美国质量管理体系中的 PDCA 法则,P 代表 plan,D 代表 do,C 代表 check,A 代表 act,所表述的含义就是先计划,再执行,最后检查,检查后对结果进行处理。实际操作中,企业应当分析现状,找出问题,先将标准及问题结合起来应用 PDCA 法则进行问题处理,由此作为突破口应用标准。

实际操作中,大部分从业者面临的是找到问题,而不是做出计划,这时需要回到相应的企业标准中。例如本章中采用标准的企业,在无法察觉问题所在时,积极采用了合理的 ISO 质量管理体系,帮助企业在无法确切找到问题根源时找到突破口,从而成功开始标准化事业的推进。

二、其他的指标参数

本章所涉及的指标参数,仅仅是通用的、基本的部分。实际上在漂浮设备的研发制造和生产过程中,还需要对其他很多基本性能参数进行确定和限制。在企业的实际适用中,这些参数会体现在检验标准、单独产品系列的参数之中,并且决定了最终的产品质量及使用效果。

《医疗器械监督管理条例》《医疗器械注册管理办法》《医疗器械说明书、标签和包装标识管理规定》等法规都是企业需要熟悉的,此类法规在国家相关单位的网站中均能够找到最新版本。而 GB9706《医用电气设备》的全套标准,GBT14710《医用电器环境要求及试验方法》也需要从业者熟悉。如果企业需要进行相关申请,建议寻找更专业的机构协助进行,避免独自申报过程中因对流程要求生疏而耽误企业工作进展。

(刘梦朴)

参 考 文 献

1. Lilly JC. The deep self: Profound relaxation and the tank isolation technique [M]. New York: Simon & Schuster, 1977.
2. 张亚琪. 结直肠手术病人应用磷酸钠盐与硫酸镁行肠道准备效果的对比研究[J]. 护理研究,2008,22(7):614-615.
3. 廖运先, 王晨虹. 妊娠期高血压疾病硫酸镁及降压药的应用[J]. 中国计划生育和妇产科,2016,8(5):6-8.
4. 白殿一. 标准的编写[M]. 北京: 中国标准出版社, 2009.

第十七章 漂浮液的维护与操作

漂浮液日常维护工作的关键内容是漂浮液水质维护及漂浮液循环设备操作。本章简述漂浮液主要成分、漂浮液日常监控指标及漂浮液循环设备操作。

第一节 漂 浮 液

一、硫酸镁的性质

硫酸镁或无水硫酸镁,化学式 $MgSO_4$,是一种含镁的化合物,无水硫酸镁是一种常用的化学试剂及干燥试剂,但硫酸镁常指七水硫酸镁,为无臭、无味,呈白色或无色结晶,有苦味。无水硫酸镁易吸水,七水硫酸镁易脱水,且易在空气中易风化。

(一)硫酸镁溶解性

无水硫酸镁易溶于水,微溶于乙醇、甘油、乙醚,不溶于丙酮。其在水中的溶解度见表 17-1。

表 17-1 水中的溶解度

温度 /℃	−2.5	0	20	40	60	80	100
溶解度 /%(重量)	12	18	25.2	30.8	35.3	35.8	33.5

饱和硫酸镁的水溶液在温度 −3.9~1.8℃时析出十二水硫酸镁,在 1.8~48.1℃时析出七水硫酸镁,在 48.1~67.5℃时析出六水硫酸镁,在 67.5℃以上析出一水硫酸镁,无水硫酸镁不能从水溶液中析出。由于硫酸镁水合物易处于过饱和状态和介稳状态,所以在一定平衡条件下,可以同时存在几种硫酸镁水合物。

(二) 食品级硫酸镁含量要求

表 17-2　感官要求

项目	要求	检验方法
色泽	无色或白色	取适量试样置于 50ml 烧杯中,在自然光下观察色泽和状态
状态	晶体或粉末	

(三) 硫酸镁含量的测定

1. 方法提要　用三乙醇胺掩蔽少量三价铁、铝等离子,加入 pH ≈ 10 的氨氯化铵缓冲溶液,以铬黑 T 为指示剂,用乙二胺四乙酸二钠(EDTA)标准滴定溶液滴定钙镁总量。

在试验溶液 pH ≈ 12.5 的条件下,以钙指示剂羧酸钠盐为指示剂,用 EDTA 标准滴定溶液滴定钙。从钙镁总量中减去钙含量,从而计算出硫酸镁含量。

2. 试剂

氨水溶液

三乙醇胺溶液

氨氯化铵缓冲溶液:pH ≈ 10

氢氧化钠溶液:50g/L

EDTA ≈ 0.05mol/L

EDTA ≈ 0.02mol/L

铬黑 T 指示剂

钙试剂羧酸钠盐指示剂

3. 分析步骤

(1)试验溶液的制备:称取 10g 一类七水硫酸镁试样或 5g 二类一水硫酸镁,精确至 0.001g,置于 250ml 烧杯中,加入 100ml 水溶液。全部转移至 250ml 容量瓶中,用水稀释至刻度,摇匀。必要时干过滤,此溶液为溶液 A。

(2)钙镁含量的测定:用移液管移取 10ml 溶液 A,置于 250ml 锥形瓶中,加入 40ml 水、5ml 三乙醇胺溶液,用氨水调 pH 为 7~8,加入 10ml 氨氯化铵缓冲溶液及少量铬黑 T 指示剂,用 EDTA ≈ 0.05mol/L 标准滴定溶液滴定,至溶液由紫红色变为纯蓝色为终点。

(3)钙含量测定:用移液管移取 25ml 溶液 A,置于 250ml 锥形瓶中,加入 25ml 水,5ml 三乙醇胺溶液。摇动下加入 5ml 氢氧化钠溶液,加少量钙试剂羧酸钠盐指示剂,用 EDTA ≈ 0.02mol/L 标准滴定溶液滴定至溶液由紫红色变为纯蓝色为终点。

二、硫酸盐

硫酸盐有正盐(如 $NaSO_4$)和酸式盐(如 $NaHSO_4$)两种。除钙(Ca)、锶(Sr)、钡(Ba)、Pb、Ag 的硫酸盐难溶于水,大部分硫酸盐易溶于水。酸式盐比正盐溶解度大。

(一)硫酸钙

白色单斜结晶或结晶性粉末。无气味。有吸湿性。微溶于水。溶于盐酸。

自然界中的硫酸钙以石膏矿的形式存在。含有两个结晶水的硫酸钙($CaSO_4 \cdot 2H_2O$)叫做石膏(也叫生石膏)。将石膏加热到 150℃,就会失去大部分结晶水而变成熟石膏($2CaSO_4 \cdot H_2O$)。

(二)硫酸钡

硫酸钡,又名重晶石。为无臭、无味的无色斜方晶系晶体或白色无定型粉末。难溶于水、稀酸和醇,溶于热浓硫酸中。

(三)硫酸锶

白色粉末,微溶于水、盐酸、硝酸,不溶于稀硫酸、乙醇。

(四)硫酸铅

白色结晶粉末,不溶于乙醇,难溶于冷水,微溶于热水,稍溶于强酸的浓溶液中,但稀释后将析出硫酸铅沉淀。

(五)硫酸银

白色粉末,遇光逐渐变黑。不溶于乙醇,微溶于冷水,溶于氨水,硝酸、硫酸和热水。溶于氨水生成配合物,溶于浓硫酸生成酸式盐。将银粉溶于热浓硫酸或硝酸银溶液加入硫酸钠都可制取。

三、镁盐 - 氢氧化镁

氢氧化镁,易溶于酸和氯化铵。氢氧化镁沉淀 pH 值为 10.5,它易吸收空气中的二氧化碳。25℃时,氢氧化镁的溶度积为 5.5×10^{-12}。

在水中不同温度下的溶解度见表 17-3:

表 17-3   溶解度

温度 /℃	100	20
溶解度 /(kg/m^3)	0.04	0.019

第二节　漂浮液检测项目

一、漂浮液常规检测项目及限值

见表 17-4。

表 17-4　漂浮液常规检测项目及限值

漂浮液常规检测项目及限值		
序号	项目	限值
1	比重（20℃）	1.23~1.29
2	浑浊度（散射浊度计单位）/NTU	≤ 0.5
3	pH	7.2~7.8
4	尿素 /（mg/L）	≤ 3.5
5	菌落总数 /（CFU/ml）	≤ 100
6	总大肠菌落 /（MPN/100ml 或 CFU/100ml）	不应检出
7	水温 /℃	20~30
8	游离性余氯 /（mg/L）	0.3~1.0
9	化合性余氯 /（mg/L）	<0.4
10	氰尿酸（使用含氰尿酸的氯化物消毒时）/（mg/L）	<30
11	臭氧（采用臭氧消毒时）/（mg/m³）	<0.2（漂浮液面上 20cm 空气中） <0.05mg/L（漂浮液中）
12	过氧化氢 /（mg/L）	60~100
13	氧化还原电位 /mV	大于 700（采用氯和臭氧消毒时）

注：8~13 项为根据所使用的消毒剂确定的检测项目及限值。

二、漂浮液非常规检测项目及限值

见表 17-5。

表 17-5　漂浮液非常规检测项目及限值

漂浮液非常规检测项目及限值		
序号	项目	限值
1	三氯甲烷 /(μg/L)	≤100
2	贾第鞭毛虫 /(个 /10L)	不应检出
3	隐孢子虫	不应检出
4	三氯化氮(加氯消毒时测定)/(mg/m³)	<0.5(水面上 30cm 空气中)
5	异养菌 /(CFU/ml)	≤200
6	嗜肺军团菌 /(CFU/200ml)	不应检出
7	总碱度(以 CaCO₃ 计)/(mg/L)	60~180
8	总硬度(以 CaCO₃ 计)/(mg/L)	<450
9	溶解性总固体 /(mg/L)	与原水相比,增量不大于 1 000

附表

17-1　游泳池漂浮液水质常规检测项目及限值
游泳漂浮液质标准 CJ/T244-2016

游泳池漂浮液水质常规检测项目及限值		
序号	项目	限值
1	浑浊度(散射浊度计单位)/NTU	≤0.5
2	pH	7.2~7.8
3	尿素 (mg/L)	≤3.5
4	菌落总数 (CFU/ml)	≤100
5	总大肠菌落 /(MPN/100ml 或 CFU/100ml)	不应检出
6	水温 /℃	20~30
7	游离性余氯 /(mg/L)	0.3~1.0
8	化合性余氯 /(mg/L)	<0.4
9	氰尿酸(使用含氰尿酸的氯化物消毒时)(mg/L)	<30(室内池) <100(室外池和紫外线消毒)
10	臭氧(采用臭氧消毒时)(mg/m³)	<0.2(水面上 20cm 空气中) <0.05mg/L(漂浮液中)
11	过氧化氢 (mg/L)	60~100
12	氧化还原电位 /mV	大于 700(采用氯和臭氧消毒时)
注:7~12 项为根据所使用的消毒剂确定的检测项目及限值。		

续表

游泳池漂浮液水质常规检测项目及限值		
序号	项目	限值
1	三氯甲烷(μg/L)	≤100
2	贾第鞭毛虫(个/10L)	不应检出
3	隐孢子虫	不应检出
4	三氯化氮(加氯消毒时测定)(mg/m³)	<0.5(水面上30cm空气中)
5	异养菌/(CFU/ml)	≤200
6	嗜肺军团菌(CFU/200ml)	不应检出
7	总碱度(以 CaCO₃ 计)/(mg/L)	60~180
8	总硬度(以 CaCO₃ 计)/(mg/L)	<450
9	溶解性总固体/(mg/L)	与原水相比,增量不大于1 000

17-2　国际游泳联合会建议的世界级竞赛游泳池漂浮液水质标准

序号	项目	限值	备注
1	温度	26±1℃	
2	pH	7.2~7.6(电阻值10.13~10.14Ω)	宜使用电子测量
3	浑浊度	0.1FIU	滤后入池前测定值
4	游离性余氯	0.3~0.6mg/L	DPD液体
5	化合性余氯	≤0.4mg/L	
6	群落	21℃±0.5℃;100CFU/ml	24、48、72小时
		37℃±0.5℃;100CFU/ml	24、48小时
7	大肠埃希菌	37℃±0.5℃;100CFU/ml,池水中不可检出	24、48小时
8		37℃±0.5℃;100CFU/ml,池水中不可检出	24、48小时
9	氧化还原电位	≥700mV	电阻值10、13~10、14Ω
10	透明度	能清晰看到整个池底	
11	密度	kg/L	20℃时的测定值
12	高锰酸钾消耗量	游泳池原水或补充水的高锰酸钾耗氧量+3mg/L;池水中最大量10mg/L	
13	三氯甲烷	20μg/L	

　　注1:细菌的测试应使用膜滤,过滤后,将滤膜在37℃温度下在琼脂(培养基)中保存2~4小时,然后将滤膜放入隔离的培养基中。

　　注2:本标准为2002—2005年国际游泳联合会推荐标准。

第三节　漂浮液过滤

过滤就是滤去漂浮液中颗粒污染物,提高漂浮液的透明度、降低浑浊度,且可减少消毒单元消毒剂使用量和副产物的数量,使漂浮液保持卫生。所以,漂浮液过滤器是漂浮液循环净化处理系统中的核心工艺设备单元之一。

一、颗粒过滤器

采用颗粒过滤介质时,应包括循环水泵、颗粒过滤器、消毒和加热等水净化处理工序(图 17-1)。

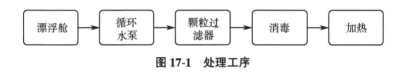

图 17-1　处理工序

(一)设计原则
1. 漂浮液过滤设备的选用应符合下列规定:
(1)过滤效率应高效,确保过滤后出水水质稳定。
(2)内部配水、布水应均匀,不产生短流。
(3)应选用体积小、安装方便、操作简单、反冲洗水量小的设备。
2. 过滤器可供不同设备使用,其总过滤能力不应小于 1.1 倍的漂浮液循环水量。

(二)常用颗粒过滤器
颗粒过滤设备主要采用压力式颗粒过滤器和重力式颗粒过滤器,但其所采用的颗粒过滤介质是相同的。

颗粒过滤介质可分为:①重质过滤介质,如石英砂、无烟煤、沸石、铁矿砂及活性炭等;②轻质滤料,如聚苯乙烯塑料球、纤维球、硅藻土等。

1. 压力式颗粒过滤器的选用应符合下列规定:
(1)压力式颗粒过滤器的滤层和承托层的组成。
(2)过滤速度应符合下列规定:
1)单层单介质滤料时不宜大于 25m/h。
2)多层多介质滤料时不宜大于 28m/h。
(3)过滤器的工作压力不应小于漂浮液循环净化系统工作压力的 1.5 倍;非金属过滤器的耐热温度不应小于 50℃。
(4)过滤器的外壳材质、内部和外部配套附件的材质应耐腐蚀、不透水、不变形和不污染水质,并符合现行行业标准。

(5)过滤器内的支承层底部不应产生死水区。

2. 重力式颗粒过滤器的选用应符合下列规定:

(1)单介质或多介质的滤料层厚度(不含承托层)均不应小于700mm。

(2)过滤速度应符合下列规定:①单层单介质滤料时不宜大于10m/h;②多层多介质滤料时不宜大于12m/h。

(3)过滤器的材质应不变形、不二次污染水质并耐腐蚀。

(4)漂浮液循环水泵设在过滤器之前还是之后,应经技术经济比较后确定。

3. 过滤器的进出口压力接近或大于0.1MPa时,需对过滤器进行反冲洗,恢复过滤器的净化功能。

二、活性炭过滤器

(一)原理

由于活性炭具有吸附性和比表面积非常大的特性,活性炭运用于漂浮液处理中,予以去除漂浮液的浊度、色度、胶体、铁、臭氧、余氯及水中的有机物,如一些化学药品的副产物、人体的代谢物(如氯胺、三卤甲烷及大量的尿素等溶解性有机物)。

(二)活性炭过滤器使用原则

1. 活性炭过滤器又称有机物降解过滤器或生物降解过滤器(图17-2)。

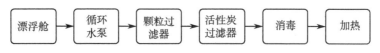

图17-2　活性炭过滤器在漂浮液循环净化

2. 活性炭过滤器在漂浮液循环净化系统中,应设置在过滤器之后加热设备之前。

3. 当过滤达到一定时间或活性炭过滤器进水压力的差值大于0.1MPa时,需进行反洗;当吸附量达到吸附容量时,需要更换活性炭。

4. 活性炭过滤器可按旁流量设计,旁流量应根据漂浮液的2%~10%计算确定。

5. 有机物降解过滤器采用活性炭-石英砂组合过滤层,并应符合下列规定:

(1)漂浮液在活性炭过滤器中的停留时间不应少于3分钟。

(2)活性炭应符合现行国家标准《煤质颗粒活性炭净化水用煤质颗粒活性炭》GB/T 7701.2或《木质净水用活性炭》GB/T 13803.2的规定。

(3)水流速度应控制在5~10m/h。

(4)采用水冲洗,每90~180天反冲洗1次,冲洗强度气-水反冲强度应为9~12L/(s·m²);反冲洗介质的膨胀率应按25%~35%计;冲洗持续时间宜为3~5分钟。

6. 活性炭过滤器作为多余臭氧吸附过滤器时,其构造和材质应采用牌号为S31603或S31608的奥氏体不锈钢或其他抗臭氧腐蚀的材料制造,且耐压不应小于系统工作压力的 1.5 倍;内部集配水宜采用大、中阻力配水系统。

三、其他过滤器

(一) 盘式过滤器

盘式过滤器由过滤单元并列组合而成,其过滤单元主要是由一组带沟槽或棱的环状增强塑料滤盘构成。过滤时污水从外侧进入,相邻滤盘上的沟槽棱边形成的轮缘把水中固体物截留下来;反冲洗时水自环状滤盘内部流向外侧,将截留在滤盘上的污物冲洗下来,经排污口排出。盘片在单元内为紧密压实叠加在一起,上下两层盘片中间沟槽起到过滤拦截的作用。原水通过过滤单元时由外向内流动,大于沟槽的杂质会被拦截在外部。

盘式过滤器的过滤功能由内部的滤盘完成,过滤盘精度规格有 5、10、20、55、100、130、200μm 等多种,漂浮液常采用 5~20μm 过滤精度进行深度过滤(表 17-6)。

表 17-6　过滤

颜色	过滤精度 /μm	目数
亮绿	5	3 000
粉红	10	1 500
深绿	20	750

(二) 袋式过滤器

袋式过滤器是一种压力过滤装置,主要有过滤筒体、过滤筒盖、快开结构和滤袋加强网等部件组成,滤液由过滤器外壳的侧入口管流入滤袋,滤袋本身是装置在加强网篮内的,液体渗透过时会筛去杂质,获得合格的滤液,杂质颗粒被滤袋拦截。而袋式过滤器更换滤袋十分方便,过滤基本无物料消耗。

滤袋常用材质有 PP、PE、PTFE、尼龙、不锈钢网等(表 17-7)。

表 17-7　滤袋材质和过滤精度

序号	材质	过滤精度
1	PP	0.5~500μm
2	PE	0.5~200μm
3	PTFE	1~200μm
4	尼龙	80~500 目
5	不锈钢网	10~50 目

（三）超滤膜过滤器

超滤膜是一种压力活性膜，其过滤原理为物理过滤，主要功能是将孔径大的离子和分子截留下来而让孔径小的粒子和分子完全通过。

超滤其在外界推动力（压力）作用下，截留漂浮液中大于 0.001~0.02μm 的颗粒和杂质，且能去除水中病毒、细菌、藻类、水生生物等物质。

（四）精密过滤器

精密过滤器，筒体外壳一般采用不锈钢材质制造，内部采用 PP 熔喷、线烧、折叠、钛滤芯、活性炭滤芯等管状滤芯作为过滤元件。一般采用孔径小于 10、5、1、0.02μm。

第四节　化学药剂选用

一、原则

（一）漂浮液维护使用的化学药品应符合下列规定

1. 应对人体健康无害，且不应对漂浮液产生二次污染。

2. 应能快速溶解，且方便检测。

3. 应符合当地卫生监督部门的规定。

（二）化学药品储存间的设计应符合下列规定

1. 应有通风次数不少于 12 次 /h 的独立的通风系统，其材质应耐腐蚀。

2. 房间高度不宜低于 3.0m，且墙面、地面、门窗和设施应采用耐腐蚀、易清洗和耐火材料。

3. 根据化学药品性质应采取相应的防热、防冻措施。

4. 房间应设上水和排水设施，电气设备应防水、防潮。

（三）水质平衡化学药品的选用应符合下列规定

1. 漂浮液 pH 值偏低时，应选用碳酸钠、碳酸氢钠、氢氧化钠等化学药品进行调节。

2. 漂浮液 pH 偏高时，应选用盐酸、硫酸氢钠、二氧化碳等化学药品进行调节。

（四）化学药品的投加方式应符合下列规定

1. 应采用湿式自动投加在漂浮液循环净化处理系统加热工序单元之后的循环上水管道内。

2. 不同化学药品的投加系统应分开设置，且投加点应设置化学药品溶液与漂浮液充分混合和防止漂浮液进入化学药品投加系统的装置。

3. 化学药品溶液投加点与消毒剂溶液投加点的间距不应小于循环上水管道 10 倍管径的距离。

4. 化学药品的投加系统应与漂浮液循环净化系统的循环水泵工序单元联锁。

（五）化学药品溶液的配制浓度应符合下列规定

1. 使用盐酸或硫酸时,溶液的浓度不应超过 3%（以有效酸计）。

2. 使用碳酸钠或碳酸氢钠、氯化钙、氢氧化钠时,溶液浓度不应超过 5%（以有效钠或钙计）。

（六）化学药品的溶液桶应符合下列规定

1. 溶液桶根据溶液浓度、化学药品的纯度应按漂浮不少于一个漂浮场次的消耗量及化学药品的沉渣量经计算确定,所需溶液应一次配制完成。

2. 溶液桶宜配置溶液电动搅拌器、液位计、超低液报警、上水管、加药泵吸液管、投加管和排渣管。

（七）加药计量泵的选用应符合下列规定

1. 加药泵的容量应按最大投加量计算确定,并应满足最小投加量的要求,且应计量准确。

2. 加药泵宜具有根据水质探测仪参数自动调节投加量的功能,并应准确投加。

3. 加药泵应选用电驱动隔膜式加药泵,且防护等级不应低于 IP65。

（八）不同药品装置

加药计量泵、溶药溶液桶（槽）、输送药液的管道、阀门和附件等,应采用在相应温度和工作压力下耐腐蚀材质的制品,且不同化学药品的装置应有相应标志。

（九）漂浮液产生水藻的原因

①日照、阴雨、闷热；②漂浮液循环不好,如循环周期过长。漂浮液宜采用最大余氯量消除水藻,不宜采用硫酸铜等重金属盐类化学药品除藻剂。

漂浮液由于受阳光照射易滋生水藻,并生长很快,使漂浮液变得浑浊,以往采用投加硫酸铜予以消除。但铜离子是重金属,投加过多对人体有害,当漂浮液 pH 值大于 7.4 时,会使头发变色、池面变色,所以不推荐采用。出现藻类最常见的原因是漂浮液中没有保持足够的残留氯所致,所以保持漂浮液中有足够的游离性余氯不可忽视。

二、化学药品的储存

1. 化学药品应分品种采用间隔式货架分层存放,不得在地面上堆放。

（1）防止不同化学药品在取用或运输过程中不慎泄漏造成两种化学药品发生化学反应而带来不良的后果。如次氯酸钠与盐酸及硫酸氢钠接触之后会释放有毒的氯气；氯化异氰尿酸如与酸性或碱性物质接触会发生反应,会释放二氧化氯,从而产生爆炸条件。

（2）方便运输、储存和取用,防止误存、误取和误用。分隔应采用不同货架分隔,但可采用共用通道方式。

2. 液体化学药品的容器不应倒置存放,且不应存放在固体化学药品之上。

液体化学药品是指硫酸、盐酸、澄清剂等。这些化学药品一般用塑料桶装,如倒置或水平放置,则桶内液体有可能从灌装口渗漏或溢出,如与其他化学药品相遇会发生反应,产生对人体有害的其他化学物质。

3. 化学药品包装容器外表面的名称、生产日期、标志应面向取用通道。

4. 为了管理人员不发生安全事故,本条规定不同化学药品包装容器、用具不得混用。

5. 储存时间

(1)硫酸镁储存于阴凉、通风的库房。远离火种、热源。运输途中应防暴晒、雨淋,防高温。应与酸类等分开存放,切忌混储。储区应备有合适的材料收容泄漏物。

(2)次氯酸钠化学性能不稳定,有效氯的含量受日光照射或较高的温度影响会分解和衰减而降低,这就要求在运输过程中防止日光照射,储存时远离热源。其储存时间不应超过 7 天。

(3)其他化学药品多数为固体状态(片状、粉状、颗粒状),具有较强的耐受性,为节省建筑面积和运输次数,均可按 15 天的用量进行储存。

第五节　系统维护管理

一、设备管理规定

1. 水泵管理规定

(1)水泵累计运行时间超过 500 小时时,应对轴承进行润滑维护。

(2)每年应对水泵进行中修 1 次。

2. 过滤器的维护管理规定

(1)每月应对压力表连接管、观察窗及排气阀等清洁 1 次。

(2)每 3 个月应对压力表、流量计的准确性进行校正。

(3)每年应打开人孔,检查过滤介质与过滤器接触面的腐蚀情况,并应补充新的滤料至设计要求高度。

3. 颗粒过滤器的维护　应每 5~7 年进行 1 次。

(1)更换过滤滤料和滤料承托层。

(2)整修或更换过滤器内的破损零件和部件。

(3)对过滤器内壁和外壁进行防锈防腐处理。

4. 消毒设备及加药系统维护管理规定

(1)每个漂浮场次前应巡视检查消毒设备及加药泵系统,保证水质监测系统中的管道、阀门等全部开启并通畅,电源线路无断路短路。

(2)每 15 天应对水质探头用中性溶液清洁 1 次。

（3）每个漂浮场次前,化学药品溶液桶、消毒剂溶液的剂量应符合场次要求,溶液桶盖的密封应可靠,并应确保化学药品溶液不泄漏。

（4）每月应对水质监测的各种控制器、探测器、记录仪表进行检修、保洁和校正1次。

二、各项检测规定

1. 人工检测

（1）每天应对使用过后的检测仪器清洁1次。

（2）每周应对检测用试剂、试纸的质量、有效期进行检查确认1次。

（3）每6个月应对检测仪器校正1次。

（4）每月应对化学药品储存间内的各种化学药品的有效期检查1次。

（5）次氯酸钠发生器、盐氯发生器、无氯消毒剂制取机等消毒设备应按产品说明规定的周期进行检修。

2. 臭氧发生器维护

（1）每个漂浮场次前应对臭氧发生器及配套的臭氧增压泵、射流器、静态在线混合器及臭氧接触反应器(罐)、臭氧尾气破坏器等完整性进行检查,并应向水封罐充满水。

（2）应定期由臭氧发生器设备生产商或供货商进行下列维护工作:

1）臭氧发生器运行达到1 000小时时,应按产品要求清洁或更换进风过滤器。

2）臭氧发生器运行达到2 000小时时,应按产品要求更换机内过滤器,并对设备进行清洁1次。

3）应对臭氧投加装置等进行检修。

3. 漂浮场次水质监测　各仪器仪表运行状态的巡查不应少于2次。加热设备的维护管理应符合下列规定:

（1）每个漂浮场次应对加热设备及其仪表、附件及温控、阀门的稳固性进行检查。

（2）每年应对加热设备及冷热水混合装置进行全面检修,并应清除水垢和防腐处理1次。

4. 紫外线的维护

（1）每天漂浮前应对紫外线消毒器进行检查。

（2）无自动冲洗装置时,每30天应对紫外灯进行清洁1次。

（3）每年应对紫外线照射强度标定1次。

第六节　监控功能

一、监控原则

1. 漂浮液循环净化处理系统的监控功能具备监测、安全保护、远程自动调节、自动启动和故障报警功能。

2. 漂浮液监控系统应由传感器、控制器或变送器组成,其监控应符合下列规定:

(1)根据 pH 值传感器的信号应连续显示出 pH 值,并应能通过控制器使 pH 值调整剂投加泵按设定值调整投加量。

(2)根据余氯量传感器信号应连续显示漂浮液的余氯浓度,并应能通过控制器调整消毒剂投加泵按设定值调整投加量。

(3)根据臭氧浓度传感器信号应连续显示出池子进水中的臭氧浓度,并应能通过控制器按设定值调整臭氧的投加量。

(4)根据浊度传感器信号应连续显示出漂浮液回水中的浑浊度,并应能通过控制器按设定值调整混凝剂的投加量。

(5)根据温度传感器信号应连续显示出漂浮液进水的温度,并应能通过控制器调节水加热器被加热水管道上的流量。

3. 漂浮液循环净化处理系统的设备控制应符合下列规定:

(1)循环水泵和其他转动设备应有运行状态显示,并应能远距离开启、关闭及与备用泵自动互换互投运行。

(2)循环水泵与各种化学品药剂投加泵应设置联锁装置。

(3)循环水系统发生故障时,监控系统应具有自动停止设备、设施运行和报警功能。

(4)漂浮舱和储液罐应具有过程水位显示及补水位、最高水位显示,自动开启或关闭进水管阀门和超低水位及超高水位报警装置。

(5)过滤器进出水口压差高于设定值时,应自动进行反冲洗程序或向控制中心发出报警信号,并关闭进出水管上的阀门,停止该设备运行。

二、监控项目

(一) 循环净化处理系统应对漂浮液水质的下列参数进行在线监测

1. 采用氯消毒时,应对下列参数进行在线监测:

(1)pH 值。

(2)氧化还原电位(ORP)。

(3)游离性余氯。

(4)浑浊度。

(5)水温。

(6)加氯间、次氯酸钠制备间环境中氯气的浓度及超限报警信号。

2. 采用臭氧消毒时,应增加下列监测参数:

(1)泳池进水中的臭氧浓度。

(2)臭氧发生器的工作参数:电压、电流、气体通过能力等。

(3)臭氧发生器设备间环境臭氧浓度及超限报警信号。

3. 采用无氯消毒剂时,应增加下列监测参数:

(1)漂浮液中的臭氧浓度。

(2)漂浮液中的过氧化氢浓度。

4. 取样点位置应符合下列规定:

(1)循环上水管上应设在循环水泵之后过滤设备工艺之前。

(2)循环回水管上应设在絮凝剂投加点之前。

(二)漂浮液循环净化处理系统各工艺工序单元设备,应对下列参数进行在线监测

1. 漂浮舱、储液箱的水位状态及开关状态。

2. 循环水泵、水过滤器(罐)、臭氧 - 水反应器、活性炭吸附器、臭氧加压水泵、水加热器等设备进出水口的水压力,以及水加热器热媒的进、出口压力和温度等工作状态。

3. 循环上水总管、过滤器的循环水流量。

4. 加热器进、出水口和热媒的温度。

5. 设备机房内全部转动设备工作状态的信号。

(三)除应设置在线监测外,尚应对漂浮液进行人工检测,人工检测水质的项目应符合下列规定

1. 采用氯消毒时,应检测漂浮液的 pH 值、比重、游离性余氯、化合性余氯、尿素、浑浊度、水温氧化还原电位、碱度、钙硬度和溶解性总固体等水质参数。

2. 采用三氯异氰尿酸消毒时,应增加检测氰尿酸。

3. 采用臭氧消毒剂时,应增加检测漂浮液表面上方空气中的臭氧浓度。

(四)人工检测漂浮液水质的水样采集位置应符合下列规定

1. 漂浮舱的水样采集点不应少于 2 处,并应沿漂浮舱长边均匀布置。

2. 水样应取自水面下 0.3~0.5m 处。

(刘梦朴)

参 考 文 献

1. 李文昌. 游泳池与按摩池水质管理 [M]. 台北:[出版者不详], 1998.

2. 李圭白, 杨艳玲. 第三代城市饮用水净化工艺——超滤为核心技术的组合工艺 [J]. 给水排水, 2007, 33 (4): 1.

第十八章　漂浮场所标准的制定指南

　　20世纪中期,John.C.Lilly博士和Glenn在美国建立了最初的商业漂浮舱运营中心以后,漂浮设备开始进入大众的视野,从将漂浮者完全沉入其中的桶形漂浮舱,到后来的盒子形漂浮舱,再至如今更为现代化、智能化的专业漂浮设备,众多运营者的目光投向了漂浮设备本身,步入互联网时代以后,漂浮开始形成正式的疗法学说,将漂浮环境纳入整个体系之中(图18-1)。

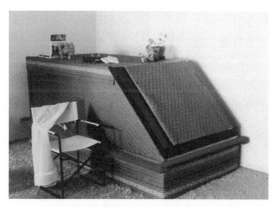

图18-1　初步进化后的漂浮设备已经开始和环境装饰搭配起来

　　目前国际通行的漂浮场地标准思路依然处于基于维持漂浮的核心原理阶段,随着国内借助互联网时代的发展,用户体验为核心思想的传播,开始着手于如何让漂浮在满足核心原理的同时,借助于环境增强漂浮疗法的效果。

　　本章的主要内容在于为漂浮运营者、漂浮爱好者传播基于漂浮场地标准的用户体验搭建思路,深入浅出地学习并应用本章所介绍的漂浮场地标准,因地制宜地进行漂浮环境的搭建,使运营者及爱好者能够在工作中理顺思路,更好地建设自己的漂浮场所。

第一节 国际漂浮场所标准的现状

Samadhi公司运营商业漂浮馆时,漂浮设备并未纳入任何监管体系。2010年以后,一些国家的卫生部门陆续提出了一部分对于漂浮设备运营场所的相关指导文件,其可作为文件公布地区漂浮运营者获取运营资质审批,检查人员时的标准依据。

一、国际现状

目前已经提出漂浮场所相关指导内容的有:美国华盛顿卫生部提出的《漂浮舱指南:作为特殊泳池种类的漂浮调节系统》,美国佛罗里达州卫生部提出的《漂浮舱行政代码引用概要》,加拿大不列颠哥伦比亚省卫生部提出的《漂浮舱:公共卫生健康注意事项》《漂浮舱:公共卫生审查员指南和注意事项》和《漂浮舱指南》,西澳大利亚洲卫生部提出的《漂浮舱的安装、操作、监控和风险管理指南》。这些指导文件从名称来看,是针对漂浮设备的文件,但事实上,是一些公立机构提出的关于漂浮环境及设备相互综合的一些要求。另外,北美漂浮协会、德国漂浮协会、瑞典漂浮协会等有一部分简单的说明性文件。但是就执行力度及专业度来看,远不及拥有庞大的后备力量的公立政府机构所出台的文件。

国内目前关于漂浮场所的相关文件,就笔者所知,基本还限于企业及社会组织团体内部使用,比如中国中医药信息学会漂浮疗法分会对漂浮场所有一定的规范性文件,某些企业内部也拥有比较完善的漂浮场所的指导性文件。

二、解读国外漂浮场所标准

实际上,在国内漂浮业发展初期,国外的相关标准成为了国内漂浮企业及运营企业的"产品经理",也就是说,在国内漂浮产品的萌芽时期,这类标准充当了中国企业的"老师",深入指出哪方面对于漂浮是重要的。目前,国内思路更为灵活的先行企业、行业龙头可以将国外相关指南和自身产品的功能相互融合,从而做到摆脱指南的一部分内容,同样达到按指南进行操作的效果。

针对国外标准文件《漂浮舱指南》,我们将其目录细化,整理出文档框架如表18-1。

(一)现场和计划审查

本部分内容和国内最大的区别在于,国内对于漂浮运营场所并没有独立的运营审查。实际操作中,国内漂浮是以从事运动健康恢复、心理咨询、美容服务等行业的审批进行的。可以看出目前国内的现场和计划审查依然有所欠缺,就国内现状而言,这从侧面降低了从业门槛和准入难度,扩大了漂浮市场。

表 18-1　《漂浮舱指南》文件框架

设施	现场和计划审查	
	设施设计标准	漂浮舱室
		公共事业
		化学存储
	漂浮舱结构	漂浮舱内部
		水箱水处理
操作方式	设施运行	操作
		操作手册
		设施清洁和消毒
		一般卫生
		一般安全要求
		员工和客户教育
		文档
	漂浮舱的操作和维护	储液罐再循环
		化学水处理
		设备维护
		漂浮舱清洁和消毒

（二）设施设计标准

关于漂浮设施设计内容的行政标准，国内目前还处于空白状态，在笔者了解中，目前北京有企业已经联合了相关机构，结合加拿大不列颠哥伦比亚省和美国华盛顿的漂浮场所规范准备出台相应标准文件，而此前此类文件更多是在企业内部流传。

（三）漂浮舱结构

国家并未出台单独针对漂浮设备的标准（包括国家标准或者行业标准）。在国内一流的漂浮企业中，已经开始逐渐进行医疗级别采标，其中涵盖了电气安全、结构安全等。国内已经开始明确分化漂浮设备供应商为专业级别、医疗级别和普通的娱乐放松用品。

（四）设施运行、漂浮舱的操作及维护

这两部分在此合并进行解读，因为设施运行和漂浮舱的操作及维护密不可分。在《漂浮舱指南》中，运营及操作维护占用很大篇幅，这也从侧面说明漂浮是一种综合的、高级的服务。

上海的某家漂浮运营中心采用细化管理的方式，严格执行内部的漂浮舱运营

手册,但是这无疑需要有出色执行能力的员工。另外,一些企业采用德国思路,把指南和产品融合,将人无法量化的内容固化到系统中。目前的项目中,把一些操作维护与消毒流程固化到漂浮设备系统中已经成为一种主流做法,整体上降低了整套标准的执行难度。这种做法也反向影响了国际市场,2019 年上市的美国漂浮设备中,一部分已经仿照国内的做法进行了消毒维护操作的固化。

整体来看,《漂浮舱指南》作为一套成熟的漂浮舱运营指南,尽管在执行上步骤比较繁杂,但其无疑是一套完善的安全体系规范,在因地制宜的调整后,足以满足国内漂浮从业者对自身运营场所进行指导的需求。

从行业发展趋势来看,国内相关机构出台的相关场所标准,应在对各部分做出适当补充和提升的基础上,照顾整体市场的局面。企业或者运营者内部所采用的漂浮场所标准,会在满足国内相关机构的标准上提升、拔高。事实上,未来这种更高的服务类规范很可能会作为行业服务规范出台,从而形成一部分标准作为基础,一部分标准保证漂浮者体验的局面。日后,随着市场的发展与用户需求的提高,漂浮企业很可能在得到相关机构的支持后,以合理的方式使漂浮馆能够获得更优质的、融合了一部分场所维护要求中的漂浮设备,进一步分化市场格局。

第二节　搭建出色的漂浮场所

一、运营资质

漂浮,作为一种新鲜事物,20 世纪才进入国门。在北京市第二医院进行试点时,也未曾有人会料到漂浮行业会蓬勃发展。漂浮的运营资质更是众多经营者所关注的问题,本节要介绍如何为自己的漂浮服务匹配资质。

漂浮的资质需求是根据所处行业决定的。以心理咨询行业为例,如果希望将漂浮设备用在以提供心理咨询、心理治疗为核心业务的经营场所,那么这时漂浮设备及相关业务的资质已经无法构成该经营场所建立的核心,需要运营者本身具备从事心理咨询行业及提供心理治疗服务的从业许可证,而漂浮设备仅是作为提供一项心理治疗手段的特殊器具依托于整个场所存在,稳妥之见也仅需在经营业务中增加水疗一类项目。而漂浮从业者,目前仅在中国中医药信息研究会漂浮疗法分会所设立的中国人才储备库中,建立了漂浮师的考核和审批。未来如果行业内有强制行政类指令要求相关从业人员具备资格时,很大可能会将该资质审批等级进行升级,或者直接以此作为执业人员审批基础,不过就目前的业内行情看,有相关的证书无疑会在自己的对外业务开展中占有一定的优势。

二、场地的规划、建设要点及建设流程

对于漂浮服务至关重要的是场地规划,下文将介绍如何选择漂浮场地并进

行规划,包括建设要点、建设流程,避免产生原则性的失误造成后期效果不尽如人意。

(一) 场地层高、面积、空间布局规划

从层高和面积来说,功能决定了面积,层高决定了感受。决定面积的因素可以浓缩为数个功能空间,所以一个感受出色、功能完全的漂浮场地,至少包含如下几大功能空间:①用于漂浮的空间;②漂浮空间融合的淋浴、洗漱、更衣空间;③漂浮空间融合的半独立卫生间;④漂浮空间配套的独立的设备间;⑤接待休息空间。

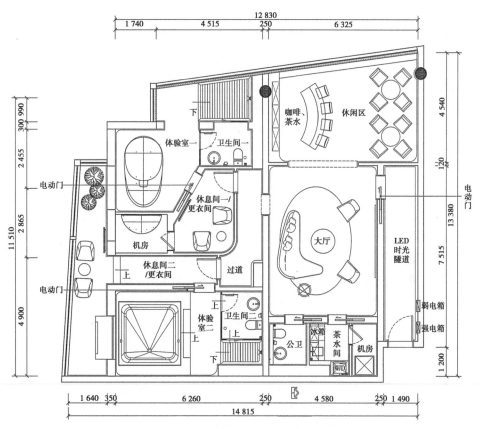

图 18-2　北京市某漂浮会馆的初版设计稿

如图 18-2 所示,该场所的初版设计稿中,能够看出在受限于场地承重结构的情况下依然充分分割出了对应的功能区,右侧的接待空间和左侧的漂浮空间休息间通过走廊进行了明显的功能区分割,带给客户充足的安全感。尽管其设计稿中仍然有违背漂浮原则之处(如左上角的漂浮空间未完全屏蔽强光),但整体上在有限的空间内满足了适当宽松的漂浮环境。层高方面是建立在房屋基础上的。但是最基本的应当保证不低于 2.8m,不高于 3.2m 的最终层高,过高的层高在漂浮

环境中并不会带来宽阔的感受,反而会导致环境温度维持困难、用户缺乏安全感等问题。

(二) 建设要点及建设流程

在介绍该部分内容前,笔者在此依然要做出提醒,没有全面的漂浮场馆建设经验的设计方及施工方,很可能无法完成一个出色的漂浮场所的建设,本书暂不提供更多详细的漂浮场所建设标准及建设内容。本部分内容仅作为入门指导,提示阅读本书的从业者一些重要事项,或者对已有的漂浮场所进行自我提升,但并非这些内容已足够搭建出完整的漂浮场所,如果希望打造完善的漂浮场所,还需要接受系统的漂浮疗法学习和运营相关培训。

在漂浮场所的建设要点中,重点需要注意 3 项内容:强弱电的铺设;环境要素中的隔音、通风、光线;附属功能的介入。

第一,对于强弱电的铺设,从业者需要在前期做好充足的需求规划,确定整个场所到底要实现哪些需求,如智能家居方面,如果希望采购智能灯控系统,那么必须要注意智能灯控系统的强电布线和传统强电布线是截然不同的两种方式,如果无法确定需求,那么则需要做好充足的心理准备和资金准备以防止方案更改引起的施工问题。

第二,环境要素对于漂浮的影响是首位的,在《漂浮舱指南》中对通风做了明确的要求。所有涉及漂浮的系统为一个整体,通风符合要求的同时还需要考虑到通风和保证漂浮环境温度方案的关联,也要考虑到出色的通风和环境隔音、噪音的关联,因为出色的通风系统不仅会带走湿气、带来新鲜空气,也会带走温度,带来通风噪音,而漂浮室大多都是没有窗户的,通风是一个必然需要达到的要求。

第三,附属功能的介入指的是类似于多彩环境灯光、背景音乐系统、自动门控系统、前台呼叫系统等能给漂浮者提升体验感受的系统。这些系统需要完善的前期需求规划,包括但不限于最终实现的效果、功能的实现方案等规划内容。在决定是否增加某些附属功能的时候,有必要将规划步骤放在项目前期,以确保强弱电设计、水暖设计等可以配合。

在建设流程方面,需要先行明确自身的期望值,例如希望有一个什么样的漂浮场所、接待哪类客人、增加哪些附属功能以加强用户体验感受,资金能承受哪些建设需求等,这样便于漂浮场所的设计方能够给出满足需求的设计方案和节省工期和资金,而有了详细的项目建设方案,施工自然不再是问题。对于没有相关经验的从业者,笔者建议寻找合适的、经验充足的漂浮馆设计建造方以避免返工或者无法达到预定效果。

(三) 漂浮室的面积

目前已知的漂浮场所中,受限于土地价格及租金,某些漂浮馆平均漂浮室面积实际上是较小的,我国香港大部分在营漂浮馆,漂浮舱仅在一个拥有淋浴隔间的小屋里,漂浮舱两侧距墙不足半米。实际上笔者并不推荐过度压缩的漂浮空间,这会带来紧张感、压迫感。在资金及场地都能满足要求的情况下,保持合适的空间,包括合理的层高、漂浮舱离墙距离、正面可以观看整个漂浮空间的距离、足够宽敞的干湿分离卫生间等,都会放大漂浮所带来的放松感、愉悦感,同时也会带来更满意的用户体验,增强漂浮者的漂浮欲望。

(刘梦朴)

参 考 文 献

1. 冯妙苑. 游泳大词典 [M]. 北京: 人民体育出版社, 1999.
2. 李延龄. 建筑设计原理 [M]. 北京: 中国建筑工业出版社, 2011.

第十九章　漂浮疗法服务的标准化

狭义的漂浮服务是指,漂浮运营机构对漂浮者提供问询、检测、漂浮、健康教育和各种身心健康支持的服务,以及提供与这些服务有关的食品、保健品、可穿戴健康管理设备、远程咨询的业务。广义的漂浮服务是指,达成为漂浮者提供和实施完整服务目标所涉及的各种有形资源和无形资源,按照一定秩序和内部联系构成的一个服务整体。

第一节　漂浮服务的现状和发展要求

一、现状和思考

漂浮疗法是一种新型疗法,属于健康产业和医疗型服务业领域。相对于传统服务业,现代服务业强调以新型服务模式面对全新的服务需求,建设和规范出理想的漂浮服务要考虑当下的社会经济发展背景。理想的漂浮服务,应该是合理、有效地配置服务资源,以满足漂浮者的需求,并努力做到有限资源的效用最大化和资源共享。

当下的社会经济发展有几个趋势,对漂浮行业的发展和漂浮服务的提供有很大影响。

首先,慢病人群越来越庞大。以我国国内的人民健康情况来说,据统计35~50岁的高收入人群中,大部分人的生理年龄比实际年龄高出了10岁左右,也就是说,他们比自己的实际年龄提前衰老了10年。一些常见病的发病率在逐年上升。比如糖尿病,1980年糖尿病的发病率是0.67%,1996年的统计数据是3.2%,而2008年发病率已经高达9.7%,在30年里上升了10多倍。再比如高血压,1950—1970年,高血压病以每年100万人的速度在增加;1980—1990年,每年增加的人数达到300万人;1991—2002年,已经以每年700万人的速度在增长。现在我国糖尿病患者已经超过了1个亿,高血压病患者超过2个亿,超重和肥胖的人数超过了3个亿。

庞大的慢病人群,反映出人们生活方式并不健康,而且目前国内的医疗系统在解决慢病问题上效果不明显,同样的问题也出现在欧美国家。而健身、大众运动的兴起也并没有阻止慢病比例快速上升的趋势。身心整合的医疗领域(整合医学,holistic integrated medicine)是目前比较有效的治疗慢病的方式。但这类方法有很明显的弱点,就是其科学属性不强。所以一方面要提供有效的身心整合的调理方式,一方面又要论证这一方式的科学性。这就为我们运营漂浮健康促进中心,提供漂浮服务的方式提出了基本的要求:一是要有效,二是要科学。

其次,数字革命对当代的服务业有着明显而强大的影响。有文章指出,"我们拥有的数据量很丰富,但数据给我们带来的回报正在迅速减少,因为一旦过了某个点,你掌握的信息越多,就越难理解其所包含的意义。"

再次,应用领域对漂浮服务的标准化需求已经非常明显。标准作为一种普适工具,已经由工业领域扩展到农业、服务业、社会管理和健康等领域。任何行业要减少损耗,优化技术和管理,优化流程、行为和效果,就离不开标准化。

我们在借鉴医疗系统、养老系统、健康管理系统、服务业标准体系的国内外成功经验的基础上,提出了漂浮服务标准化的理念,并在实践的基础上,完成了漂浮服务流程标准化的内容。

漂浮服务的标准化可以将不同等级的漂浮服务予以区分和实现。在漂浮服务标准化过程中,中国中医药信息学会漂浮疗法分会将漂浮服务分为医疗级别和大众消费级别。在不远的将来,我们将在全国首先推出医疗级别的漂浮服务团体标准。大众消费级别的漂浮服务标准在医疗级别的漂浮服务标准贯标、审查和准入操作一段时间后,再依据这些标准化操作经验推出。本书中如没有特别指出,所提到的漂浮服务均是泛指各种等级的漂浮服务。

二、漂浮服务的数据化

漂浮服务的数据化,是漂浮行业数据化发展的一个组成部分。一个基础要求是漂浮设备本身就是智能漂浮设备,可以联网。同时漂浮服务环节的数据,需要收集并在云端储存和分析。目前,可穿戴技术、物联网、移动互联网、大数据、云计算等新一代信息技术的快速发展,为漂浮服务的数据化提供了强大的技术支撑。

可以从两个层面理解漂浮服务的数据化含义:①漂浮服务的数据化是一个以智能物联网漂浮舱为核心多用户方的信息化系统;②漂浮服务的数据化是中国智能漂浮云平台为核心的数据中心,并按照统一标准实现全国的漂浮健康促进中心的互联互通和数据共享。

中国漂浮服务的数据化包括6个进化阶段:①漂浮设备联网。②漂浮服务过程中的所有数据通过联网汇聚在中国智能漂浮云平台上。③利用中国智能漂浮云平台上的数据形成智能并创造价值。④使用中国智能漂浮云平台的利益相关者形成生态。⑤中国智能漂浮云平台有统一规则,在规则的约束下生态成员可以获得更好的生存空间。⑥中国智能漂浮云平台为漂浮行业的从业者个人或企业赋能。

在数据化进化和推进之后,漂浮行业的整体价值才可以体现出来。漂浮服务数据化的意义在于,通过倡导广泛使用信息技术、消除低效行为,确保漂浮服务系统能够达到高品质的服务水平,向医疗服务的水平看齐。同时简化服务的环节,提升效率,使漂浮系统的服务人员有更多精力和时间关注健康的个人。为整个漂浮生态提供生长的土壤和养料,维护漂浮行业的良好和可持续发展。在数据达到一定的量和度之后,多维度和宽广度的漂浮数据可以推动智慧漂浮和个性化漂浮服务的发展。

漂浮服务的数据化离不开相应智能产品的支撑,比如各种可穿戴健康设备。可穿戴健康设备是指直接穿在用户身上或能够嵌入衣服或配件中的移动便携智能终端。可穿戴健康设备不仅是一个硬件终端,也是连接用户与软件服务、实现数据和云端交互的入口。当前主要可穿戴健康设备是心率、脉搏、呼吸频率、体温、热消耗量等体征数据收集设备,主要帮助用户制订健康合理的生理活动规划,实现用户大健康管理。

在漂浮服务的数据化发展中,需要坚持 5 点:①有用(usefulness),指的是具备实用的功能,不能为了收集数据而收集;②好用(ease-to-use),指的是漂浮服务或者云平台需要为使用者提供良好的操作环境和交互式的界面,让漂浮服务人员、漂浮者能够"轻松上手";③用得起(payment),这些数据化不仅使用者能够承担得起,通过使用,还应该降低使用者每次漂浮所支付的费用;④持续使用(continuance),指的是让漂浮者能够养成使用的习惯,提高商业运营的长期效益;⑤爱用(hedonic),指的是能够带给漂浮者以满足感、成就感,让人自发使用,这方面可以借助游戏化设计的思维来完成。

三、漂浮服务的标准

根据 GB/T20000.1—2002 中对"标准"的定义,标准具有以下特征:

1. 标准编制的目的是促进最佳共同效益。

2. 标准的本质属性是"统一性"。这种统一规定是作为有关各方"共同遵守的准则和依据"。

3. 标准制定的对象是重复性事物和概念。指同一事物反复出现多次。

4. 标准产生的客观基础是"科学研究的成就、技术进步的新成果和实践经验的综合成果"。

5. 制定标准过程要"经有关方面协商一致",即制定标准要发扬民主,与有关方面充分协商一致,不能凭少数人的主观意志。

6. 标准制定的程序性与规范性。标准文件有其自己一套特定编制格式和制定颁布程序。标准从制定到批准发布的一整套工作程序和审批制度,是使标准本身具有法规特性的表现。

由这 6 个特征可以看出,标准是组织现代化生产的重要手段,是科学管理的重要组成部分。一流企业定标准,二流企业做品牌,三流企业卖技术,四流企业做产品。搞好漂浮服务的标准化,具有以下的重要意义:

(一) 保证漂浮服务的质量

服务行业的特点是相当一部分服务的水平和质量无法确定,只有在服务过程中才能表现出来,特别是以人力资本为主的行业,如果没有有效的服务行为规范,消费者会对服务质量心存疑虑,因此,漂浮服务业必须像其他行业一样采用标准化管理,尽快建立漂浮服务职业资格标准体系。

(二) 提升漂浮疗法的社会声誉

伴随标准出现的是信任。加入中国智能漂浮云平台的商家,其漂浮服务经营商必须和平台签订协议,承诺遵守漂浮运营的各种标准,因为如果不遵守标准将会危及整个漂浮行业的形象。

在漂浮服务行业标准的制定过程中,我们主要参考了 ISO9000 族标准、联合委员会国际部医院评审标准、服务业组织标准化工作指南等 3 个标准体系。

ISO9000 族标准是以管理企业为基础,是针对组织的管理结构、人员、技术能力、各项规章制度、技术文件和内部监督机制等一系列体现组织保证产品及服务质量的管理措施的标准。该标准族可帮助组织实施并有效运行质量管理体系,是质量管理体系通用的要求或指南。它不受具体的行业或经济部门限制,可广泛适用于各种类型和规模的组织,在国内和国际贸易中促进相互理解。

目前国际公认的针对医疗服务领域的标准体系是"联合委员会国际部医院评审标准"(简称 JCI 标准)。JCI 标准的最大特点是以满足服务对象的全方位合理需求为主要依据,其理念的核心是"质量"和"安全",即最大限度实现"以患者为中心"的医疗服务,并建立相应的政策、制度和流程以鼓励质量改进,规范医院管理,具有先进的医疗行业质量管理理念,与医院所提倡的服务理念不谋而合。

服务业组织标准化工作指南从服务业组织的特点、经营管理需要和保障服务质量的角度确定其标准制定的总体结构,适用于一般的服务业组织,总体框架分类明确,思路清晰,可作为医院标准体系的总框架依据。

第二节　漂浮服务的具体内容

一、漂浮服务的流程

总的来说,每一个合格的漂浮健康促进中心,都应该是以安抚和康复漂浮者的身体、精神和灵魂,维护漂浮者健康为其最高使命。中心不但应该为漂浮者提供实际有效的漂浮方案,还需要提供安心、安慰、沟通和情感共鸣。漂浮服务含有相对复杂的目标,其服务手段也是多样化。无法实现漂浮服务的目标,也就无法实现漂浮者预期,无法实现漂浮行业的健康发展。在这一节,我们提炼和整理出现代漂浮服务的流程,并把各流程进行分解,最终实现标准化,完成漂浮服务所应该实现的多重目标。

现代漂浮服务可以被分解为不同环节;每一个环节再分解成系列的行动;每一个行动我们又将其分解成不同步骤。最后针对环节、行动、步骤,制作不同的清单和标准化文件,实施培训并进行监管,完成漂浮服务流程化和标准化。

(一) 漂浮服务的环节

1. 预约环节　可以由漂浮者在中国智能漂浮云平台完成。

2. 进场接待环节　一般进场接待时间 5~10 分钟。时间一般可分配如下:问候语并确认身份 2 分钟;确定此次的漂浮师、此次漂浮客观需求,完成收款事宜等共 5 分钟,总计 7 分钟。

3. 漂浮师沟通环节　首次漂浮的沟通环节大约需要 30 分钟,其他的沟通时间在 10~15 分钟。在首次漂浮前沟通环节,我们采用 SOAP 的记录流程作为此环节的 4 个行动。这 4 个行动分别为:

(1)行动一 S(subjective)——主观性信息收集和记录:由漂浮者主观陈述自己的需求和一些想解决的问题。同时漂浮师用相对主观的方式对漂浮者给予评估。

(2)行动二 O(objective)——客观性信息收集和记录:漂浮师按照电子漂浮健康档案的内容同漂浮者进行沟通,进行客观性的检查和填写。

(3)行动三 A(assessment)——评价:漂浮师针对前两个行动收集的数据进行评估并对漂浮者进行一定的分类。

(4)行动四 P(plan)——计划:漂浮师和漂浮者初步协商和确认本次漂浮并实施。

以上的过程相当于心理干预的诊断性访谈过程。

主观性信息收集这一部分中,标准化的设置有如下考虑:①自我概念的评估,漂浮者的外表是否整洁? 在沟通时,被评估者是否与会谈者有目光的交流? 被评估者是主动寻求与他人的交往,还是尽量避免一切社会交往? 如果被评估者是小儿,他是否对有关自己的活动或话题表现出急切想参与的表情,是活泼,还是畏缩? 对你来说,身体哪一部分最重要? 为什么? ②评估重点在于,观察总体外貌与身体语言,聆听漂浮者关于自我认同、社会认同、自尊水平的陈述。

在漂浮师和漂浮者沟通的整个过程中,漂浮师需要仔细听漂浮者的诉说,找出其最关注的问题和想法,这时不急于纠正其错误观念,等待时机;用漂浮者易懂的语言反复传播清楚、准确的信息;鼓励漂浮者提问题,提问题可加深理解;适当提出一些问题来了解漂浮者理解的水平。

4. 漂浮检测及数据收集环节　不论该漂浮健康促进中心配置的检测设备有

哪些,我们要求必须跟踪记录漂浮者的4项重要体征,分别是体温、心率、血压和呼吸频率。这些数据能够让漂浮健康促进中心对漂浮者的健康状况有一个基本了解。体温过高或者过低、血压偏低、心跳过速,任何一个信号及信号组合都有其重要的意义。

5. **漂浮环节** 基于国家漂浮健康示范基地的研发,我们制定、审查并构建了大约20套漂浮环节的行动指令集。漂浮环节的行动指令集就是一些预先定义的漂浮方案指令,包含针对各种漂浮者常见需求的漂浮方案。每个指令集都必须符合计算机系统的结构,同时要易于修改,以便根据个别患者的需求进行微调。行动指令集可以帮助实现漂浮服务的深度数字化,还能保证在任何一个合格的漂浮健康促进中心,漂浮者都能得到统一的高质量的漂浮服务。漂浮行动指令集还能够对一些安全措施进行提醒。

在这一环节,心理学的干预手段也是运用最多的,催眠治疗、音乐治疗等手段将在此阶段实施。

6. **漂浮后沟通环节** 是考验漂浮师技能水平的重要环节,一般安排时间为30~40分钟。

这个环节相当于心理干预中的整理环节,要对整个漂浮过程进行小结,更好促进来访者问题的解决。

7. **漂浮后客人的评价和意见反馈环节** 是通过填写线上电子评价表单的方式获得漂浮者对此次服务的总评价。一般来讲,包括一般性的评价和具体的有针对性的评价。一般性的评价包括对服务的有效性、适宜性和综合满意度评价。

8. **离店后的客人健康管理及跟踪环节** 这一环节可以建立一种使漂浮者重视并按时回访漂浮健康促进中心的机制。

(二)漂浮服务中的沟通

漂浮服务的8个环节,都涉及和漂浮者的沟通,沟通是非常重要的一个服务技能和服务内容,需要遵循以下原则:

第一,沟通中要体现尊重与关怀。漂浮服务的每次沟通中,都必须要体现对漂浮者的尊重与关怀。漂浮服务,不仅是提供综合、有效和技术先进的各种服务,还要提供对漂浮者的精神护理服务。因为漂浮的来访者,抱有很多不同的情绪和感受,比如渴望、疼痛、失败、焦虑、分离、好奇和心灵重建。他们中很多人渴望被唤醒、被关注,渴望有人陪他们、倾听他们。漂浮服务本身就是一种身心健康的综合服务,在保障基本的安全和卫生之外,第一重要的目的就是满足那些需要关怀的漂浮者的情感与精神需求。

第二,沟通要循序渐进。沟通是连续并且逐渐深入的过程,和漂浮者建立联系需要一步步实施,指导行为改变要从小范围开始。

第三,沟通中采用共享信息决策技术(shared decision making,SDM),即漂浮者需要共享整个漂浮过程中的数据信息,如检测信息、漂浮师意见等。SDM是一个漂浮者和漂浮服务人员共同参与的过程,它是一种有效的交流工具,打破了传统医疗中的主动被动关系,漂浮者和漂浮服务人员共同享有信息。

第四,沟通需要一致性。与漂浮者的沟通是所有漂浮服务人员的共同责任,全体人员给漂浮者持续一致的、正面的健康信息可加强漂浮者的感受并加快其状态的改变。漂浮服务涉及的不仅是漂浮师和漂浮者,更是一个多人的服务体系。完整的漂浮服务体系应当由不同等级的漂浮师、漂浮助理、漂浮接待人员、漂浮管理人员(统称漂浮服务人员)共同组成。

(三) 漂浮服务中的数据表单

第一,电子漂浮健康档案(electronic float health record,EFHR)。是指对漂浮者的健康状况及其发展变化,以及影响健康的有关因素进行系统化记录的电子文件。主要包括生活习惯、既往健康、健康数据、漂浮需求评估等内容。

中国智能漂浮云平台上的电子漂浮健康档案,鼓励漂浮者回答五个健康方面的问题(吸烟、锻炼、营养、睡眠和压力)。收集这些数据是依据医疗系统的成熟做法,长期以来,医疗人士在为患者做诊断或提出预防疾病的针对性建议时,都要参考家族病史和患者的生活习惯。我们把这个方法借鉴到漂浮系统中,这五方面数据看起来很普通,但是是掌握漂浮者健康状况的基本工具,也是进行漂浮者健康管理的重要前提。

首次漂浮的用户,可使用电脑或者手机进入中国漂浮智能云平台系统,填写自己的电子漂浮健康档案。

第二,电子漂浮量表系统。将传统的量表转化为线上量表,让漂浮者在漂浮健康促进中心,或者其他地点填写,这提高了漂浮服务品质和漂浮数据收集的可及性。后台云服务器上接收量表数据后,可以立刻并运行相关评价算法,将得到的主要身心状态及其变化规律等结果反馈给用户,让漂浮者更有意愿完成量表的填写。

第三,电子漂浮综合评估和疗程说明单。这一电子表单记录了漂浮师对漂浮者漂浮前后综合情况的主观评估,并给出漂浮疗程建议,且得到漂浮者确认的内容记录。

第四,电子漂浮健康管理报告(electronic float health management report,EFHMR)。是向每个漂浮者提供的一份记录其在每次漂浮过程中各项数据的具有安全保密性的档案。报告的第一部分是每次漂浮者漂浮数据的记录和分析,由于每次漂浮都需要采集相关数据,这一部分还包括漂浮者的健康图表,这个图表会随着时间的推移显示变化趋势,这样漂浮者和漂浮健康促进中心可以分享漂浮成果,了解身心状况。第二部分是漂浮师在漂浮者的健康档案、填写的量表和每次漂浮结果基础上,针对特别的健康问题(如吸烟)和漂浮者的需求作出的建议和总结。

电子漂浮健康管理报告是漂浮服务数据化的主要数据来源。从漂浮行业的发展上看,电子漂浮健康管理报告具有三个重要作用:一是包含了每次漂浮的完整信息并能进行共享,二是能提供健康管理提示和报警,三是能提供资料库支持。电子漂浮健康管理报告的发展目标主要是方便漂浮者信息的即时共享和获取,从而提高工作效率和漂浮服务质量;同时,借助计算机强大的功能,快速检索数据的同时接受多个终端访问,在相关数据挖掘的基础上,在医学信息处理的帮助下,可以轻松地实现漂浮资料的分类、统计等工作,为临床、循证等研究提供原始材料。

电子漂浮健康管理报告的核心价值更是实现漂浮信息在中国漂浮智能云平台上的共享,匿名化的漂浮数据如果能够在不同地区的漂浮服务机构之间实现共享,对个人的健康管理有极大帮助,对漂浮行业的发展有重大意义。

二、漂浮服务人员和漂浮体验

漂浮服务人员由漂浮师、漂浮助理、漂浮接待人员、漂浮管理人员共同组成。他们的共同服务对象就是漂浮者。

每位漂浮者对其每次漂浮经历都有感受或体验,可以将其归为3类:积极、消极或中立。"中立"的意思是漂浮机构并没有做出任何让自己的服务区别于其他竞争者的事情。感受会带来评价,而评价通常会影响行动,无论积极还是消极、购买还是放弃、下次带朋友来还是再也不来。总之,感受产生评价,评价影响行动,行动影响漂浮运营机构的营收。所以,漂浮服务流程中对人员的核心要求,就是给每一位漂浮者带来卓越的漂浮感受和体验。

要达到这一要求,我们将漂浮服务人员职业技能要求进行分解:

第一,漂浮服务人员应当以漂浮者得到真诚关怀和舒适感受为最高使命。

第二,漂浮服务人员承诺为漂浮者提供细致专业的漂浮服务。

第三,漂浮服务人员应当保持良好的身心状态,建立良好的人际关系。

第四,不断寻求机会创新与改进所提供的漂浮服务。

第五,保护漂浮者的隐私和安全,并保护所服务机构的机密信息和资产。

第六,对自己专业的仪表、语言和举止感到自豪。

第七,负责使清洁程度保持最高标准,创造安全无忧的漂浮环境。

对漂浮服务人员职业技能的7点要求,都是围绕着增强积极漂浮体验而展开的。漂浮服务和其他服务业相比,其服务的内容更为精细,完全围绕着漂浮者体验而为,因为漂浮服务是一种身心健康的综合服务,其关注在人的内心和精神层面。根据麦肯锡研究,机构应从理念、团队、管理体系、工具库、信息技术(IT)系统等五方面建设能力,打造卓越客户体验。

漂浮服务的理念就是为每一位漂浮者带来卓越的漂浮感受。这样的理念要在漂浮服务人员中彻底贯彻,它不仅影响漂浮服务人员的日常工作,而且赋予漂浮服务人员一种特别的权力和道德权威,使其能够在特殊的场合应付自如。

漂浮服务人员都需要始终致力于提升自己的职业素质,这才能构成一支带来优秀客户体验的专业团队。漂浮服务人员要保持科学的精神、勤勉的观察和学以致用的态度来推进自己和组织的漂浮服务技能。

漂浮者体验管理系统是整个漂浮服务体系的支撑,自上而下以漂浮者为中心的文化渗透、专业化漂浮体验管理团队提供人力保障,辅以漂浮体验工具方法库和 IT 系统的支持,多管齐下卓越的漂浮体验就可以建成。

标准化管理理念始终以人员及人员发展作为管理的核心。人员是标准的执行者和直接操作者。漂浮行业属于健康服务业,所有漂浮服务人员直接面向漂浮者提供漂浮服务,因此"人"是漂浮服务体系以及漂浮服务标准化管理中最重要的因素。标准化不是要通过标准化操作程序将漂浮服务人员变成机器人,而是要在尊重和关怀的原则上规范、协调日常工作,达成漂浮健康促进中心实施标准化的最终目标——使漂浮服务始终保持最佳秩序和品质,带给漂浮者卓越的漂浮体验。

第三节　漂浮服务标准化的实施和未来

一、漂浮服务标准化的实施

漂浮服务标准化的实施需要遵循 PDCA 循环的科学程序,即 P(plan):计划,包括漂浮服务标准化管理目标的确定以及标准实施活动计划的制订;D(do):执行,就是标准实施的具体运作,实现实施计划中的内容;C(check):检查,就是监督计划执行情况,总结计划实施结果,明确效果,找出实施中遇到的问题;A(action):处理,对检查结果和现存问题进行处理,继而对标准体系本身加以持续改进。这一轮未解决的问题置于下一个 PDCA 循环中解决,从而使漂浮服务标准体系的运行实现阶梯式螺旋上升,确保标准体系的先进性、合理性、完整性和可持续性。

在漂浮服务标准化的计划环节,首先要确认标准化的目标。漂浮服务标准化的目标可以量化为 5 个一级指标。①电子漂浮健康档案建档率:在标准实施漂浮机构中的电子漂浮健康档案建档率应达到 100%;②电子漂浮综合评估和疗程说明单的合格率,由漂浮督导定期对各个漂浮健康促进中心的疗程说明单进行抽查,其抽查合格率应该达到 100%;③电子漂浮健康管理报告的实施率:在标准实施漂浮机构中的电子漂浮健康管理报告的使用比例应达到 100%;④漂浮者的五星评价比例:在标准实施漂浮机构中的漂浮者给与漂浮机构的五星评价比率应达到 80%;⑤不同漂浮机构间资源和信息共享率:标准实施漂浮机构中的漂浮数据,应当与其他漂浮机构共享,其信息共享率应在 90% 以上。在漂浮服务的计划制订方面,可以遵照各标准实施漂浮机构个别需求来制订。

在漂浮服务标准化的执行环节,有两种形式的组织结构可以选择。第一种形式:漂浮健康促进中心设立标准化专职机构(如标准化小组),统一管理整个漂浮服务的标准化工作。第二种形式:不设标准化专职机构,将标准化工作分配至相应的个人,同时设立专职或兼职标准化专员负责标准化推进和实施工作。

漂浮服务标准化的检查,可分为自检和行业管理机构的检查。

漂浮服务标准化的处理,是指在检查过程中发现不符合项后,首先要与受评机构的负责人确认不符合事实,同时还要督促受评方尽快查找和分析产生不符合项的原因,提出纠正和预防措施,并规定实现期限。受评漂浮机构采取纠正措施后,评价方要对措施有效性和不符合项消除情况进行跟踪评价,如验证发现纠正措施没有明显效果,则应调整、修改并采取更有效的措施。

二、漂浮服务的未来

(一) 漂浮服务供应链的整合趋势

我国漂浮行业发展的早期,相关学会组织就主动开始整合漂浮服务的产业链,供应链,基于以下3个方面的考虑:

其一,供应链整合有助于实现规模经济。漂浮服务是一种商业运营,我们要提升漂浮服务的内容和品质,可以从其他行业的商业运营中获得启示,如脸书、沃尔玛、华为等企业,它们的创新更好地改变了消费者的生活。其提供了跨越地理限制的服务,在成本、配置和供应上利用规模经济,在各个地区不断创新、快速传播新的政策和规程。这些企业的品牌成为了"质量""效率"和"责任"的代名词,更有效地满足了消费者的需求。

其二,漂浮服务的品质和供应链关系密切。某公司的《全面供应链管理》手册中,从源头步骤选土开始即有详细规定,地段和土壤的资料及其后每一环节——养土、选种、播种、种植、灌溉、施肥、防虫等都要详细记录,再加上完善的产品回收计划,包括定期模拟测试,如果有问题发生,可用最短的时间找到每一片菜的来源并及时解决。与此同时,其对原材料的品质也有详细的标准和要求。类似的做法和效果将被应用于整个漂浮行业中。

其三,为数百万的漂浮者提供服务需要涉及很多综合学科,这意味着行业发展需要将漂浮健康促进中心整合到大的商业系统中,更加高效地聚集漂浮健康促进中心、心身服务机构、健康培训机构、智能健康设备供应商和其他供应商,这种互相协作的模式使漂浮运营整体获得了更高的专业程度,更低的运营成本,更高的客户满意程度。

小规模、家庭作坊式的漂浮服务方式可以提供精细的服务,但服务的质量会参差不齐,并且成本很高。整合各方参与者,通力协作、标准化、质量提升等驱动因素促使漂浮服务系统以更迅速、更低成本的方式为更多的人创造利益。漂浮服务可以以多种形式服务于漂浮者。不一定是专职的漂浮师,还可以是兼职或者联合提供服务的身心疗愈师、心理咨询师、按摩治疗师,并提供想象引导、冥想、瑜伽等各种服务。漂浮服务和其他疗愈服务运营方结合可以有意想不到的良好效果。

未来漂浮行业的效益来源就在于此。传统以差价驱动的商业价值创造理念会逐渐退出。从漂浮行业发展现状来看,目前漂浮行业内企业主要把商业盈利点放在以销售差价为驱动的渠道销售上,强化品牌公关、人员推广等。然而,专业的漂浮服务、良性的客户沟通、高效低成本供应链产品和技术的提供,才是漂浮行业发展的关键。

(二) 漂浮服务的去中心化

漂浮服务发展到更高级的阶段,必然出现漂浮服务的去中心化。去中心化的核心是漂浮服务不再是个人与漂浮机构之间的线状关系,而是以漂浮者为中心的网状结构,将各个身心健康服务的提供者整合起来,围绕在漂浮者周围。漂浮服务通过不同层次的健康服务主体围绕个人的健康需求展开。

目前国内的漂浮体系,如图 19-1 所示,将漂浮健康促进中心作为中央节点,相关漂浮行业专家系统、心理咨询和其他服务项目都围绕漂浮健康促进中心开展运营,漂浮者也将漂浮健康促进中心作为整个服务系统的中心。不同环节及服务项目之间的信息交换、资金及物料流动都要通过漂浮健康促进中心。

漂浮健康促进中心之所以成为漂浮系统的中央节点,主要原因是与漂浮服务密切相关的信息要素掌握在漂浮健康促进中心手中。按照目前模式开展的漂浮运营存在一个明显的缺陷,即一条通道只允许一个分支点与中央节点同时利用,不同分支点之间的信息交流必须通过中央节点,导致中央节点承担的压力过大,系统响应速度慢。

去中心化的漂浮服务不同之处体现在:打破了传统的体系结构,使漂浮者、专家系统、心理咨询、身心服务和医疗支持等不同环节之间的信息沟通更加紧密,提高了通道的利用率,加速了整个系统的运转(图 19-2)。

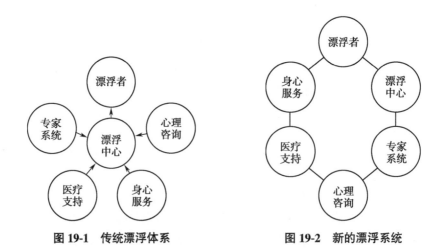

图 19-1　传统漂浮体系　　　　图 19-2　新的漂浮系统

在传统漂浮体系中,现场服务是唯一的服务方式。在去中心化模式下,漂浮系统的参与方能够利用网络平台,提供远程教育和咨询服务,扩大漂浮健康促进中心所提供服务的覆盖面,提高资源的利用率。漂浮健康促进中心不再是掌控所有环节的中央节点。尽管部分环节还在发展阶段,但总体而言,未来漂浮服务的框架结构将以此为发展方向。

(三) 远程漂浮服务

以医学发展的现状来看,医学的复杂性导致医师只能对患者提供一小部分医疗帮助。在世界卫生组织发布的第九版国际疾病分类中,包括 13 000 多种不同的疾病、综合征和损伤。也就是说,我们的身体能够以 13 000 多种不同的方式产生问题。每种疾病的治疗方法都是不同的,而且基本上都不简单。医生有 6 000多种药物和 4 000 多种治疗手段可供选择,每一种都有不同的要求、风险和注意事项。在漂浮行业中的情况也是一样的。因此,一家漂浮健康促进中心的漂浮师可能无法为所有漂浮者全面解决问题。这样的情况下,远程漂浮服务可以比较好地解决这个问题。远程漂浮服务是漂浮服务数据化网络化的高层次应用,包括远程会诊系统和教育系统。

远程会诊、远程咨询并不是陌生的词汇,远程医疗是指通过信息技术手段,打破地理限制,在不同地点借助视频、电话、信息传送等手段提供医疗服务的方式。如果按照针对的对象来分,远程医疗可以分为 B-B 端和 B-C 端。B-B 端指医院和医院之间远程会诊或实时进行远程指导,比如大医院对偏远地区诊所收治的卒中患者进行实时指导,或者两家医院共同会诊某一病例。B-C 端则是指医生和患者通过远程手段进行沟通、传送医疗信息、开处方等服务。

远程教育系统可以高效地实现对漂浮师的培训。目前主要采用实时交互和点播两种模式。实时交互培训应能保证授课专家音视频与课件播放同步,支持培训参与方实时交互,支持对培训过程的录像,并保存为通用文件格式存储在远程会诊中心,支持进行流媒体课件的制作、整理、归类。实时交互培训应包括对远程服务示教及远程教学的支持。远程教育系统还包括远程数字资源共享子系统,支持各漂浮机构共享各类漂浮数据,为查阅漂浮文献提供便利,以提高漂浮服务人员的业务水平。同时,支持各漂浮机构把具有典型意义的漂浮案例上传并分析,供漂浮服务人员参考、学习。

(四) 迈向更健康的未来

医疗、预防、保健一体化是新型的现代医学模式,代替了以往单纯医疗的局限服务方式,要求医疗保健人员更新观念,确定现代化思维方式的大卫生观,从思想上、组织体制上完成从单纯医疗型向预防、保健、医疗、康复型转变,这为漂浮疗法的发展提供了很好的契机。医疗正处在一个十字路口,成本、制度、医疗类服务机构和医疗类服务质量的相互关系一直是各方讨论的热点话题。加强漂浮服务机构和技术队伍建设,才能使得漂浮服务领域更广、更有效,也让漂浮服务更精准、更贴心、更人性化、更适合个体,如此,才能更好地服务于大众,并提供更多的价值。

(朱 凯　徐纪红)

参 考 文 献

1. 吴兴海,杨家诚,张林,等.互联网＋大健康:重构医疗健康全产业链[M].北京:人民邮电出版社,2017.
2. 彭剑锋,王一,冯莹.标准化的偏执狂:金色拱门背后的麦当劳[M].北京:中国人民大学出版社,2017.
3.《重塑客户体验》编委会组.重塑客户体验[M].上海:上海交通大学出版社,2016.

第二十章　漂浮疗法的信息化

信息化是基于现代通信、网络、数据库技术,将研究对象各要素汇总至数据库,供特定人群生活、工作、学习、辅助决策等和人类息息相关的各种行为相结合的一种技术。

第一节　漂浮疗法与信息化

一、信息化简介

(一) 信息化的含义

近些年,信息化在制造业、电子商务、医疗、教育、物流等多领域得到了广泛的应用,信息化的发展实现了信息资源的高度共享,从而最大程度提高了信息资源利用率,对提高行业的工作效率、实现高质量发展有重要意义。信息技术革命已经在全世界范围内展开,信息化作为一种新的生产力正在悄然改变我们的生活。可以预见的是,任何一个行业的从业者只有紧紧把握住信息化的发展,才能在众多竞争者中脱颖而出。

(二) 信息化的发展及影响

近些年,我国信息网络化建设迈入了高峰期,互联网信息化的快速发展对人们生活与工作产生了重要影响。自媒体成为信息传播的新途径,微信公众号、短视频、网络直播成为当下年轻一代获取信息的重要方式。

大数据、人工智能等多种基于计算机科学发展而来的新技术在医学领域得到应用与发展,使得简化就诊流程、辅助诊断、足不出户就医成为可能。健康信息的采集、分析、报告的生成均实现了信息化与智能化,提高效率的同时也增强了结果的准确性。漂浮疗法在发展信息化的过程中,充分借鉴了医学及其他领域信息化发展过程中的诸多宝贵经验。

二、漂浮疗法与信息化

我国的漂浮疗法是心理学、中医学、物理学多个学科交叉的产物,从诞生之日起便带有着强烈的"中国色彩",强调内外兼修、身心同治,将服务对象的生理特点、心理特点和所接触的环境作为整体进行治疗,与生物-心理-社会的现代医学模式相契合。随着漂浮疗法的不断推广,漂浮人才队伍的不断壮大,如何最大程度发挥漂浮疗法的效果和提高漂浮治疗的效率成为漂浮工作者关心的问题。

漂浮疗法的效果受到漂浮者、漂浮师、漂浮仪三者的共同影响,如漂浮者对漂浮疗法是否认同和接受、漂浮师的漂浮评估与诊断是否准确、漂浮仪的参数是否合理,这些因素都会一定程度上影响漂浮疗法的治疗效果。因此,作为漂浮治疗的核心人物——漂浮师就要具备"协调"三者之间关系的能力,使三者处于最佳状态以取得满意的治疗效果。为了达到这种"协调",站在信息角度,漂浮师要对漂浮治疗形成新的认识,即漂浮治疗的过程就是以漂浮师为主进行信息传递、收集、处理的过程,这一过程贯穿于漂浮治疗的始终。

漂浮疗法的宣传内容是否让人信服、场馆建设是否令人感到舒适、接待者的态度是否亲切,这些由漂浮从业者所传递出的信息都会影响漂浮者对漂浮疗法的看法,试想一下,当漂浮者处于一个温馨舒适的漂浮馆内并受到了漂浮师亲切热情接待时,他对于漂浮治疗的信心一定会有相当程度的提升,治疗效果也会随之增强。

同样在对漂浮者进行漂浮评估的过程也是一个进行信息传递、收集、处理的过程。在进行正式治疗前,漂浮师要对漂浮者进行诊断性访谈,接着要通过量表对漂浮者进行评估,这就是漂浮者传递信息,漂浮师有目的有计划地收集相关信息的过程。在漂浮者进入漂浮舱前,漂浮师要根据收集到的相关信息为漂浮者制定漂浮方案、调适漂浮仪的参数,这些便是信息处理的过程。

由此可见,信息传递的权威性、信息收集的全面性、信息处理的准确性都不同程度对漂浮治疗的效果产生影响。当以信息的眼光看待漂浮治疗时,漂浮师对漂浮者进行治疗的过程中,势必会收集处理大量的信息,如何在提高效率的同时又保证治疗效果呢? 如何利用信息化手段促使漂浮行业的健康发展和规范化运营? 如何利用已收集到的信息进行健康大数据挖掘,制定个性化漂浮方案,以更精准的手段去服务客户? 想要解决上述问题便要依托漂浮治疗领域信息化的发展。

(一)建设漂浮疗法信息化的意义

1. 提高漂浮治疗的效果和效率   漂浮疗法与传统的健康养生产业有着明显的区别,在调节方式上漂浮注重身心的双重调节,注重全生命周期的大健康;在实现方式上是基于智能化的漂浮仪与信息化的漂浮平台。目前市面常见的健康产业常忽视对个体情况的评估与服务后的追踪随访。这种现象产生的原因一是由于从业机构、从业者的专业水平良莠不齐,无法做到规范运营,二是由于从评估到随访整个流程会耗费相当大的人力与物力。

漂浮疗法建成信息化平台后为解决以上两个问题提供了新的途径。在评估与治疗过程中,漂浮者在漂浮师的指导下录入相应的信息后,平台即可基于算法对数据进行分析并生成相应的健康报告和个性化漂浮方案。在随访追踪过程中,漂浮者在接受漂浮治疗一段时间后,平台将以问卷调查或者上传图片与视频等形式对漂浮者进行持续动态的评估,为其提供持续的健康方案,同时对漂浮治疗的阶段性效果进行评价。由此可见,通过对漂浮治疗评估、随访等流程的信息化处理,可以提高漂浮治疗的效率和服务质量,让漂浮治疗在同类健康产业中脱颖而出。

信息化平台可按照规范的漂浮流程对漂浮师的每一步操作进行提示,根据漂浮者的个体情况给出针对性建议供漂浮师参考,从而有效地避免了漂浮治疗过程中对漂浮者相关信息漏收或错收的问题,为漂浮师顺利完成漂浮治疗、撰写漂浮者漂浮报告、积累漂浮经验并发表科研论文提供便利和保障。

2. 有利于漂浮行业的整体进步　一个行业的进步除了有优秀的专家带领,更重要的是团结每一个从业者,同样,每一个从业者只有紧紧依附在行业团体的周围才能得到长足发展。纵观目前的大多数健康产业存在着"各自为政"或者"行业垄断"的情况,这就造成了行业间信息交流传播迟缓、管理效率低下等问题,不利于行业整体的进步与发展。漂浮疗法作为新兴的心身治疗方法,其未来大有可期,信息化平台可以供漂浮学会进行定期的督导和考核增进漂浮师与协会的联系,保证漂浮治疗的效果和质量,实现漂浮疗法的长足发展。同时信息化平台为漂浮师的继续学习提供了途径,通过资源搜索可以获取国内外最新的漂浮研究进展与科研文献,在不断交流学习中最终促进漂浮行业的整体进步。

3. 促进漂浮疗法的科学研究　我国的漂浮疗法(中式漂浮)融合了推拿、中医情志学、芳香疗法等多种具有中国特色的疗法,相比于国外的单纯漂浮治疗效果更加显著,因此如何让中国的漂浮疗法走向世界,是我国漂浮从业者努力的方向。其中最具说服力的成果就是发表科研文章和申请专利,而这些成果的产出都离不开漂浮的科学研究。

漂浮疗法的科学研究与其他科学研究一样,具有探索性、创造性、继承性和连续性。探索性和创造性为漂浮疗法不断增添新的元素提供了保障。继承性和连续性保证了漂浮疗法永葆活力,不断进步。信息化平台上不断积累的真实漂浮案例是漂浮疗法科研问题的最佳来源,漂浮健康档案中记录的漂浮治疗效果与体验者感受是重要的科研数据,平台通过对体验者漂浮后进行定时的追踪与随访保证了漂浮科研的连续性。同时通过平台进行课题申报、科研注册、伦理审核,保证了对科研过程的规范管理。

我们可以预见的是在信息化平台的协助下,漂浮行业将会迈入新的台阶,在更广阔的舞台大放异彩。

(二) 漂浮疗法信息化平台简介

漂浮疗法信息化是依托计算机技术,将体验者的健康信息、漂浮师信息、漂浮知识等多要素汇总至信息化平台,供漂浮从业者、漂浮体验者用于工作、学习和获取漂浮相关信息。漂浮疗法信息化平台主要由工作平台、知识管理平台与宣传平台共同组成。

工作平台主要用于辅助漂浮师的漂浮治疗、为漂浮者制定个性化漂浮方案、生成健康报告等;知识管理平台主要供漂浮从业者学习、科研、查询与漂浮相关的文献与资料等;宣传平台可用于漂浮产品推广、漂浮动态信息发布、漂浮者提供预约体验。信息化平台的出现打破了时间与空间的界限,将工作、学习、推广三者之间紧密联系起来。接下来将分别围绕漂浮疗法的知识管理平台、工作平台和推广平台进行介绍。

第二节　漂浮疗法知识管理平台

知识管理平台主要用于辅助漂浮师进行科研和学习进修,主要包含漂浮疗法知识库和信息资源检索两大主要功能与模块。

一、漂浮疗法知识库

构建一个检索系统作为有关漂浮的常见知识汇总。如,什么是漂浮舱、漂浮疗法的效能有哪些、漂浮液有哪些类型等。

漂浮疗法知识库主要供漂浮从业者学习和进修使用,包含漂浮治疗、心理治疗、中医等相关知识。同时配备了漂浮师网络课程等模块。

漂浮疗法知识库根据漂浮师日常工作和学习的需要将相应的知识进行信息化,漂浮师点击相应的模块即可进行相应的学习。知识库具备知识查询、自我测评的功能。

1. **漂浮治疗**　主要包括漂浮治疗的起源与发展、漂浮治疗的机制、漂浮治疗的作用、漂浮治疗的适应证与禁忌证、漂浮舱的使用方法、漂浮治疗前后的标准化评估与技术干预等。

2. **心理治疗**　主要包括漂浮者心理评估、诊断性心理访谈、催眠疗法、漂浮治疗的引入、音乐疗法、漂浮后的心理干预等。

3. **中医知识**　主要包括中医基础理论、中医饮食疗法、中医推拿、中医体质分型、中医芳香疗法等。

二、漂浮疗法信息资源检索

阅读文献是漂浮师丰富自身专业知识与进行科学研究的重要环节,同时每个漂浮师也应该掌握文献检索方法。漂浮信息化平台中的文献传递功能可供漂浮工作者和科研人员查询漂浮相关研究文献,主要包括国内外漂浮科研文献、漂浮治疗优秀个案、漂浮治疗方案、漂浮舱相关信息、国内外漂浮研究进展等。相比于其他数据库,在信息化平台上进行资源检索具有更高的特异性,缩短了信息获取的时间,提高了研究者的效率,同时英文文献已由高校团队进行了翻译,一定程度上减少了阅读障碍。在阅读、查询文献前应该了解相关的概念和检索方法,以便提升效率。

(一) 信息资源组成

主要的信息资源包括漂浮疗法相关的学术论文、专利、操作规范、音视频教学资源、案例分析等,尽可能涵盖漂浮工作者和科研人员日常工作、研究所需的文献、音视频资源,帮助他们在规范实施漂浮疗法的同时能够了解到最新的学术进展。结合学术研究和工作实践,帮助漂浮师成长,也为漂浮疗法的发展提供一个资源宝库。

(二) 漂浮文献检索过程

应用平台进行文献检索是使用者将自己的问题与数据库进行字符匹配的过程。信息化平台所提供的文献资源,是在国内外主流数据库的海量文献中筛选出来的,更加具有针对性。一个完善的检索过程一般包含以下几个步骤:

1. 明晰检索问题　漂浮文献资源检索的问题主要来源于实践和学习过程中的思考,通过信息化平台文献传递与检索工具在海量的文献中寻找到更加专业的问题解决方法,将最新的研究成果或宝贵经验应用在实践中,因此明晰检索问题,决定了检索结果是否能满足检索预期。检索时要对问题进行高度概括,将其精炼为几个专业的词汇,这就是检索词。

2. 制定检索策略与检索词　广义的检索策略包含检索需求的分析与表达、检索方法与检索策略的制定等多个步骤,而漂浮信息化平台的出现,一定程度上减轻了漂浮师进行检索的负担。掌握检索词和布尔逻辑运算符,可在平台上检索到自己需要的文献。

(1)检索词:检索词即是我们的检索用词,是在检索框中最终输入的词语。主要包含两类词,一是主题词,二是自由词。主题词经过规范化的用词,有相应的主题词表。应用主题词进行检索时与其相关的同义词、近义词也会同时展现在检索结果中。所谓自由词,是一种没有规范化的自然语言,是在缺少合适准确的主题词来描述问题时所采用的检索词。如"水中治疗""水中漂浮"等词语,它们看似也含有漂浮疗法的含义,但却不是规范化的语言,这些就是自由词。

(2)运算符:在确定检索词之后,应该运用一定的方法将检索词串联起来。而不是将所要查询的问题描述成一段话直接输入检索框中。其中,常用运算符有布尔逻辑运算符、截词符、限制符等。布尔逻辑运算符能够满足大多漂浮师检索文献的需求,本书中以布尔逻辑讲解为例。

布尔逻辑包含 3 种类型,一是逻辑"或",二是逻辑"与",三是逻辑"非"。通过布尔逻辑运算符对检索词进行组合,可以更加准确快速地获取想要检索的内容,达到事半功倍的效果。

3. **通过检索策略进行检索** 通过检索策略对检索词进行组合后即可在检索框中进行检索,检索结果可根据相关性、时间、作者进行排序,满足检索者不同需求。

4. **检索结果输出** 当检索结果满足自己的需求之后检索者即可在线浏览或下载全文。

5. **对检索结果进行评估并调整检索策略** 得到检索之后,检索者要对检索结果的题目、摘要等信息进行初步浏览,以评估检索出的文献是否与自己的检索目的相符合,如果出现了较大的误差如检索范围过大、检索内容不全或检索内容错误等问题要重新制定检索策略,进行再次检索,直到与自己的检索预期相符合。评估检索效果的常用指标是查全率和查准率。

所谓查全率是指检索出的文献与所占全部相关文献的百分比,所谓查准率是检索出来的与主题相关的文献与检出的文献总量的百分比。如以"漂浮"为主题词在中国知网数据库中检索,会检索出 9 000 多篇相关文献,这些文献包含了临床医学、农学、药学、环境学等多个学科,此时的查全率较高,但是与想要的漂浮疗法内容却相差甚远,也就是查准率有所下降。因此选择合适的主题词对于高效精准的检索相关文献有着重要意义。

第三节 漂浮疗法工作平台

信息化工作平台用于辅助漂浮师进行漂浮治疗,分为:①漂浮师 / 漂浮者注册与登录;②漂浮者 / 漂浮师资料收集;③疗法量表(漂浮者心身健康状态诊断);④疗法报告;⑤疗法评价 5 个部分。信息化工作平台为提升漂浮师工作效率与漂浮治疗效果提供了有力保障。

一、注册 / 登录模块

(一) 漂浮者的注册与资料完善

漂浮者首先需要到工作平台注册账号并完善性别、年龄范围 / 年龄、职业、电话等基础信息。同时为了针对不同类型的用户制订漂浮计划,"对症下药",漂浮者还需完善基础的身体状况信息和心理状态信息,具体包括:

1. 基本身体状况(包括身高、体重、慢性病、妇科及其泌尿系疾病、皮肤、黏膜完整性受损、过敏体质等)。

2. 基本心理状况。

3. 禁忌证免责声明等。

4. 个性特征、生活习惯等偏好调查。

5. 体验漂浮的目的(需求)。

(1)心理问题：应激、抑郁、焦虑。

(2)躯体疾病：代谢性疾病(高血压、高血脂、高血糖)、慢性疼痛管理。

(3)体重管理及其塑形(配合运动处方、饮食处方共同使用)。

(4)学习能力提升。

(5)体育竞技能力提升。

(6)疲劳管理及睡眠问题。

(7)其他。

(二) 漂浮师的注册及资料完善

不同于漂浮者,漂浮师的资格认证应由漂浮疗法专业组织严格把关,漂浮师账号由协会分配管理账户名＋密码(不能自由注册,可修改密码)。平台注册的漂浮师需要完善以下信息：

1. **漂浮师一般信息**　照片、姓名、性别、年龄、联系方式、身份证号、漂浮师证书编号、所在地区、从业背景、技能、漂浮背景、客户评价(五星)。

2. **所接受的督导的有关信息**　发表的出版物、参加漂浮相关会议及培训的名称、时间、学分情况、发表漂浮相关的论文情况、其他理论与实践学习。

3. **漂浮师级别,目前服务小时数统计**　漂浮服务时间(以小时计)、漂浮服务人数、漂浮服务专业方向(如亚健康人群、青少年人群)、漂浮服务评价汇总(顾客评价、管理人员评价)。

二、漂浮资料收集模块

当用户有意愿进行漂浮治疗时,平台为漂浮者提供漂浮体验预约功能,通过获取漂浮者的姓名、年龄、位置信息、漂浮意愿、联系方式等信息,为漂浮者匹配相应的漂浮体验店与漂浮师。

漂浮者来访时,漂浮师应根据平台中漂浮者登记程序录入漂浮者相关信息。主要包括漂浮者基本信息、各项量表得分、心理状态等。漂浮者来访时资料收集的目的一方面是对漂浮者进行准确评估从而制定科学的漂浮方案,另一方面是为了建立电子化漂浮档案,对漂浮者进行动态评估、随访从而让平台基于数据分析,生成更加个性化的漂浮方案,最终提高漂浮治疗效果。

随着漂浮疗法的不断发展,漂浮者将对漂浮疗法以及漂浮师提出更高的要求,漂浮疗法将向更加个体化发展。计算机依靠其背后的算法可对海量数据进行整合,通过对漂浮者的资料分析,系统可以自动生成个性化漂浮方案供漂浮者与漂浮师查看。

(一) 资料收集原则

漂浮师在资料收集时应该遵循以下原则,才能为漂浮者带来更好的漂浮体验。

1. 针对初次漂浮和有漂浮经历的漂浮者,在资料收集上应各有侧重。在初次资料收集时注重资料收集的全面性以便对漂浮者进行全方位的评估。

2. 针对再次漂浮的漂浮者进行资料收集时注重针对性,针对发现的问题进行资料收集。

3. 在收集相关信息的过程中,要充分尊重漂浮者的隐私权,收集资料前要获得漂浮者的知情同意权。

4. 漂浮师收集资料时应该遵循严谨客观、严谨、翔实的原则,在收集客观资料时,让漂浮者仔细回忆,按照平台提示逐次填写。在收集主观资料时,漂浮师应减少对漂浮者的诱导,以确保收集的资料翔实准确。

(二) 数据收集方式与记录形式

资料收集主要以对话访谈的形式进行,漂浮师利用一定访谈技巧与漂浮者的直接对话或其家人、朋友的对话获取相应的资料与信息。资料记录形式主要为文字、量表得分、图片等。对于漂浮者的漂浮期望和自身情况描述主要以文字的形式记录,对于客观的心理或生理测评主要以量表得分的形式记录,对于有相应需求的如减肥塑形、美容护肤则以图片形式留存便于进行治疗前后对照。可以自行填写的内容如自评量表、基本信息,访谈的相关内容可由漂浮师记录在平台相应区域上。

三、疗法量表模块

本模块中主要包含漂浮师工作可用到的常用量表,如抑郁量表、焦虑量表、睡眠质量量表、中医体质量表等。本模块设置的目的在于提高漂浮师对体验者的评估诊断效率,有助于初中级漂浮师提升自身的专业水平。

在使用时应根据体验者的需求并结合漂浮师对于体验者的初步判断,从疗法量表库中调取相应的量表对体验者进行进一步的专业测量。漂浮师在参考量表测量结果的同时应该结合访谈、来访者基本情况等资料对来访者所处的情况进行综合判断,给出全面专业的评估诊断意见。

四、疗法报告模块

通过采集到的漂浮者基本信息,制定漂浮者个性漂浮方案,最终生成了客户的疗法报告,在随后的治疗中可根据体验者自身情况的改变而进行更新。疗法报告主要包括以下部分:

1. 漂浮者和漂浮师基本信息。
2. 可提供给客户的,有显著区别的部分测量数据,如身高、体重、血压等。
3. 漂浮疗程全过程的里程碑、成就展示。
4. 完成漂浮后的健康指导建议。

5. 长期漂浮计划。

五、疗法评价模块

在漂浮结束和结束后的一段时间内,通过信息化平台对进行治疗后的漂浮者进行调查,评估漂浮治疗的效果与反馈意见,以便促进漂浮师对漂浮治疗过程进行反思与调整,同时也是为漂浮疗法的科研积累数据。疗法评价主要包括以下部分:

1. 环境及服务评价。
2. 漂浮师评价(星级)。
3. 疗法评价。
4. 对于漂浮疗法的建议。
5. 体验者签字确认。

六、平台建设中应用的技术简介

(一) 数据库技术

在漂浮工作平台中运用了 Postgre SQL 数据库对漂浮者和漂浮师数据进行存储和管理。Postgre SQL 是一个开源的、免费的、可扩展性强的对象 - 关系数据库服务器(数据库管理系统),支持大部分 SQL 标准并且提供了许多其他现代特性:复杂查询、外键、触发器、视图等。Postgre SQL 背后有热忱而经验丰富的社区,可以通过知识库和问答网站获取支持,全天候免费。即使其本身功能十分强大,Postgre SQL 仍附带有许多强大的开源第三方工具来辅助系统的设计、管理和使用。Postgre SQL 安装核心是数据库服务端进程。它允许在一个独立服务器上。需要访问存储在数据库中的数据的应用程序必须通过数据库进程。这些客户端程序无法直接访问数据,即使它们和服务程序在同一台机器上,这一点有利于保护数据的隐私性。

(二) 平台开发框架技术

平台建设中使用 Django web 应用框架,用于搭建漂浮工作平台网页。Django 是一个开放源代码的 Web 应用框架,由 Python 写成。采用了 MVC 的框架模式,即模型 M,视图 V 和控制器 C。模型(model),即数据存取层,负责处理与数据相关的所有事务:如何存取、如何验证有效性、包含哪些行为以及数据之间的关系等。模板(template),即表现层,处理与表现相关的决定:如何在页面或其他类型文档中进行显示。视图(view),即业务逻辑层,表示存取模型及调取恰当模板的相关逻辑,是模型与模板的桥梁。Django 的主要目的是简便、快速的开发数据库驱动的网站。它强调代码复用,多个组件可以很方便地以“插件”形式服务于整个框架,Django 有许多功能强大的第三方插件,甚至可以很方便地开发出自己的工具包。这使得 Django 具有很强的可扩展性。

第四节　漂浮疗法信息化发展展望

一、物联网技术

(一) 物联网技术的定义

物联网是通过射频识别(RFID)、红外感应器、全球定位系统、激光扫描器等信息传感设备,按约定的协议,将任何物品与互联网相连接,进行信息交换和通信,以实现智能化识别、定位、追踪、监控和管理的一种网络技术。

(二) 物联网技术的应用

依靠物联网技术结合云端服务,可以对医疗设备的采集的数据实现信息化管理。在整个漂浮过程中,各个设备终端对漂浮者的体脂、血压、心率、体温、血氧、血糖等各个生理数据实时采集,再经由网络传输到漂浮疗法工作平台的服务器中,存储在数据库里。所有关于漂浮者的数据在数据库中被分类,归档存储,为以后的基于云计算的大数据分析和数据挖掘提供数据支持。

数据分析在漂浮领域的应用价值也很广,漂浮疗法虽然是一个新兴的领域,属于医疗领域的一个分支,随着整个漂浮疗法的发展,数据量和数据类型的飞快增加。基于漂浮疗法工作平台中的漂浮者的数据,对漂浮者进行分类,依据漂浮者数据分析制定个性化的漂浮方案,辅助漂浮师分析和帮助漂浮者治疗。

二、人工智能

(一) 人工智能的含义

人工智能的具体概念是美国斯坦福大学人工智能研究中心尼尔逊教授提出的。他给出的定义是"人工智能是关于知识的学科,是如何表达知识以及怎样获取知识并实际应用的科学技术。"人工智能是从计算机科学的发展中演变而来的一门新兴科学,研究方向包括让计算机及其他机械产品等可以像生物一样进行思考,主要为人类思维运行方式,对人类思维模式与活动方式进行模拟,从而进行更加理性决策,更好地将问题解决掉。人工智能涉及到很多学科,如:计算机、语言学、心理学、哲学等,可以说几乎是自然科学和社会科学的所有学科,其范围已远远超出了计算机科学的范畴。

学术界普遍将人工智能分为强人工智能和弱人工智能两类。强人工智能指具有自我意识的智能,这种人工智能要求机器有知觉、有意识,遇到问题时能像人类一样进行决策。由于实现难度巨大,强人工智能至今无法取得重大进展。弱人工智能是指没有思维意识的智能机器,这些机器按照预编写好的程序进行工作,并不真正拥有智能。当今的人工智能发展主要围绕弱人工智能展开。

（二）人工智能的发展

人工智能的发展主要经历了 3 个阶段。

第一阶段："人工智能"的概念第一次被提出是在 1956 年的达特茅斯会议上，重点是逻辑推理的机器翻译。

第二阶段：20 世纪 70 到 80 年代第一个专家系统"DENDRAL"系统出现，基于人工神经网络的算法研究发展迅速。

第三阶段：自 21 世纪智能时代的到来，数据资源开始被重视利用，深度学习概念被提出。随着移动互联网的发展，人工智能应用场景增多，例如 AlphaGo 战胜围棋大师李世石，以及人工智能在无人驾驶，智能家居等领域的应用。人工智能的商业化高速发展。

（三）人工智能技术应用

1. 智慧医疗 医疗一直是每个国家关注的重点，医疗水平的进步对人类大有裨益。如今随着专家系统的不断发展完善，已有实例表明人工智能可参与到医疗建设中来。Watson 是 IBM 公司研发的采用认知计算系统的人工智能平台，Watson 肿瘤系统是其产品之一。苏北人民医院在 2017 年 4 月正式引入了该系统，开启了该医院智慧医疗的新时代。

Watson 肿瘤系统作为一个辅助诊疗手段在苏北人民医院得以应用，具体可完成 Watson 和医院数据的对接，实现患者病例数据的信息共享。同时，Watson 还可以为临床医生在诊疗过程中推荐诊疗方案，辅助医生对治疗方案进行决策。

2. 自动驾驶 谷歌公司一直致力于自动驾驶汽车的研究，2012 年 4 月，谷歌宣布自动驾驶汽车已经行驶 20 万公里，这一数据已接近汽车的最大里程数。我国在自动驾驶的研究过程中也取得了一些振奋人心的成果。2017 年 12 月，由海梁科技与深圳巴士集团等联合打造的自动驾驶客运巴士，正式进行线路信息采集和试运行，这是我国在自动驾驶领域取得的重大突破。

3. 计算机视觉 计算机视觉技术的核心是通过算法让摄像头等视频设备变得有"智慧"，即通过模仿视觉行为来获取信息、完成相关指令。通过对图像的识别和处理，使得计算机感知并获取周边环境的信息。计算机视觉的分类主要包括两部分：图像处理技术和模式识别技术。人工智能领域的视觉技术主要是图像识别、计算机视觉、机器视觉。

（四）人工智能技术在漂浮疗法中的应用展望

人工智能技术为漂浮疗法的发展带来更广阔的未来和可能，通过大量的资料训练，计算机可以对体验者在漂浮舱内的变化做出判断，配合漂浮师进行有效的干预以提升漂浮治疗效果。根据收集到的漂浮前后的健康资料，计算机可以自动生成相应的漂浮健康报告、漂浮指导方案以及漂浮养生方案。同时人工智能中的计算机视觉技术可以实现对有价值的图像信息资料（如体验者的舌苔、面色、体形等）进行分析，从而实现更加综合全面地对体验者进行评估和治疗。

当代社会信息化、智能化的发展为我们的日常工作和生活提供了极大便利，它将在人类科技发展史上留下浓墨重彩的一笔。随着我们对人工智能等技术研究的日益深入，部分人在看到其广阔的发展前景时，亦有人对其提出了质疑。人工智能会不会最终取代人类？当大部分工作都可以通过机器操控完成的时候，人的价值又从何处体现呢？

同样，漂浮疗法在信息化和智能化发展的过程中也会面临这样的问题，许多人会提出疑惑，既然计算机能够代替我们进行评估、诊断、制定漂浮方案，漂浮师的作用是不是就丧失了呢？答案是不会。在信息化、智能化的背景下，将会需要更多专业素质过硬的漂浮师。原因在于漂浮疗法的服务对象是"人"，作为漂浮师应意识到我们服务对象的特殊性，意识到疾病的产生会受到生理、心理、社会等多因素的影响，只有漂浮师通过自身的思考找出问题的症结所在，才能发挥漂浮的效果。而不是让漂浮者面对冰冷的计算机和没有温度的漂浮舱，这也是心理治疗和中医理论所共同强调的，即人文关怀在心身疾病康复中扮演重要的角色。人工智能和信息化是以提高工作效率和提升效果为目的，随着技术的不断成熟与发展，我们的经验和技术将更加珍贵。

（段红梅　刘　浩　吴晓均　王世奇　王继民）

参 考 文 献

1. 刘建平. 循证中医药临床研究方法［M］. 北京：人民卫生出版社，2015.
2. 贾长恩. 医学科研思路方法与程序［M］. 北京：人民卫生出版社，2009.
3. 叶继元. 信息概念规范表述刍议——评《图书馆·情报与文献学名词》对"信息"的界定［J］. 高校图书馆工作，2019，39（189）：16-20.
4. 樊阳. 大数据背景下人工智能的计算机网络技术应用探讨［J］. 计算机产品与流通，2019，5：5.
5. 周璐雨，陈豪文，宁志豪. 基于人工智能的自动驾驶技术［J］. 计算机产品与流通，2019，5：86.

附 录

附录 1　漂浮疗法和中医——一个西方人士的观点

我非常兴奋地分享我对漂浮和传统中医的认识和热情,我相信两者是有密切关系的。同时,借此机会,感谢支持和影响我的中国医生们及相关人员,让我在传统的中国医药实践中收获良多,让我可以把这些中医知识带到澳大利亚的社区实践中来。如果没有二十几年前接受的中医药的教育,也就没有办法成就现在的我。

漂浮疗法对你来说意味着什么? 如果你还没有体验过,但正在阅读这本书,那么我相信,本书一定能提高你对漂浮的兴趣并且准备一次漂浮旅程。如果已经体验过,那么,漂浮对你是不是于大脑和心理健康有益处? 是不是对身体健康有益处? 对压力和血压水平的降低,或对肌肉的恢复有好处? 你会认为它是一种"长生不老"的治疗方式吗? 它对体内细胞有再生作用吗?

我相信以上所有的说法,并且还有新的发现。我是整体治疗师,受过中医训练。在这里,我想提出我的见解,在更广泛程度上理解漂浮疗法。我们正在研究、理解漂浮对于人体的益处,还有很多东西没有被发现。

中医促进"长寿"的基础之一是补足与扶正的治疗原则。这是长期以来中医坚持的一种基本的观点,是实用且有效的。

漂浮疗法作为一种治疗手段意味着什么? 是通过减轻压力和血压对精神的明显影响,以及随之而来的对躯体功能的益处吗? 毫无疑问,作为一种治疗方法,漂浮疗法提供和支持了中医的基本原则,使人体功能平衡以及身心统一,从而改善健康。

我相信,越来越多的人也认可,我们正处于漂浮工业革命的上升期。我期待更多的中国研究数据,中国的大学和医疗机构希望进行中医与漂浮的研究。我坚信,将中医传统疗法的研究与科学的漂浮数据融为一体,将有助于推动研究的深入。漂浮疗法将在大脑及其心理 - 物理的科学关系上得到更深入的研究结果。正是通过这种具体而全面的研究,使我们能够更深入了解。漂浮疗法是有效和独立的方法,或作为一种预防性保健手段。

在文献中已经看到镁疗法的诸多好处。当与化学物质结合时,漂浮疗法成为一种更加有效和有益的治疗方法。

漂浮时,人体的两个主要感官,听觉和视觉被限制了外部刺激的输入,再加上零重力,大脑可以"扫描"身体并开始修复功能。硫酸镁助力了上述变化的发生。没有硫酸镁,身体就不会漂浮,肌肉就不会放松,细胞就不会重新水化、修复,或者释放毒素和被困扰的情绪。

你能想到我们在地球上能体验到零重力吗?也许是在飞行环境中,或者是在以色列的死海中,但两者都有躯体压力或外部刺激。美国俄克拉荷马大学的Justin Feinstein博士认为,漂浮疗法中的"感觉剥夺"更贴近"感觉增强",因为在漂浮环境中所有的感觉都在增强。

我们正经历着现代社会的一个基本问题,前几代人花更多的时间研究自然界,但是却忽略了日常生活中的信息交流。尽管现代技术与世界的联通取得了进步,但却导致社区和家庭内部交流的中断。

这种神奇的漂浮在各个层面吸引了我。

中医理论一直吸引着我,中医有足够多的知识,即使用一生的时间来学习也不够。然而,我不得不说,西方世界还没有像我希望的那样接受它。

我也看到了积极的方面,比如Daniel Keown博士所写的《机器中的火花》一书,它从针灸学的角度解释了西医的奥秘,但是这样的书很少见。我更希望将来能在西方看到对中医更广泛的理解,正如我们今天所强调的漂浮疗法一样。

我想和大家分享一些中医理论的原理,我认为该原理是理解漂浮疗法效果的关键。西方科学/医学常常孤立地坚持生物医学原理,认为是程序模式,生物医学为中心,功能为要素。这些分离意味着忽略人的身体和心灵之间的联系。

从另一个角度说,中医强调基础,强调一切事物都是相互联系的,影响着从天到地的一切事物:阴阳、冷热、内外、多余/不足,是我们首先要了解的八纲原则,我们需要理解它们与疾病和病原体的关系。

如果在治疗中,不经常变换营养素、维生素和矿物质的剂量,那么患者就会在身体上或精神上崩溃。随着时间的推移,这种情况很可能会发生。人们往往直到症状变得严重,或者经常因为疼痛而导致无法参与日常活动时,才去寻求现代的医疗干预。

中医的综合原则将使我们的保健制度和意识发生改变,从而为社会带来整体利益。如此一来,我们在药物上的依赖性就会降低,而在良好的营养和平衡的生活方式上有所提高。

如今的研究越来越多的指出,处方药的使用不当有可能使药物泛滥。这一点大家都很清楚,我们不能再忽视它了。

我希望避免孤立看问题的方法,这就意味着漂浮疗法不可以单独实行,因为单独一种疗法不能治愈一切,它是整体方法的结合,是身体和精神的结合。然而,漂浮疗法确实提供了一种强有力的辅助工具。

医学的进步使我们能够很好的理解身体、思想和灵魂。21 世纪科学的进步令人难以置信,涉及干细胞甚至身体部位的 3D 打印。

漂浮疗法仍然有许多领域可以研究,我认为目前还缺乏实用的技术来验证其中的一些理论。在美国、中国,包括澳大利亚,医疗机构和大学正在进行相关研究,人们很快就会理解更多内容。我们正处在一个激动人心的时刻,漂浮疗法研究很快将会取得进展。

我确实相信,镁、零重力和减少外部刺激的结合,使研究和理解变得更加深入。

现代社会的人们经常处在高压状态下,这种情况在快速进步的城市社会中越来越多。我们生活在一个时间紧迫的时代,人们需要停止给自己增加不必要的压力,我相信解决方法之一是漂浮疗法。在漂浮中,环境与我们身体的温度相匹配,人们处于安静和平静的环境中,没有刺激,体验零重力,是一个摆脱高压力的最好机会。

我想向大家介绍中医的五行、脏腑学说,特别是与肾和膀胱有关的水的理论。这就是所谓的精气,也被称为正气。漂浮中有水,且为咸水,在中医中,水主骨,骨生精(意指大脑),即水与生殖相关。恐伤肾,也就是与情绪相关。

正如人们所看到的,当一个人漂浮在水面上,身心结合,不仅肾脏从咸水环境中获得营养,人们还能在水中放松,这是因为漂浮提供了一个没有压力和刺激的空间。

漂浮中大脑也得到休息。它不需要专注于重力,或进入飞行,或对抗生存模式,骨骼得到吸收珍贵的矿物质,因此阴阳在原则上是回归平衡的。

没有竞争、没有个人运动和团队活动,还有什么地方可以去呢? 在虚无的漂浮中,存在着与自我和社会最深层的联系。这个理论还没有得到充分的研究和验证,我们需要在一个更全面的框架中理解漂浮疗法的功能,这可以从西方科学中得到一定的理解,但我更关注的是中医。

同样的原则在心理健康方面也是如此。人们需要训练有素的心理学家、精神病医生、催眠疗法或心理保健专家团队的指导或支持,漂浮的独特治疗会产生特别的治疗效果。

有关大脑可塑性的研究表明,只要有合适的工具和环境,大脑就能产生改变。诺曼·杜伊格在《改变自己的大脑》一书指出,由于身体没有处于战斗或飞行模式,肾上腺素也没有被激活,大脑得到休息,并创造了大脑重塑的可能性。

大脑更多的时间处在 α 脑波平台,休息时处在 δ 平台,其只在深度睡眠或冥想状态可达到。不是所有的人都能冥想,高质量的睡眠是现代的健康问题,往往通过药物治疗才能达到。

　　劳瑞特研究所的研究证明,漂浮疗法可以让大脑轻松地达到 δ 平台。研究人员研发的设备可以跟踪随着漂浮而产生变化的脑波平台,另一个团队开发的设备也验证了漂浮治疗的效果。

　　最后,感谢大家阅读我的观点,我希望我激活了更多的途径,让人们在研究和实际利用漂浮疗法时可以更多地考虑心理 - 物理方面。如果你曾经在澳大利亚,请不要犹豫,联系我们,我们欢迎尝试漂浮的朋友。

梅谢尔·怀特伍德(Mychelle Whitewood)博士

澳大利亚漂浮水疗中心

附录 2　Web of Science Database(科学网络数据库)中有关漂浮疗法的论文摘录(含翻译)

　　1. 论文题目:探讨漂浮疗法作为治疗焦虑敏感的新型干预方法

　　论文摘要:漂浮疗法(限制环境刺激疗法)是一种抑制外源感觉输入到神经系统的干预措施,近期从高度焦虑敏感的多种临床样本中发现,漂浮疗法可以减轻状态性焦虑。为进一步验证这种抗焦虑效应,本研究调查了漂浮疗法所引起的生理变化,并评估了当高度焦虑敏感的个体沉浸在缺乏外部感觉的环境中时,他们对内感觉的感知是否发生了变化。方法:从一系列焦虑和压力相关的疾病(创伤后应激障碍、广泛性焦虑症、社交恐惧症和惊恐障碍)中招募了 37 名高度焦虑敏感的受试者(焦虑敏感指数量表 3 版总得分 ≥ 30)。每名受试者随机接受 90 分钟的漂浮治疗或外源感觉对照处理,并在为期 1 周之后转入另一组。每次治疗前后收集自我报告的情感和内感受性知觉的测量数据,并在每次治疗期间使用无线和防水传感器收集心电图和血压数据。所有数据均采用线性混合效应模型进行分析。结果:与对照组相比,漂浮疗法显著增强了心肺感知觉和注意力($p < 0.001$)。在漂浮治疗期间收集的生理指标显示出快速放松反应的迹象,包括血压显著降低和标准化高频心率变异性显著增加(两项指标均 $p < 0.000\,1$)。漂浮疗法所增加的心率变异性的程度与抗焦虑效应的大小相关。结论:漂浮疗法诱发了强烈的放松反应,与副交感神经流出量增加相一致。同时,漂浮疗法增强了高度焦虑敏感的临床样本对于心肺感觉的感知。在放松的生理状态下,增强的内感受性知觉之间的独特并置可能为焦虑敏感的治疗提供机会。

　　论文来源:Feinstein JS, Khalsa S, Fine T. Exploring floatation-rest as a nointervention for anxiety sensitivity [J]. Psychosomatic medicine, 2019, 81 (4):147-148.

　　2. 论文题目:漂浮疗法对免疫的影响及其与焦虑敏感性的交互作用探究

　　论文摘要:漂浮疗法(限制环境刺激疗法)是一种抑制对神经系统的外部感觉输入的干预措施,最近已发现在不同的临床样本中可以减少状态焦虑。为进一步验证这种抗焦虑作用,本研究调查了漂浮疗法诱导的免疫学变化,并评估了焦虑敏感性是否与身体浸入 2 000 磅(1 磅 =0.45kg)饱和硫酸镁溶液后引起的变化有关。方法:招募 37 名高度焦虑敏感的受试者(焦虑敏感指数量表 3 版总得分 ≥ 30)和 20 名健康人作为对照。采用随机分配的交叉设计,并有为期 1 周的洗脱期。两种条件包括 90 分钟的漂浮治疗和外部感觉对照处理。于每次治疗前后 1 小时采集血样,成功获取 33 名焦虑受试者和 17 名健康人所有时间点的血液样本,并采用多重酶联免疫吸附测定(ELISA)血浆及血浆中 10 种细胞因子的浓度,其中白细胞介素 1β(IL-1β)的数据已报告。IL-1β 的浓度采用线性混合效应模型建模,并使用时间、条件、焦虑敏感指数量表 3 版(ASI-3)的评分及其交互作用的固定效应,以及特定受试者的随机截距。结果:时间、条件、焦虑敏感指数量表 3 版(ASI-3)之间存在显著的交互作用[$F_{(1, 130.0)}=4.01, p=0.047$],在漂浮条件下,焦虑敏感指数量表 3 版(ASI-3)评分高的受试者,其 IL-1β 下降的速率(+1 斜距斜率为 $-0.59, p<0.01$)比评分低的受试者 IL-1β 上升的速率(-1 斜距斜率为 $0.24, p<0.01$)要快。在对照条件下,无论焦虑敏感指数量表 3 版(ASI-3)评分如何,受试者 IL-1β 的水平均下降,但下降速度比漂浮条件下焦虑敏感指数量表 3 版(ASI-3)评分高的受试者要慢(-1 斜距斜率为 -0.03,+1 斜距斜率为 $-0.18, p<0.01$)。结论:漂浮疗法诱导 IL-1β 的时间性变化,这种变化依赖于焦虑敏感指数量表 3 版(ASI-3)的评分。高度焦虑敏感的受试者在漂浮条件下 IL-1β 降低得最多。这种变化模式揭示了漂浮疗法对免疫功能的独特影响,这可能有助于其抗焦虑作用。

论文来源:Flux MC,Heinze JD,Lowry CA.Exploring the immunological effects of floatation-REST and its interaction with anxiety sensitivity[J].Psychosomatic Medicine,2019,81(4):148.

3. **论文题目**:漂浮疗法作为一种减轻压力的方法,对焦虑,肌肉张力和行为表现的影响

论文摘要:本研究的目的是探讨漂浮疗法对熟练和不熟练高尔夫球手焦虑的影响,包括压力的生理指标、自我焦虑评分、肌肉紧张以及对高尔夫推杆的影响。在开始高尔夫运动之前,让受试者进行漂浮疗法或在扶手椅休息。受试者随机完成两组接受不同方式的治疗,间隔时间两周。结果表明,漂浮疗法和扶手椅休息均可降低收缩压和心率,治疗方法与受试者技术水平无差异。在自我评分、肌肉紧张程度和击球精度方面,两种方法之间没有显著差异。结果表明,漂浮疗法有助于减轻压力和焦虑相关的负面症状。然而,没有证据表明它对高尔夫的成绩有直接的积极影响。

论文来源:Börjesson M,Lundqvist C,Gustafsson H,et al.Flotation rest as a stress reduction method:the effects on anxiety,muscle tension,and performance[J]. Journal of Clinical Sport Psychology,2018,12(3):333-346.

4. 论文题目：高焦虑敏感者的放松与转归治疗

论文摘要：漂浮疗法是一种可减弱神经系统外部感觉输入的干预方法。最近,研究发现漂浮疗法可减轻高敏感性焦虑患者的焦虑状态。为了进一步研究这种抗焦虑作用,本研究探讨了漂浮疗法对这些患者情绪和生理变化的影响,并评估了在没有外部感觉刺激的环境中,高敏感焦虑个体的内感受性知觉是否会产生变化。方法：本研究采用交叉设计,将 31 名高敏性感焦虑患者随机分到 90 分钟的漂浮疗法组或外界感觉刺激组,在每一次干预前后测量患者的情绪变化(以自我报告的形式)和内感受性知觉,同时在干预中测量患者血压。结果：与对照组相比,漂浮疗法有显著的抗焦虑作用,主要表现为焦虑状态和肌肉紧张程度的缓解,以及轻松感和宁静感的增强(所有变量的 p 均<0.001)。在整个漂浮期间,患者血压明显下降,且舒张压达到最低点(平均下降 12mmHg)。另外漂浮的环境也显著地提高了患者对心肺的觉察和关注。结论：在本研究的高焦虑敏感临床患者样本中,漂浮疗法诱导了一种放松和提高了内感受性知觉的状态。本研究中这种对焦虑调节似是而非的特性,与沃尔帕(Wolpe's)相互抑制的理论以及通过注意内脏感知比如呼吸的方法调节窘迫状态相关联。

论文来源：Feinstein JS,Khalsa SS,Yeh H,et al.The elicitation of relaxation and interoceptive awareness using floatation therapy in individuals with high anxiety sensitivity［J］.Biol Psychiatry Cogn Neurosci Neuroimaging,2018,3(6):555-562.

5. 论文题目：漂浮疗法短期抗焦虑效果的研究

论文摘要：漂浮疗法(限制环境刺激疗法)是一种新型的基于身体的干预措施,它能抑制外源感觉对神经系统的影响。近期研究发现,漂浮疗法可减轻临床上患有高度焦虑敏感症(AS)患者的焦虑状态。为进一步验证这种抗焦虑效应,本研究旨在调查漂浮疗法所引起的情感和生理变化,并评估当高度焦虑敏感症的患者沉浸在缺乏外部感觉影响的环境中时,他们对内感觉器感知的意识是否发生变化。方法：采用内交叉设计方法,将 37 名高度焦虑敏感症患者随机分为两组,分别接受 90 分钟的漂浮治疗和感受外界刺激的对照实验。每次治疗前后收集自我报告情感和感知意识的测量数据,并在每次治疗期间收集血压(BP)和心率变异性(HRV)指数。结果：与对照组相比,漂浮治疗产生了显著的抗焦虑效应(所有变量的 $p<0.001$),并以减轻焦虑状态和肌肉张力、增强放松和平静感觉为特征。在漂浮治疗期间,血压显著下降($p<0.001$),最高约降 13mmHg,同时观察到标准化的心率变异性频率升高($p<0.05$)。漂浮疗法也显著增强了心肺感知的意识和关注($p<0.001$)。结论：在临床高度焦虑敏感症的患者中,漂浮疗法可诱导生理放松状态,提高感知意识。研究中表现出抗焦虑作用的矛盾结果与 Wolpe's 相互抑制理论的关联性将在今后进一步讨论。

论文来源：Feinstein J,Khalsa S,AI Zoubi O,et al.Examining the short-Term anxiolytic effect of floatation-REST［J］.Biological Psychiatry,2018,83(9):S250-S251.

6. 论文题目：漂浮疗法用于神经性厌食症治疗的安全性和耐受性的临床研究

论文摘要：漂浮疗法（限制环境刺激疗法）是一种新型的基于身体的干预措施，它能抑制外源感觉对神经系统的影响，目前正被越来越多地作为减轻焦虑和压力的一种非药物疗法。神经性厌食症（AN）的特征是焦虑加剧、自我形象紊乱和感知混乱，漂浮疗法能否对这些症状有积极的作用，其安全性和耐受性也没有得到研究的证实。方法：本研究在美国临床实验注册中心正式注册（注册号：NCT02801084）。研究调查了漂浮疗法对体重减轻门诊的神经性厌食症患者生理上和主观上的影响。主要目的是通过 4 次漂浮治疗来评估这项干预措施的安全性和耐受性。使用无线防水系统测量每次完成治疗后的直立性血压作为主要结局指标。同时，每次治疗前后对受试者的情感状态、自我形象和内在感知进行评估作为探索性结局指标。结果：21 例神经性厌食症患者完成了本研究［进食障碍检查自评问卷（EDE-Q）平均值：2.3 ± 1.4，体重指数（BMI）平均值：22 ± 2.7］。主要结果：每次漂浮后均无受试者出现收缩期或舒张期直立性低血压，也无不良事件发生。我们观察到漂浮治疗后焦虑情绪（$p < 0.001$，Cohen's d 效应量 >1）和消极情绪（$p < 0.01$，Cohen's d 效应量 >0.5）显著改善，心肺内在的感知性增强（$p < 0.01$，Cohen's d 效应量 0.2~0.5），但对胃肠感知性无明显效果，身体不满意等级也有降低（$p < 0.001$，Cohen's d 效应量 >0.5）。结论：初步实验的结果表明，神经性厌食症的患者能够安全地耐受漂浮治疗的环境。同时，通过漂浮疗法，情感障碍和自我形象紊乱也得以改善，这说明需要对漂浮疗法开展进一步的研究，以探索对更多病患治疗所具有的潜在临床价值。

论文来源：Khalsa S, Moseman S, Yeh HW. A clinical trial investigating the safety and tolerability of floatation-rest in anorexia nervosa［J］. Biological Psychiatry, 2018, 83（9）: 372-372.

7. 论文题目：漂浮疗法的短期抗焦虑、抗抑郁作用研究

论文摘要：漂浮疗法是受试者仰卧在充满泻盐溶液的漂浮舱中以减少对神经系统的感觉影响。漂浮体验经过标准化处理，以尽量使来自视觉、听觉、嗅觉、味觉、热、触觉、前庭、重力和本体感受通道的感觉信号减低到最小，许多动作和语言也是一样。这项开放性的研究旨在验证漂浮疗法是否可减轻临床上的焦虑、压力和抑郁症状。共有 50 名患有与焦虑和压力相关的疾病（创伤后压力，全身性焦虑，恐慌，恐惧症和社交焦虑）的受试者参加研究，其中大多数（$n=46$）合并有单相抑郁症。漂浮时间为 1 个小时。漂浮前后分别即时收集受试者自我感受结果，依据 Spielberger 焦虑量表进行漂浮前后的变化评分。不管诊断是何种病症，漂浮疗法后均极大地降低了焦虑状态（评估 Cohen's d>2）。此外，受试者对压力、肌肉紧张、疼痛、抑郁和负面情绪的报告显著减少，同时心境显著改善，其特征是宁静、放松、愉悦和整体幸福感增加（所有变量 $p < 0.000\ 1$）。在一组 30 名非焦虑受试者

中,效果更为明显。进一步分析表明,焦虑最严重的受试者报告的效果最好。总体而言,该疗法耐受性好,无重大安全隐患。这一初步研究结果需要在更多的对照实验中得到验证,但也表明,漂浮疗法可能是一种很有希望的暂时减轻焦虑和抑郁患者痛苦的方法。

论文来源:Feinstein JS,Khalsa SS,Yeh HW,et al.Examining the short-term anxiolytic and antidepressant effect of Floatation-REST〔J〕.PLOS ONE,2018,13(2):e0190292.

8. 论文题目:检验漂浮疗法的抗焦虑作用

论文摘要:漂浮疗法(限制环境刺激疗法)中人通过在充满硫酸镁的容器中仰卧,以减少神经系统的感觉输入。漂浮体验是经过标准化处理的,漂浮过程中,就像多数运动和语言一样,来自视觉、听觉、嗅觉、味觉、热、触觉、前庭、重力和本体感受通道的感觉信号被最小化。这项非盲研究的目的是在临床样本中观察漂浮疗法是否能减轻焦虑、压力和抑郁症状。方法:在一些患有焦虑和压力相关疾病(创伤后应激、广泛性焦虑、恐慌、广场恐怖症和社交焦虑)的人群中招募 50 名参与者,其中大多数(n=46)伴有单相抑郁症。参与者自我报告的情绪测量结果是在 1 小时的漂浮治疗前后立即收集的,主要的测量结果是斯皮尔伯格状态焦虑量表中漂浮前后的变化分数。之后对样本的一个子集(n=30)进行了第二次漂浮治疗,在此期间使用无线和防水传感器测量血压和心率变异性指数。结果:该疗法的耐受性良好,没有重大的安全问题或不良事件。无论什么诊断,漂浮疗法极大地降低了患者的焦虑状态(估计效应量 Cohen's d>2)。此外,参与者报告压力、肌肉紧张、疼痛、抑郁和负面情绪显著减少,以宁静、放松、快乐和整体幸福感增加为特征的情绪显著改善(所有变量 $p<0.0001$))。进一步的分析显示,焦虑状态最严重的参与者报告产生的效果最明显。此外,在漂浮过程中收集的生理测量结果显示出强烈的松弛反应,包括舒张压显著降低(约 10mmHg)和标准化的高频率的心率变异性增加($p<0.0001$)。结论:这项初步研究的结果需要在更大规模的对照实验中进行重复测量和验证,但结果表明漂浮疗法可能是一种可以短期内减轻焦虑和抑郁患者症状的具有发展前景的技术。

论文来源:Feinstein J,Khalsa S,Al Zoubi O.Examining the anxiolytic effect of Floatation-REST〔J〕.Neuropsycho Pharmacology,2017,42(1):S333-S334.

9. 论文题目:对比漂浮疗法和第一阶段睡眠效果的脑电双频指数(Bispectral Index™)的前瞻性预调查

论文摘要:本研究旨在确定漂浮疗法中获得的脑电双频指数(Bispectral Index™)值与在睡眠和其他放松诱导干预措施中获得的结果是否具有相似性。结果:脑电双频指数(Bispectral Index™)值如下:唤醒状态 96.6;第一次漂浮 84.3;第二次漂浮 82.3;放松诱导 82.8;Ⅰ期睡眠,66.2;Ⅱ期睡眠 66.2;Ⅲ～Ⅳ期睡眠 45.1。唤醒状态与第一次漂浮(差异百分比 27%,Cohen's d=3.6)和第二次漂浮(差异百分比 14.8%,Cohen's d=4.6)不同。放松诱导与第一次漂浮(差异百分比 1.8%,Cohen's d=0.3)和第二次漂浮(差异百分比 0.5%,Cohen's d=0.1)相似。Ⅰ期睡眠与第一次漂浮(差异百分比 1.9%,Cohen's d=0.4)和第二次漂浮(差异百分比 4.3%,Cohen's d=1.0)相似。Ⅱ期睡眠与第一次漂浮(差异百分比 21.5%,Cohen's d=4.3)和第二次漂浮(差异百分比 19.6%,Cohen's d=4.0)不同。Ⅲ-Ⅳ期睡眠与第一次漂浮(差异百分比 46.5%,Cohen's d=5.6)和第二次漂浮(差异百分比 45.2%,Cohen's d=5.4)不同。漂浮时的脑双频谱指数与Ⅰ期睡眠和其他放松诱导技术的最小值相当。

论文来源:Dunham CM,Mcclain JV,Burger A.Comparison of Bispectral Index™ values during the flotation restricted environmental stimulation technique and results for stage Ⅰ sleep:a prospective pilot investigation[J].BMC Research Notes,2017,10(1):640.

10. 论文题目:漂浮疗法治疗广泛性焦虑症特色经验的现象学研究

论文摘要:在焦虑障碍中,广泛性焦虑症(GAD)是目前最难治疗的,所以治疗方案需要进一步改进。漂浮疗法是治疗广泛性焦虑症的一种很有前景的方法,早期研究证明其可缓解 GAD 的症状。虽然漂浮疗法在 GAD 的治疗方面已经显示出积极的效果,但尚未见如何进行治疗的研究。本研究运用现象学的观点,探讨漂浮疗法治疗 GAD 的经验。方法:9 名通过自己报告为 GAD 的患者参与研究。数据通过半结构化访谈收集,访谈是在 12 个疗程的漂浮疗法后进行的。采用经验现象心理学的方法收集和分析数据。结果:分析得出 6 个主题,用于描述广泛性焦虑症患者接受漂浮治疗的体验。①治疗中的障碍;②一个放松和安全的有利位置;③不寻常的意识状态;④与自身的联系;⑤新的态度和应对策略;⑥提高生活质量。结论:结果表明,漂浮疗法治疗广泛性焦虑症是一个既具有挑战性又令人兴奋的综合过程。研究证实该方法在经验层面上对广泛性焦虑症的症状和核心问题有积极的影响。本研究也对漂浮疗法治疗广泛性焦虑症时可能的介导作用和维持积极治疗效果的潜在机制有了初步的认识。

论文来源:Jonsson K,Kjellgren A.Characterizing the experiences of flotation-REST (Restricted Environmental Stimulation Technique)treatment for generalized anxiety disorder(GAD):A phenomenological study[J].European Journal of Integrative Medicine,2017,12:53-59.

11. 论文题目:漂浮疗法(限制环境刺激疗法)对睡眠的影响

论文摘要:当今社会随着睡眠障碍、压力和焦虑的持续增加,越来越需要便捷有效解决上述问题的方法,而对药物替代的疗法需求更甚。漂浮疗法(限制环境刺激疗法)是一种潜在可行的有效疗法,有证据表明这种疗法在诱导放松、减轻压力和焦虑以及促进睡眠达到理想生理状态等方面非常有效。然而,目前的研究仅限于对睡眠质量的主观报告。本研究首次利用多导睡眠图研究漂浮疗法对睡眠质量的影响,并探讨引起这些效应的机制。方法:该项随机、平衡研究中,12 名健康的年轻男性经历了 3 次 60 分钟的放松。这 3 次包括标准漂浮疗法(限制环境刺激疗法),没有完全感觉剥夺的漂浮治疗(昏暗的灯光和声音),以及作为对照的直接躺在床上放松。每次放松的时间间隔为一周,在每次项目实施的前一天晚上做相关的适应工作,主要是 1 小时放松到上床睡觉的过程,在这段时间内,给被测试者接好多导睡眠测量设备。睡眠质量的评估来源于睡眠结构、主观数据和脑电图波谱分析。结果:初步分析表明,与对照组相比,漂浮休息可减少睡眠潜伏期($p=0.035$),增加慢波睡眠($p=0.009$),提高睡眠效率($p=0.043$)。主观睡眠质量数据也表明,与对照组相比,漂浮疗法能使人放松($p=0.011$)。另外两种漂浮疗法的初步比较显示,睡眠质量没有显著差异。结论:这些初步发现表明,与在黑暗、安静的房间里放松相比,漂浮疗法能更好地改善睡眠质量。结果还认为,感觉剥夺可能不是造成这些影响的机制,因为在有或没有光和声音的环境下漂浮,睡眠质量没有显著差异。漂浮疗法可能是一种快速、简单、有效的解决睡眠障碍的方法,此外,还需要进一步的研究来验证这种方法在临床人群中的效果。

论文来源:Findlay S,Loughran S,Fogden G.The effect of floatation restricted environmental stimulation therapy on sleep〔J〕Journal of Sleep Research,2016,25(2):89-90.

12. 论文题目:应用功能性神经造影探讨漂浮疗法的主要作用

论文摘要:漂浮本身可以系统地减少输入到神经系统的外界环境中的刺激,包括视觉、听觉、触觉、温度觉和本体感觉通道输入的深感觉。本文将揭示最近一项漂浮 - 功能性磁共振成像研究的结果,研究首次阐明了人类大脑是如何因漂浮体验而改变的。方法:40 名健康受试者首先进行基线功能性磁共振脑扫描,之后被随机分为两组:漂浮治疗组和对照组。要求每组受试者分 3 次仰卧漂浮90 分钟。在第三次漂浮之后,受试者立即接受第二次脑扫描。每次脑扫描时分别完成 4 项任务,并分析组别和时间在静息状态下功能连接、感知注意力以及情绪、奖赏过程的交互作用($p<0.05$)。结果:与对照组相比,漂浮疗法显著地增加了平静和放松的主观水平,同时减轻了压力和焦虑的感觉。此外,研究发现漂浮疗法不但没有剥夺感觉,反而显著地增强了感受知觉,尤其是心跳和呼吸。漂浮时经历的内部感觉增强的程度与内脏感知意识过程中岛叶皮层的激活高度相关。结论:漂浮疗法或许可以增强感知意识和主观放松感,同时减轻压力和焦虑感。功能性磁共振成像应用的初步研究结果表明,漂浮时内部感觉的增强与岛叶皮层的激活有关。今后的研究应探讨在临床上焦虑患者是否有明显的神经性改变。

论文来源:Feinstein JS.Central effects of floatation therapy explored using functional neuroimaging〔J〕.Psychoneuroendocrinology,2016,71:12-13.

13. 论文题目：漂浮疗法治疗广泛性焦虑症（GAD）效果的随机对照实验

论文摘要：漂浮疗法是受试者漂浮在一个安静、密闭的充满加热饱和盐水的漂浮舱内，以达到深度放松的效果。已有研究表明，漂浮疗法对压力、睡眠困难、焦虑和抑郁具有理想的治疗效果。虽然广泛性焦虑症的传统治疗方法是有效的，但难治性焦虑症依然是一个问题，治疗方案需进一步改进。迄今为止，漂浮疗法治疗广泛性焦虑症的研究尚未见报道。本研究旨在对漂浮疗法治疗广泛性焦虑症患者的效果进行初步评价。方法：本研究是一项随机、平行、非盲性的研究，对照组与漂浮疗法组各 25 人，均完成 12 个疗程。纳入标准为 18~65 岁的广泛性焦虑症患者（依据自评量表确认）。主要结局指标为广泛性焦虑症的症状，次要结局指标是抑郁、睡眠困难、情绪调节困难和正念。分别在 3 个时间点（基线、治疗 4 周、治疗后）和 6 个月随访时进行评估。主要数据分析采用双因素方差分析和 t 检验。46 名受试者（治疗 24 人，对照组 22 人）纳入分析。结果：广泛性焦虑症状组间存在显著性时间交互效应 $[F(2,88)=2.93, p<0.001, \eta p2=0.062]$。进一步的分析表明，将基线情况与治疗后评分进行比较，治疗组的广泛性焦虑症状明显减少 $[t(23)=4.47, p<0.001]$，而对照组没有减少 $[t(21)=0.98, p>0.05]$。从临床观察看，治疗组 37% 的患者在治疗后达到完全缓解。对睡眠困难、情绪调节困难和抑郁也表现出了显著的有益效果，而对病态的焦虑和正念的作用尚不清楚。除抑郁症外，治疗后所有改善的结局指标均维持在 6 个月以后，未发现不良反应。结论：结果表明，漂浮疗法是现有治疗广泛性焦虑症方法以外的一种具有潜力的补充治疗方法。需要更多的研究来进一步评价其治疗效果。

论文来源：Jonsson K, Kjellgren A.Promising effects of treatment with flotation-REST（restricted environmental stimulation technique）as an intervention for generalized anxiety disorder（GAD）：a randomized controlled pilot trial［J］.BMC Complementary and Alternative Medicine, 2016, 16(1): 108.

14. 论文题目：干性漂浮疗法对催眠、镇痛的影响

论文摘要：本研究在光照和无光照的条件下，研究了干性漂浮疗法（限制环境刺激疗法）对催眠和镇痛的影响。方法：受试者（$n=30$，年龄 18~30 岁）在实验前都处于催眠状态，以获得最优（稳定的）体验。受试者或接受 6 小时的光照漂浮（$n=10$），或接受 6 小时的无光照漂浮（$n=10$），或接受 6 小时的正常刺激（$n=10$）。在实验前后和第二周随访时进行斯坦福催眠敏感性量表 C 表（SHSS：C）和标准化缺血性疼痛测试的测量。结果：实验前后和随访时的结果表明，两个漂浮组的 SHSS：C 评分均显著高于对照组，疼痛评分均显著低于对照组。在实验后和随访的结果中，光照漂浮组的 SHSS：C 评分显著高于无光照漂浮组，疼痛评分显著低于无光照漂浮组。本研究结果支持 Barabasz（1982）的漂浮反应理论。

论文来源：Darakjy J, Barabasz M, Barabasz A.Effects of dry flotation restricted environmental stimulation on hypnotizability and pain control［J］.The American

Journal of Clinical Hypnosis,2015,58(2):204-214.

15. **论文题目：田径运动员漂浮后的经验和感知效果：一种解释性的现象学分析**

论文摘要：研究表明，漂浮疗法是一种很有前景的放松和提高运动成绩的方法；然而，为了进一步评估漂浮疗法在体育运动中的应用，需要开展更多的研究。选择六位优秀的田径运动员进行半结构化访谈，以了解他们对漂浮疗法的体验和感知效果。访谈分两次，一次是了解漂浮后的即时反应，另一次是随着时间的推移他们对漂浮疗法的感知。用解释性的现象学分析方法对数据进行分析，结果显示漂浮疗法被认为是愉快和放松的。六名运动员在漂浮后的一两天内表示压力减轻，总体健康状况有了改善。尽管他们在训练中感到身体疲劳，但心情变好了，对自己也不会过于苛求了，感到更加乐观和具有存在感。研究表明，漂浮疗法在促进健康，缓解压力和树立正念等方面具有很大潜力。

论文来源：Klokckare E,Gustafsson H,Davis P,et al.Track and field athletes' experiences and perceived effects of flotation-REST:an interpretative phenomenological analysis［J］. International Journal of Sport Psychology,2015,46(5):409-428.

16. **论文题目：小室类限制环境刺激疗法和心率变异性**

论文摘要：该研究的目的是回答限制环境刺激疗法（REST，小室类限制环境刺激疗法的衍生疗法）是否影响自主神经系统（ANS）的功能。影响ANS的标准是测量心率变异性（HRV）。这是一项与来自赛拉登卡Beskydy康复中心的Andrew Urbiš博士合作的REST实验性研究。我们在进行REST之前和1周之后开始使用emWave2设备对受试者的心率变异性（HRV）进行测量。根据测量的数据，我们可以初步得出结论：REST 1周后HRV趋于增加。由于这些发现，我们将在2015年进行更详尽的实验研究。

论文来源：Malůš M,Kavková V,Urbiš AA,et al.Chamber restricted environment stimulation and heart rate variability［J］.Journal of Interdisciplinary Research,2015, 5(1):51.

17. **论文题目：漂浮疗法作为预防性医疗保健措施的效果研究——一项随机对照试验**

论文摘要：漂浮疗法作为一种可诱导患者深度放松的方法为人所熟知，该疗法可对压力人群或肌肉紧张疼痛的患者健康状况产生积极的影响。但是，将漂浮疗法作为预防保健的干预措施进行的研究尚不多见。本研究的目的是评价健康人群在接受一系列漂浮治疗后的效果。方法：65名参与者（14名男性，51名女性），来自由各公司发起组织的合作医疗项目的参与者，被随机分配到对照组和漂浮疗法组，进行为期7周的漂浮治疗，总共进行12次漂浮。采用问卷的方法测量受试者的心理和生理的变化，如压力和能量、抑郁和焦虑、乐观、痛苦、压力、睡眠质量、正念和意识状态改变的程度。数据分析采用双向混合单因素方差分析和重复测量方差分析。结果：压力、抑郁、焦虑和严重的疼痛明显降低，乐观情绪和睡眠质量显著提高。对照组未见明显效果。在漂浮舱中放松时，日常生活中的正念与意识状态改变的程度有显著的相关性。结论：漂浮疗法对于相对健康的参与者在预防保健方面具有有益的作用。

论文来源：Kjellgren A, Westman J.Beneficial effects of treatment with sensory isolation in flotation-tank as a preventive health-care intervention-a randomized controlled pilot trial［J］.Complementary and Alternative Medicine,2014,14(1):417.

18. 论文题目：治愈患者还是创造超人——互联网是如何宣传漂浮疗法的

论文摘要：漂浮疗法是一种补充替代治疗方法，已有证据证明其应用的效果，如在疼痛和压力减轻等方面。漂浮治疗时，受试者躺在一个安静幽暗的漂浮舱中，里面装满了与皮肤温度保持一致的盐水。因为水的浮力很大，受试者可以舒服地漂浮在水面上。该方法通过最小的外环境干扰来达到深度放松。现代科学研究发现，漂浮产生的有益影响增加了私人漂浮中心的数量。这项研究的目的就是调查这些中心如何向公众宣传漂浮疗法的好处，并将这些宣传与已发表的科学证据进行比较。方法：使用谷歌搜索引擎确认私营漂浮中心企业的网站。系统地收集和分析漂浮疗法的影响。并将广告的宣传与有关漂浮疗法的科学研究进行比较。结果：分析得出五个主要的主题：①生理变化；②病情减轻；③放松；④个人成长和提高；⑤意识状态改变。广告主要针对4个不同的群体：内心的探索者、患者、超凡能力者和压力大的群体。对于不同的群体，漂浮后的效果均有提升，有部分效果也被科学证据证明。结论：尽管这些广告宣称许多漂浮产生的效果是基于研究证据，但信息往往被夸大，可能会误导消费者，而且并非全部是被科学研究所证实的。

论文来源：Jonsson K, Kjellgren A.Curing the sick and creating supermen-How relaxation in flotation tanks is advertised on the Internet［J］.European Journal of Integrative Medicine,2014,6(5):601-609.

19. 论文题目：高度敏感的人在感觉隔离期间会经历更多意识状态改变吗？

论文摘要：本研究目的是调查在漂浮舱中进行45分钟的感觉隔离时，高敏感的人是否比不敏感的人经历了更多的意识状态改变(altered states of consciousness,ASC)。将57名心理学专业的学生根据他们在敏感量表上的得分分配到两组(高敏感组和低敏感组)。在漂浮之前，受试者完成问卷调查，以评估他们的抑郁、焦虑、乐观、专注程度，以及他们经历神秘状态的频率。漂浮后，我们评估了意识状态改变的程度。主要发现是，在漂浮过程中，高敏感性个体比低敏感性个体经历了更多的意识状态改变(ASC)。此外，与低敏感性个体相比，高度敏感的受试者焦虑和专注程度更高，并且在漂浮之前更频繁地经历过神秘状态。

论文来源：Jonsson K, Grim K, Kjellgren A.Do highly sensitive persons experience more nonordinary states of consciousness during sensory isolation [J].Social Behavior and Personality:an international journal,2014,42(9):1495-1506.

20. 论文题目:漂浮疗法对最大离心运动康复的显著影响

论文摘要:漂浮疗法通过营造一个安静和幽暗,受试者仰卧躺在装有与皮肤温度接近的 34~35℃硫酸镁盐水的漂浮舱中,同时减少光、声音、触觉等刺激的一种疗法。本研究旨在确定 1 小时的漂浮是否有助于进行最大离心膝关节伸展和屈曲后运动的恢复。24 名未受训练的男学生[年龄(23.29 ± 2.10)岁,身高(184.17 ± 6.85)cm,体重(85.16 ± 11.54kg)]参与了这项随机、重复测量的交叉实验。受试者需完成两项运动和恢复方案即 1 小时的漂浮和 1 小时的坐姿控制(被动恢复)。在进行等距肌力测试后,受试者因非主要的膝关节伸肌和屈肌的偏心等速肌收缩(重复 50 次)而疲劳。受试者分别于运动前、治疗后、24 小时和 48 小时后采集血乳酸、血糖、心率、抗阻运动自感劳累(OMNI-RPE)、知觉疼痛、和等距肌力等多项指标。多元协方差分析发现,治疗对血乳酸有显著影响,而随后的单变量方差分析发现,治疗后的即时血乳酸测量具有统计学意义。结果表明,与未经训练的健康男性 1 小时被动恢复相比,漂浮疗法似乎对血乳酸和感知疼痛有显著影响。而在肌肉强度、血糖、肌肉酸痛、心率或 OMNI-RPE 的情况中没有发现差异。漂浮疗法可用于休闲娱乐和专业运动员,以帮助降低离心锻炼后的血液乳酸水平。

论文来源:Morgan PM,Salacinski AJ,Stults-Kolehmainen MA.The acute effects of flotation restricted environmental stimulation technique on recovery from maximal eccentric exercise [J].Journal of Strength and Conditioning Research,2013,27(12): 3467-3474.

21. 论文题目:基于视频训练结合漂浮舱恢复疗法并不能提高篮球的三分球命中率

论文摘要:以往研究发现基于视频训练与漂浮舱恢复疗法相结合,可以提高篮球命中率。本研究采用前后对照,将视频训练与漂浮舱恢复疗法结合起来对优秀女篮运动员进行为期 3 周的干预,以评估其对三分球命中率的有效影响。运动员被分配到实验组(n=10)和对照组(n=9)。3 周的干预内容包括每周 2 次 30 分钟的漂浮训练,其中包括 10 分钟的视频训练片段,之后是 3 周的保持阶段。每周从球场上的 5 个指定位置总共进行 100 次三分投篮,以评估三分投篮的命中率。结果发现三分命中率的平均变化在两组之间没有明显的差异(–3%; ± 18%,平均; ± 90% 可信区间)。本研究发现基于视频训练与漂浮恢复疗法相结合,对三分球命中率效果不明显。

论文来源:Klusemann JM,Headrick J,Argus KC,et al.Video-based training combined with flotation tank recovery does not improve three-point shooting in basketball [J]. International Journal of Performance Analysis in Sport,2013,13(1):1-10.

22. 论文题目：**漂浮疗法对注意力缺陷障碍、非典型自闭症、创伤后应激障碍、焦虑和抑郁症患者生活质量的影响**

论文摘要：这是一项个案研究，研究报道了一位患有神经精神症状的患者经过长达一年半的漂浮疗法之后的感受。漂浮疗法是通过漂浮在高浓度且与体温相同的盐溶液舱中进行放松和感觉剥夺。本研究的个案是一名 24 岁的女性，她被诊断患有注意力缺陷多动障碍、非典型性自闭症、创伤后应激障碍、焦虑和抑郁症。在进行为期 1 年半的规律漂浮治疗之后，研究者对她进行了 1 次访谈，并对访谈内容进行分析。主要发现涉及生活质量、幸福感和健康行为在内的主观感觉有改善，且未发现漂浮治疗的副作用。结果表明，漂浮疗法可能对精神健康具有有益的治疗作用。但还需要进一步的研究来评估漂浮疗法对精神健康的功效和可能的具体效应。

论文来源：Kjellgren A，Edebol H，Nordén T，et al.Quality of life with flotation therapy for a person diagnosed with attention deficit disorder，atypical autism，PTSD，anxiety and depression［J］.Open Journal of Medical Psychology，2013，2：134-138.

23. 论文题目：**漂浮疗法对纤维肌痛症状的影响**

论文摘要：本研究从 5 个国家的漂浮治疗中心招募了 81 名被诊断为纤维肌痛的患者，并为每人提供 3 次免费的漂浮治疗。参与者需要完成关于他们疾病及其漂浮体验的统一问卷。数据经收集和分析后，有效证明漂浮疗法有益于缓解纤维肌痛。该研究结果表明漂浮疗法可在短期内显著缓解疼痛、肌肉紧张、压力、焦虑和悲伤情绪，并显著增加患者的放松程度、精力、运动的容易程度以及健康的完好状态。同时漂浮疗法也能显著提升睡眠质量。

论文来源：Roderick B，Tamara R，Stefan S.The effects of flotation REST on the symptoms of fibromyalgia［C］.Gothenburg：Float Summit，2012.

24. 论文题目：**限制环境刺激技术**

论文摘要：本研究描述了限制环境刺激疗法（REST）在放松治疗和自我体验方面的发展。从历史的角度来看，它指的是 1950 到 1970 年代对感觉剥夺的早期研究。此外，它还强调了日本治疗师森田正马（Masatake Morita）与吉本石（Yoshimoto Ishin）与本领域的联系，REST 相关研究在瑞典和美国得到了广泛的开展，成为补充替代治疗方法的一种。该方法有两种形式即小室治疗和漂浮疗法。小室治疗与其他治疗技术相结合，具有治疗潜力，能够重建患者的态度、观点；在理解患者自身情感以及与之相联系的社会环境的基础上，改变其自我意向以及对实际问题的洞察能力。与此同时，还可引发患者对现实的思考和对自身能力的经营。研究表明该方法对一些严重的疾病具有积极的影响，例如强迫症、自闭症、精神分裂症症状的减轻，躁狂以及成瘾行为(酗酒、肥胖、吸烟)的改变。漂浮疗法也有类似的治疗效果，如放松、自发训练、冥想，还可作为医学干预手段应用于降血压、失眠治疗、减缓压力等。它还可以缓解慢性疼痛和肌肉紧张,提高创造力。漂浮疗法无须事先训练即可获取相关效果。

论文来源：Kupka M，Malus M，Kavkova V，et al.Limited outer stimulation technique ［J］.Ceskoslovenska Psychologie，2012，56（5）：488-499.

25. 论文题目：漂浮疗法在治疗压力相关性疼痛中：男性和女性有区别吗？

论文摘要：本研究的目的是首次探讨被诊断为压力相关性疼痛的患者，在 7 周内接受 12 次的漂浮疗法后，性别差异对治疗效果的影响。方法：本研究包括来自 3 项不同研究的 88 位被医生诊断为压力相关性慢性肌肉紧张性疼痛的患者（69 位女性，19 位男性）（进行事后多重比较）。结果：分析表明漂浮疗法有益于缓解紧张、焦虑、抑郁、失眠和疼痛等症状，且几乎无性别差异。女性在接受治疗前比男性抑郁程度更高，接受治疗后，无明显性别差异。然而，在承受实验引起的疼痛能力上存在性别差异，漂浮治疗前后，男性均表现出更强的忍耐力。结果还首次表明，成功的漂浮治疗后，男性和女性都增强了他们对实验引起的疼痛的忍耐力（疼痛阈值得分更高）。

论文来源：Bood SA，Kjellgren A，Norlander T.Treating stress-related pain with the flotation restricted environmental stimulation technique：Are there differences between women and men ［J］.Pain Research&Management，2009，14（4）：293-298.

26. 论文题目：通过对注意缺陷多动症合并阿斯伯格综合征的患者进行漂浮治疗，提高其独立能力和生活质量：一项病例报告

论文摘要：本定性病例报告旨在从一位注意缺陷多动症合并阿斯伯格综合征，同时伴有抑郁痛苦经历的女性角度出发，描述漂浮疗法的体验。病例介绍：调查对象是一名来自瑞典的 36 岁妇女，在 2006 年神经心理多专业团队对其进行了评估诊断。之后在近 1 年的时间内，她接受了 19 次漂浮治疗。结果：该患者的兴奋控制、活动调节、感官整合与解读均得到了积极的发展，通过漂浮疗法创建了认知功能和情绪成熟方面独立的个人体验及其生活质量。漂浮疗法已经被证实是一种有意义的治疗方法。本研究结果将对开展更多有关漂浮治疗成人注意缺陷多动障碍及其并存病的相关研究起到积极的促进作用。

论文来源：Edebol H，Kjellgren A，Bood SA，et al.Enhanced independence and quality of life through treatment with flotation-Restricted Environmental Stimulation Technique of a patient with both Attention Deficit Hyperactivity Disorder and Aspergers syndrome：a case report ［J］.Cases Journal，2009，2 ：6979.

27. 论文题目：漂浮疗法治疗慢性挥鞭样损伤相关疾病

论文摘要：在本研究中，我们首次探讨了漂浮疗法是否可以用于治疗慢性挥鞭样损伤相关疾病（WAD）。方法：6 名女性和 1 名男性参与了本研究，他（她）们均被有资质的医师诊断为慢性挥鞭样损伤相关疾病。其中 2 名受试者是漂浮疗法的初次接触者（进行过 2 到 3 次治疗），其他 5 人治疗了 7 到 15 次。采用半结构化定性访谈法收集数据。采用卡尔森的经验现象学心理学方法进行分析。两

个定性模型用于解释受试者漂浮治疗体验。结果：这些模型描述了受试者的漂浮体验，以及分别在强化、激活、超越、转移和重新定位5个阶段的短期效果。结果表明，漂浮疗法是一种可供选择的有价值的治疗慢性挥鞭样损伤相关疾病的治疗方法。

论文来源：Edebol H,Ake Bood S,Norlander T.Chronic whiplash-associated disorders and their treatment using flotation-REST(restricted environmental stimulation technique)〔J〕.Qualitative Health Research,2008,18(4):480-488.

28. **论文题目**：漂浮疗法对应激性肌肉疼痛的影响：安慰性关注或放松反应的不同

论文摘要：本研究旨在探讨安慰性关注对漂浮疗法的潜在影响。漂浮疗法是受试者一个人躺在漂浮舱中，将所有刺激减少到最低限度的一种方法。方法：32名受试者均被诊断患有压力引起的肌肉疼痛。另外，有16名同时被诊断患有倦怠抑郁。接受漂浮疗法的疗程为6周。一半的受试者给予了12周的特殊关注（高度关注），而另一半受试者只给予了6周的关注（正常关注）。结果：受试者血压降低，疼痛，焦虑，抑郁，压力和负面情绪减轻，乐观、活力、积极情感增加。此结果基本不受安慰性关注或诊断的影响。结论：结果表明，漂浮疗法是一种有效、无创地治疗压力相关性疼痛的方法，与目前其他治疗疼痛的方法相比，安慰性治疗对该方法的影响并不大。倦怠抑郁和与肌肉紧张相关疼痛的治疗对患者和医护人员来说都是一个巨大的挑战，有效的治疗方法将在这一领域获得巨大效益。漂浮疗法可能是其中一种有效的治疗方法。

论文来源：Bood SA,Sundequist U,Kjellgren A,et al.Effects of flotation-restricted environmental stimulation technique on stress-related muscle pain:what makes the difference in therapy:attention-placebo or the relaxation response〔J〕.Pain Research and Management,2005,10(4):201-209.

29. **论文题目**：限制环境刺激疗法作为一种压力管理工具的一项meta分析（荟萃分析）

论文摘要：本研究旨在探讨漂浮疗法作为一种压力管理工具的价值，主要专注于漂浮疗法的生理效应及其对幸福感和行为表现的影响。meta分析共纳入27个研究，其中25个研究来自发表的论文，2个研究来自出版的图书。总人数为449人，平均年龄29岁（20~45岁）。64%是男性，36%是女性。结果显示，漂浮疗法对生理（例如降低皮质醇水平，降低血压）、幸福感和行为表现有积极的影响。实验前后平均效应和总体随机对照的效应均较强。结果表明，尽管纳入的原始研究存在一定的局限性，但漂浮疗法可以作为一种有效的压力管理工具，也可以作为其他压力管理工具的补充或替代。

论文来源：Dirk van Dierendonck,Jan te Nijenhuis.Flotation restricted environmental stimulation therapy(REST)as a stress-management tool:A meta-analysis〔J〕.

Psychology and Health June,2005,20(3):405-412.

30. 论文题目:**漂浮疗法和小室疗法对意识改变的对比研究:实验性疼痛和主观压力的体验**

论文摘要:23 名运动员被随机分配到漂浮疗法组和室内休息组,分别接受 45 分钟的一次漂浮疗法和一次小室疗法。两组受试者完成实验程序后,立即用血压袖带对一只手臂进行实验性诱发疼痛测试。结果发现,漂浮疗法组的意识状态改变的程度明显优于小室疗法组。在漂浮疗法组,偏离正常状态体验高的参与者比偏离正常状态体验低的参与者报告了更高的"疼痛体验"和"压力体验"。结果表明,漂浮疗法和小室疗法的独特区别是两种疗法对意识偏离正常状态的正常水平影响有偏差;在实验条件下,这可能也是疼痛和压力阈值主观体验的基础。

论文来源:Kjellgren A,Sundequist U,Sundholm U,et al.Altered consciousness in flotation-REST and chamber-REST:Experience of experimental pain and subjective stress[J].Social Behavior and Personality:an international journal,2004,32(2):103-115.

31. 论文题目:**漂浮疗法对肌肉紧张性疼痛的影响**

论文摘要:本研究的目的是探讨漂浮疗法是否可以应用于镇痛领域。漂浮疗法是将受试者沉浸在一个盛满高浓度盐水的漂浮舱中的过程。本研究将 37 名患有颈部和背部疼痛的慢性疼痛患者(14 名男性和 23 名女性)随机分配到对照组(17 名)或实验组(20 名)。实验组在 3 周的时间内接受 9 次的漂浮治疗。结果表明高感知疼痛强度显著降低,而低感知疼痛强度不受漂浮治疗的影响。此外,研究结果还表明,在治疗后实验组中去甲肾上腺素代谢物 3-甲氧基-4-羟基苯乙二醇的循环水平显著降低,而对照组则没有变化;而内啡肽水平不受漂浮疗法的影响。此外,漂浮疗法也提高了受试者的乐观情绪,降低了焦虑或抑郁的程度;并且在夜间接受漂浮疗法的患者更容易入睡。本研究结果描述了漂浮疗法在肌肉紧张性疼痛中可能发生的变化,且对具有慢性疼痛症状的患者更有效。

论文来源:Kjellgren A,Sundequist U,Norlander T,et al.Effects of flotation-REST on muscle tension pain[J].Pain Research Management,2001,6(4):181-189.

32. 论文题目:**通过漂浮疗法(限制环境刺激疗法)增强随机性**

论文摘要:本研究旨在采用行为学和生理学两种测量方法评估漂浮疗法对生成随机序列方面的积极作用。方法:受试者为学生志愿者,其中 7 名独自在隔离间的床上躺 40 分钟,另 2 名在商业化的漂浮仓中漂浮 40 分钟。用仪器连续记录脑电图、眼电图、心电图及呼吸指标。在漂浮治疗前、治疗中和治疗后的 3 个阶段,采用以波-埃分布为基础的 RIP 评分来测量口头生成序列的随机性。结果:漂浮状态下随机性增加,而在单独隔离间躺在床上的状态下随机性降低。睡眠阶段及脑电频谱的分析结果表明,与躺在单独隔离间床上的限制性环境刺激疗法相比,漂浮疗法更易诱发入睡状态和轻度睡眠。推测漂浮疗法诱发的入睡状态和轻度睡眠促使随机生成增加。

论文来源:Sakata S,Shinohara J,Hori T,et al.Enhancement of randomness by flotation rest(restricted environmental stimulation technique)[J].Perceptual and motor skills,1995,80(3):999-1010.

33. 论文题目:漂浮疗法增强大脑右半球功能的对照研究

论文摘要:患有大脑左右半球病变的 16 名受试者,男女各 8 位,被分为 2 组。一组受试者实施漂浮疗法,另一组作为对照组。研究人员对患有左半球和右半球病变的神经疾病患者分别进行验证测试,一项是用两只手蒙住双眼分别进行触觉对象识别检查,另一项是对单词和不熟悉面孔的识别记忆。与对照组相比,漂浮组在漂浮疗法后大脑右半球的处理能力明显优于对照组。这一结果有异于以往催眠研究的干预机制,催眠主要是通过对左半球的抑制作用来实现其干预效果。

论文来源:Jody R,John G.A controlled investigation of right hemispheric processing enhancement after restricted environmental stimulation(REST)with floatation[J].Psychological Medicine,1994,24(2):457-462.

34. 论文题目:漂浮疗法对神经内分泌和心理的影响

论文摘要:限制环境刺激疗法(REST)是一种放松治疗的方法。其中之一是漂浮疗法,受试者在含有高浓度盐水的漂浮舱中漂浮 1 小时,水温保持在 35.5℃。方法:在该方案中,对 5 名受试者均进行 60 分钟的漂浮治疗,对照组采用 60 分钟的床上仰卧治疗,在治疗之前以及 2 小时内进行相关研究。测定了血浆皮质醇、促甲状腺素(TSH)、甲状腺素(T$_4$)、催乳素、褪黑激素、黄体生成素(LH)、生长激素(GH)、β - 内啡肽、加压素(ADH)、γ - 氨基丁酸(GABA)和高香草醛酸(HVA)等指标。测定尿中 HVA、5- 羟基吲哚乙酸(5-HIAA)和香草扁桃酸(VMA)含量。结果:漂浮疗法对激素浓度没有影响,漂浮治疗后 VMA 的尿排泄量更低。与反映放松状态的神经内分泌变化相比,漂浮疗法的心理疗效更容易证明。漂浮疗法有助于增加镇静和快乐的主观感觉。同时,探讨了漂浮疗法诱导放松的可能机制。

论文来源:Schulz P,Kaspar CH.Neuroendocrine and psychological effects of restricted environmental stimulation technique in a flotation tank[J].Biological psychology,1994,37(2):161-175.

35. 论文题目:限制环境刺激疗法提高人的射击能力

论文摘要:本研究对漂浮疗法提高人的技能的作用进行了验证,研究中控制了放松和引导图像的混杂作用,而之前许多应用限制环境刺激疗法(REST)来提高人类表现的研究中均涉及上述混杂因素。方法是让受试者躺在(漂浮)充满盐水的、不透光的隔音舱中。在枪法训练中,9 名男性和 3 名女性接受漂浮疗法后,他们的枪法得分明显高于接受放松训练的大学生(9 名男性和 3 名女性),而且,只有前者测试前后在分数上有显著的提高,表明漂浮疗法对射击的积极作用远远超过了催眠带来的放松。本研究验证了 1982 年 Barabasz 提出的研究假说,即限制环境刺激疗法可增强内部成像的作用,并且这种作用在脱离限制环境刺激疗法的环境之后依旧持续存在。

论文来源:Barabasz A,Barabasz M,Bauman J.Restricted environmental stimulation technique improves human performance:rifle marksmanship [J].Perceptual and motor skills,1993,76(3):867-873.

36. 论文题目:限制环境刺激疗法对血浆皮质醇水平及其变异性的影响

论文摘要:限制环境刺激疗法已经被证明可以改变心理和生理状态。本研究以 27 名健康受试者为研究对象,通过对样本人群反复进行限制环境刺激疗法,探讨限制环境刺激疗法(REST)对血浆皮质醇水平及变异性的影响。方法:REST 的环境由一个 1.2m × 1.2m × 2.4m 的蛋形舱组成,其中含有 25cm 深的饱和 $MgSO_4$ 溶液(比重 1.28),溶液温度保持在 34.5 ℃,给仰卧漂浮的受试者营造最低限度的光、声、温度感觉及空间定向的环境状态。非漂浮组的环境是安静昏暗房间中的一张软垫躺椅。实验方案共 5 周,先是 2 周的基线调查,调查中采集 4 次血样。随后进行 8 次漂浮(REST)或非漂浮(non-REST),每次 40 分钟,并在第 5~8 次实验中的 4 个非实验日采集血样。血浆皮质醇的变异性以标准差表示。结果:漂浮组的血浆皮质醇水平及变异性分别下降 21.6% 和 50.5%,而这些指标在非漂浮组未发生改变。结果表明漂浮疗法对肾上腺皮质功能的静态和动态方面均有影响,可能改变血浆皮质醇的反馈调节状态。

论文来源:Turner JW,Fine TH.Restricting environmental stimulation influences levels and variability of plasma cortisol [J].Journal of Applied Physiology,1991,70 (5):2010-2013.

37. 论文题目:限制环境刺激疗法在治疗成瘾行为中的应用

论文摘要:因为相关因素的复杂性,成瘾行为的成功治疗比较困难。限制环境刺激疗法(REST)是一种有效并且灵活的方法,可以改变从行为习惯到自我的态度、感觉和精神等成瘾变量在各个层次的复杂性。从过程和效果的角度讨论 REST 疗法的本质,基本上有两个过程,重新聚焦和再平衡,导致了 REST 疗法的各种生理和心理影响。这些影响包括深度的放松,从痛苦中解脱,意识转变到一种更内省,更少防御,更容易接受的状态。REST 治疗成瘾行为的研究包括吸烟、暴饮暴食、饮酒和药物滥用的行为。大量文献证明 REST 疗法在改变吸烟行为方面的有效性,但关于 REST 疗法对药物滥用行为的研究较少。其他一些领域也有初步研究表明 REST 是一种很有前途的治疗方法。一般来说,限制环境刺激疗法之一的小室疗法被证明在促进态度和行为的改变和保持这些改变方面是有效的。

在有限的漂浮疗法相关研究中发现其对行为改善的效果相对较弱,但比小室疗法更能起到放松和减轻疼痛的作用。REST 疗法的特征使其可以有效地治疗成瘾,主要可能是:①普通放松反应的诱导;②药物滥用者通过非化学手段获得平静和解脱;③内在的重新集中精力专注于个人问题;④通过消除触发线索和相关反应来改变习惯;⑤对上瘾行为的控制感增强;⑥增强了学习进程。REST 疗法在改变成瘾行为方面显示出其有效性,是一种多用途、成本效益适宜的治疗方式,在其他方面也有可能具备一定的应用前景。

论文来源:Borrie RA.The use of restricted environmental stimulation therapy in treating addictive behaviors [J].The International Journal of the Addictions,1991,25 (7A-8A):995-1015.

38. 论文题目:进行性肌肉放松和漂浮疗法治疗慢性紧张性头痛的初步研究

论文摘要:31 名慢性紧张性头痛的患者参与治疗,每周 2 次,每次 1 小时 /0.5 小时(即每次第一段措施进行 1 小时,第二段措施进行 0.5 小时)的交叉设计方案,持续 4 周。具体分组分别为:小室疗法 / 对照组(两段措施均为受试者躺在光线幽暗房间里的床上)。治疗组为:①小室治疗 / 漂浮疗法,第一段措施是小室疗法,第二段措施是漂浮疗法;②小室治疗 / 放松疗法,第一段措施是小室治疗,第二段措施是渐进式肌肉放松运动;③漂浮疗法对比放松疗法,第一段措施是漂浮,第二段措施是渐进式肌肉放松。治疗结束后 6 个月,其中 20 名受试者获得了完整的数据。结果显示,头痛症状整体改善,治疗组显著优于对照组。在 6 个月的随访后,治疗组头痛症状持续改善(漂浮疗法 / 放松疗法组超过 57%,而其他两组平均水平为 25%),对照组治疗结束后 34% 发生病情加重。结果表明,限制环境疗法(REST)的临床效果与既耗时又费力的放松疗法相当,证实漂浮疗法是一种多用途的,可长期使用的有效的治疗方法。

论文来源:Wallbaum AB,Rzewnicki R.Progressive muscle relaxation and restricted environmental stimulation therapy for chronic tension headache:a pilot study [J]. International Journal of Psychosomatics Official Publication of the International Psychosomatics Institute,1991,38(1-4):33.

39. 论文题目:漂浮疗法和影像法对大学生篮球运动成绩的提高作用

论文摘要:赛前彩排、心理生理唤醒(心理振奋)、生物反馈以及通过放松减轻焦虑感等心理技术已经被应用到提高运动成绩中来。诸如视觉运动行为演练、催眠和引导图像之类的程序已经开发出来或专门为提高性能而进行了调整。研究结果表明,心理训练对提高运动成绩有效,但这些干预措施在产生积极变化的程度上却不尽人意。

论文来源:Wagaman JD,Barabasz A,Barabasz M.Flotation rest and imagery in the improvement of collegiate basketball performance [J].Perceptual and Motor Skills, 1991,72 :119-122.

40. 论文题目:限制环境刺激和戒烟:一项 15 年的进度报告

论文摘要:该杂志于 1972 年报道了首次将限制环境刺激疗法(REST)成功在戒烟中的应用。从那时起,近 20 篇相关论文进一步研究了这种方法的应用,且结果无一例外证明是有效的。同时,进一步的研究表明,REST 技术与其他有效的治疗方式具有协同作用。REST 的有效性主要是与其他已知疗法一起针对这个领域主要存在的问题发挥作用:在治疗结束时显著降低受试者在治疗结束后的复吸。此外,REST 是安全无害的,大多数都能够耐受。然而,该方法尚未在 REST 行业开业者中得到广泛认可。本文探讨并回答了一些可能与 REST 普及性差相关的问题。

论文来源:Peter Suedfeld.Restricted environmental stimulation and smoking cessation:a 15-year progress report [J].International Journal of the Addictions,1990,25(8):861-888.

41. 论文题目:光对漂浮疗法效果的影响:以血浆皮质醇、血压和情绪为指标

论文摘要:本研究以血浆皮质醇、平均动脉压和心理测量为指标,比较研究了光对漂浮疗法效果的影响。21 名受试者根据基线水平分为两组:一组在有光的情况下进行漂浮治疗,另一组在无光的情况下进行漂浮治疗。受试者为 15 名男性和 6 名女性,年龄 22~28 岁,健康状况良好,所有受试者之前没有经历过漂浮疗法。两组受试者均接受 8 次漂浮治疗,结果显示所有受试者血浆皮质醇水平和平均动脉压均有所下降,组间疗效无差异。使用 POMS 量表对第 1 次和第 8 次漂浮前后的情绪进行心理测量评估,结果显示有光组和无光组的状态均有所改善。研究数据表明,光线的存在并不影响漂浮疗法的体验,有光组和无光组之间结果无差异。

论文来源:Turner J,Fine T,Ewy G,et al.The presence or absence of light during flotation restricted environmental stimulation:effects on plasma cortisol,blood pressure,and mood [J].Biofeedback and Self-Regulation,1989,14(4):291-300.

42. 论文题目:限制环境刺激疗法的效应:提高对实验性和慢性疼痛控制的催眠能力

论文摘要:有研究已经表明限制环境刺激疗法(REST)可提高大学生受试者的催眠易感性和疼痛耐受性。本研究的目的是确定慢性疼痛患者能否获得相似的治疗效果。受试者选取患有明显疼痛的门诊患者,他们经过反复催眠稳定期后,催眠易感性仍然较低。两组实验组的受试者均接受限制环境刺激疗法。情境需求特征有利于提高 REST 1 组(高情境需求)的催眠易感性。REST 2 组(低情境需求)实验环境的情境需求特征则掩盖了实验目的。两组对照组的受试者均接受与实验组相同的情境需求特征变量,但他们仍处于环境刺激中。在治疗前及治疗后采用 Weitzenhoffer 和 E.R.Hilgard(1962)的斯坦福催眠易感性量表 C(SHSS:C)(量表包括感觉缺失的催眠后暗示)和缺血性疼痛测试对受试者进行测试。经过 6 个小时的限制环境刺激疗法,高需求实验组、低需求实验组以及高需求对照组受试者的催眠易感性量表得分显著增加,而低需求对照组受试者的得分无显著增加。此外,高、低需求实验组受试者的疼痛评分显著下降,而两个对照组的疼痛评分均无明显下降,表明情境需求特征的影响相对较弱。一项在实验后进行的独立调查表明,所有受试者均认为他们的治疗有效。该调查是在实验后的 10~15 天进行的,其结果还表明,大部分实验组受试者每天都在利用催眠来减轻疼痛,同时大幅度降低了止疼药的使用。但只有两名对照组的受试者(催眠易感性最高)报告了类似的效果。关于 REST 干预后采用催眠减轻疼痛体验的零星报道支持了 E.R.Hilgards(1977)的新解离理论。

论文来源:Barabasz AF,Barabasz M.Effects of restricted environmental stimulation:enhancement of hypnotizability for experimental and chronic pain control [J].International Journal of Clinical and Experimental Hypnosis,1989,37(3),217-231.

43. 论文题目:通过短暂的、部分受限的环境刺激减少电休克治疗后记忆抱怨的研究

论文摘要:Suedfeld 等在 1987 年的一篇论文中,报道了在电休克治疗后立即将患者安置在限制环境刺激疗法房间的初步结果。参与研究的两名患者在电休克治疗后被安排在限制环境刺激疗法的房间,三名患者电休克治疗后直接回到自己的病房。对比发现,前者对电休克治疗引起的记忆丧失的抱怨要比后者少得多。目前开展的研究扩大到 19 名患者参与,其中 13 人完成了 4 次实验。记忆的客观测试表明电休克治疗对记忆没有明显影响。两组患者第一次电休克治疗后都抱怨出现了大量的记忆中断。随访 1 周后,限制性环境刺激疗法组中的患者很少抱怨,但在病房组中的患者抱怨仅有少量的减少。这是组间唯一的显著差异。

论文来源:Suedfeld P,Ramirez CE,Remick RA,et al.Reduction of post-ECT memory complaints through brief,partial restricted environmental stimulation(REST)[J]. Prog Neuropsychopharmacol Biol Psychiatry,1989,13(5):693-700.

44. 论文题目:漂浮疗法在戒烟中的应用

论文摘要:本研究的目的是试图使那些大量吸烟但又有戒烟动机的人戒烟或减少吸烟量。方法:本研究将漂浮作为一种干预手段,同时辅以用来形成态度转变的信息配合使用。结果:受试者在干预后随访 12 个月。与其他干预措施相比,受试者在 12 个月随访中的吸烟量减少了,而且较长时间的漂浮治疗比较短时间的漂浮治疗更有效。但未发现信息的附加效果。对照组受试者比实验组减少吸烟的次数更多,表明对对照组实施的干预措施实际上更有效。

论文来源:Forgays DG.Flotation rest as a smoking intervention [J].Addictive behaviors,1987,12(1):85-90.

45. 论文题目:限制环境疗法对戒烟的参数研究

论文摘要:多项研究表明,限制环境刺激疗法是一种有效的戒烟干预方法。

最常见的方法是几个受试者在黑暗无声的房间中干预 24 小时,每隔几个小时通过对讲机向室外传达戒烟的信息。这项研究通过参数改变探讨了 12 小时和 24 小时的小室疗法和 4 种信息呈现模式(5 条消息的集中、分散或按自我需求呈现,以及无信息呈现)。第九组志愿受试者完成了每次 1 小时,共 5 次的漂浮疗法。第一次没有任何信息;接下来的 3 次,每次有一条信息;在最后一次漂浮中有两条信息。既往关于小室疗法有效的研究显示,随访 3 个月和 12 个月,吸烟减少率分别是 51% 和 35%,戒烟率达 34% 和 21%。本研究 24 小时信息分布式模式的一组显示治疗一年后的平均吸烟减少率为 51%,戒烟率为 36%。两种主要作用因子(漂浮疗法与小室疗法)无显著性差异,亦无交互作用。大多数小室疗法组在 3 个月和 12 个月的 2 次随访中显示吸烟量明显减少,漂浮疗法组在 3 个月的随访中降低显著,但在 1 年后没有区别。上述研究数据对未来限制环境刺激疗法的应用具有理论和实践意义。

论文来源:Suedfeld P,Baker-Brown G.Restricted environmental stimulation therapy of smoking:a parametric study [J].Addictive Behaviors,1987,12(3):263-267.

46. 论文题目:限制环境刺激疗法的记忆效应及其在电休克疗法中的应用

论文摘要:限制环境刺激疗法已被证明对人类和动物实验对象的学习和记忆都有促进作用。本文报告了关于限制环境刺激疗法治疗抑郁症患者电休克治疗后失忆症有效性的早期研究数据。在一系列的治疗中,两位患者每次电休克治疗恢复后,被安置在一个安静、光线幽暗的房间 2~4 小时;另外 3 位患者则常规回到各自的病房。分别在第一次电休克治疗前、第一次恢复期后、最后一次恢复期后和每周的最后一次电休克后对记忆(语言、数字、非语言、生活事件和自我评价)进行测量。最主要的区别是限制环境刺激疗法组的自我评价记忆功能,从第一次到最后一次电休克治疗后的改善是对照组的 15 倍。这一发现很有趣,因为在临床常用的电休克治疗的评价中,记忆障碍的自我报告起着重要作用。接下来的研究需增大样本量,以便得出更可靠的结论。

论文来源:Suedfeld P,Ramirez CE,Remick RA,et al.Memory effects of restricted environmental stimulation therapy(REST)and possible applications to ECT [J].Progress in neuro-psychopharmacology & biological psychiatry,1987;11(2-3):179-184.

47. 论文题目:生物行为辅助放松训练对临界原发性高血压患者血压、血浆肾素、皮质醇和醛固酮水平的影响

论文摘要:本研究探索了生物反馈辅助和限制环境刺激疗法(REST)两种放松疗法对 17 例原发性高血压患者(30~64 岁)的血压、皮质醇和醛固酮水平及血浆肾素活性的影响。受试者在 10 周内接受 20 次治疗;11 名受试者被分配到生物反馈治疗组,6 名受试者被分配到漂浮治疗组。结果显示,两组受试者中的 67% 的患者在整个治疗过程中血压均显著降低。每种激素的平均水平也有所下降,但在某些受试者中,血压的变化与激素水平的变化无明确关联。漂浮组中

83%的受试者的所有被测激素水平均有所下降,而生物反馈组中只有33%的受试者激素水平有所下降。

论文来源:Mcgrady A,Turner JW,Fine TH,et al.Effects of biobehaviorally-assisted relaxation training on blood pressure plasma renin,cortisol and aldosterone levels in borderline essential hypertension[J].Clinical Biofeedback and Health.1987,10(1):16-25.

48. 论文题目:短期漂浮疗法对放松的影响:对照研究

论文摘要:本研究的目的是比较漂浮疗法与正常感官环境的放松效果。在整个实验过程中,所有的受试者都是首次接受简易性的放松项目。该项目包括指导性的点对点放松、呼吸技巧以及视觉图像技术。然后对受试者进行肌电图(EMG)、皮肤电反应(GSR)、外周皮肤温度以及收缩压和舒张压的测量。实验组在漂浮休疗法的环境中进行了10次45分钟的放松训练,对照组在一般环境中以相似的身体姿势进行相同的放松训练,持续45分钟。所有受试者在5至10次的实验中回答了一份由5个问题组成的主观放松问卷,然后接受肌电图(EMG)、皮肤电反应(GSR)、皮肤温度和血压的测试。

结果表明,从测试前到测试后各组之间的收缩压和舒张压存在显著差异,实验组的降低幅度较大;在主观放松问卷的5个问题中,有3个问题也存在显著差异;实验组结果显示,在剩下的两个问题上,他们的主观放松程度更高,并且有相似的趋势。结果显示,漂浮疗法过程中,结合点对点的放松、呼吸技巧、视觉影像技术等技巧的运用,能有效地促使正常人降低收缩压和舒张压,并提高他们的主观放松程度。

论文来源:Jacobs GD,Heilbronner RL,Stanley JM.The effects of short term flotation REST on relaxation:a controlled study[J].Health Psychology,1984,3(2):99-112.

49. 论文题目:限制环境刺激疗法作为自闭症儿童的一种治疗方法

论文摘要:本研究探讨48小时的限制环境刺激疗法对自闭症儿童的作用。为了提供可量化的客观指标来评估这一治疗的效果,本研究开发了一套心理测试,对常规诊断的自闭症儿童的评估是有效而实用的,还可以观察学习、社交、游戏行为以及认知功能等方面的积极变化。

论文来源:Suedfeld P,Schwartz G.Restricted environmental stimulation therapy(REST)as a treatment for autistic children[J].Journal of Developmental & Behavioral Pediatrics,1983,4(3):196-201.

50. 论文题目:水中浸泡与漂浮:从实验到治疗解决压力问题

论文摘要:漂浮疗法是从20世纪60年代的水浸泡式感官剥夺技术发展而来,最近成为一种流行的休闲运动,在美国大多数主要城市都有相关设施的商业机构和漂浮场所。本文综述了两种不同的漂浮技术,并研究评价了其中通过一种商业设施进行漂浮疗法的27个体验者的反应。漂浮治疗后体验者心情放松愉快,这些研究结果与流行的治疗方法和其他报告相一致,但与早期对这种漂浮体验的刻板印象大相径庭。

论文来源:Suedfeld P,Ballard EJ,Murphy M.Water immersion and flotation:from stress experiment to stress treatment［J］.Journal of Environmental Psychology,1983,3(2):147-155.

51. 论文题目:限制环境刺激放松疗法对血浆皮质醇、促肾上腺皮质激素以及黄体生成素的影响

论文摘要:限制环境刺激疗法(REST)是将个体短期内置于外界刺激被严重削弱的环境中进行治疗,一些偏主观性的报道认为这种疗法能使人深度放松。本研究目的在于确定 REST 辅助放松对血浆皮质醇、促肾上腺皮质激素(ACTH)和黄体生成激素(LH)的影响。这些参数也在接受了类似的放松疗法的非 REST 组中进行了测量。每个受试者经历了两次基线疗程(1 和 2),四次 REST(或非 REST)放松疗程(3、4、5、6),以及两次随访疗程(7 和 8)。在第 1、2、5 和 8 次治疗中测量治疗前后血浆激素水平。REST 和非 REST 的受试者报告治疗过程是放松的。在治疗期间(第 5 疗程),REST 组的皮质醇和 ACTH(而不是 LH)的变化明显大于非 REST 组。REST 组各疗程的血浆皮质醇水平也降低,第 5 和第 8 疗程的水平明显低于基线(第 1 和第 2 疗程)。非 REST 组受试者的血浆皮质醇在整个疗程中没有变化。在 REST 组和非 REST 组,尽管 ACTH 呈下降趋势,但不同疗程间血浆 ACTH 和 LH 没有显著变化。这些数据表明,反复短暂的 REST 辅助治疗会呈现一种放松状态,且与垂体 - 肾上腺轴活动显著降低有关。

论文来源:Turner JW Jr,Fine TH.Effects of relaxation associated with brief restricted environmental stimulation therapy(REST)on plasma cortisoi,ACTH,and LH［J］.Biofeedback and Self-Regulation,1983,8(1):115-26

52. 论文题目:限制环境刺激疗法在治疗原发性高血压中应用的 2 例报道

论文摘要:Suedfeld 于 1982 年报道了限制环境刺激疗法在高血压治疗中的应用。论文报告了对 2 名患者进行 24 小时同样的治疗,并辅以体重控制计划后的反应。结果发现限制环境刺激疗法后 2 名患者的血压立即下降,并且一直维持了 9 个月,而且最初的血压下降与体重下降无关。这一结果可以用自我调节的心理生物学模型来解释。

论文来源:Kristeller JL,Schwartz GE,Black H.The use of restricted environmental stimulation therapy(REST)in the treatment of essential hypertension:Two case studies［J］.Behaviour Research and Therapy,1982,20(6):561-566.

53. 论文题目:限制环境刺激疗法治疗原发性高血压

论文摘要:限制环境刺激疗法在治疗包括肥胖和吸烟在内的各种健康问题上是有效的。本文对 4 例原发性高血压患者进行了 24 小时的限制环境刺激疗法(在黑暗和安静的环境中)的实验性初步研究进行描述。该实验的远期结果发现,患者的血压降低、对药物的需求减少,以及能更好地应对生活中的压力事件。

论文来源:Suedfeld P,Roy C,Landon PB.Restricted environment stimulation therapy in the treatment of essential hypertension[J].Behaviour Research and Therapy,1982,20(6):553-559.

(翻译　陈翔宇　程　娟　魏莉莉　刘　浩　张玉莹　李秀霞

审校　杨克虎　段红梅)

后 记

　　百年前的《建国方略》中孙中山先生构想了这样的宏伟蓝图：要修建约16万公里的铁路、160万公里的公路，开凿并整修全国水道和运河，建设3个世界级大港，发展内河交通和水利、发展电力事业……在他看来，只有这样才能"振兴中华"。十八大以来，党中央推出一系列重大战略举措，办成了许多过去想办而没有办成的大事。中国桥、中国路、中国车、中国港、中国网，一个个奇迹般的工程，正在托举起中华民族伟大复兴的中国梦。中国人民有了更多的获得感、安全感、幸福感、自豪感，中华民族实现了从站起来、富起来到强起来的历史性飞跃。但整个社会的心理状况与此并不同步，"健康中国行动"对心理学界提出了更多的要求，需要我们为中华民族复兴做出更有针对性的贡献。

　　推进健康中国建设，要坚持预防为主，调整优化健康服务体系，减少疾病发生，深化医药卫生体制改革，预防控制重大疾病，发展健康产业，推动健康科技创新，人民健康是民族昌盛和国家富强的重要标志，要完善国民健康政策，为人民群众提供全方位全周期健康服务。随着社会竞争力的加大，不仅面临生理的健康问题，还存在更多的心理健康问题，健康中国的主要原则之一就是把握健康领域发展规律，坚持预防为主、防治结合、中西医并重，转变服务模式，构建整合型医疗卫生服务体系，推动健康服务从规模扩张的粗放型发展转变到质量效益提升的绿色集约式发展，推动中医药和西医药相互补充、协调发展，提升健康服务水平。

　　漂浮疗法作为近几十年来在西方国家受到广泛关注的一种心理治疗方法，结合了理化、心理、整理等多项技术，使人体处于漂浮状态，大脑与躯体功能改善的综合治疗方法。我国的漂浮疗法也已步入发展阶段，进驻体育、航天、养老、医疗、康养等各类系统，漂浮疗法作为新兴的心身治疗手段，目前由我带领的科研团队，建立了国家健康漂浮示范基地，这是经国家社会科学基金重大项目(13ZD&155)批准的，与中国科学院研究生院社会与组织行为研究中心联合成立的，我国漂浮技术的健康促进研究的专项基地。

　　肩负着建立国家级的漂浮平台，通过开展漂浮技术的健康促进研究，向全国各行业推广漂浮技术，培养漂浮行业人才，开发国家漂浮的智能系统，目前，已经采用漂浮大数据进行采集和维护的任务,并将漂浮技术研究应用于亚健康调理、心理康复、职业病预防与治疗、脑功能训练、运动员潜能开发与机体恢复、青少年学习能力提升、减压服务、孕妇的心理抑郁与疼痛缓解、身体数据采集与分析等方面。研究致力于提升全体中国人民的健康水平、倡导"防慢病、防未病"的全新健康理念。取得了明显的进展。同时,我国漂浮疗法也与航天事业接轨,创建了太空飞行漂浮技术联合实验室,保障国家特殊工作者心身健康的重任,将致力于研究漂浮过程对太空飞行等极端环境从业人员的生理、心理影响;探索适用于太空飞行等极端环境从业人员的漂浮设备与管理系统、漂浮医疗法案与技法;针对性研究航天技术与漂浮疗法的结合与应用等。目前,实验室已导入世界级顶尖太空漂浮科研技术资源,共筑太空极端环境医学保障技术与漂浮医疗技术深度融合,以太空飞行、极地考察、深海作业等极端环境领域人员医学保障需求为导向,兼顾大众身心健康漂浮产品的研究与发展。

我们推出的《漂浮疗法》旨在为我国漂浮技术进行系统性、规范性的介绍,从而规范我国漂浮疗法,成为我国培养漂浮专业人员职业技能的权威教程。特别要说明的是,漂浮疗法作为我国新兴的心身治疗技术,尚且存在许多发展空间。而本书仅根据现阶段及未来发展规划中漂浮疗法的概念、基本理论、治疗手段、应用设备等进行系统性论述,试图为更好地促进漂浮治疗专业人员的职业技能培训服务,从而推进我国的健康事业的发展,为提高我国各行业人员的心理素质、振兴中华做出新的贡献。

"始生之物,其形必丑",我们希望阅读本教程,特别是使用本教程的读者阅读和使用后,提出宝贵的改进意见,以便我们再版时改进。

中国心理学会监事长
亚洲组织与员工促进(EAP)协会主席
中国科学院大学社会与组织行为研究中心主任